イチから学ぶ！
ナースのための
皮膚科
看護学入門

安部正敏
医療法人社団 廣仁会 札幌皮膚科クリニック院長
医療法人社団 廣仁会 副理事長

JN050287

Gakken

はじめに

　そもそも皮膚のいちばんの役割はバリア機能である. われわれを外敵から守るべく, 皮膚は自らを犠牲としながら, 時にシミを作り, 時にかぶれを起こす. 究極的には前者が発がん防止, 後者は異物排除なのであるが, 時にシミを気にする善良な市民は怪しげな美白クリームの有用性に惑わされ, 湿疹に悩む素直な患者は"今, 身体から毒素が出ている"などと訳の分からぬ戯言に翻弄される結果, 医学的非常識がまかり通る商売が成立する.

　皮膚科専門医である筆者は, 騙される方もいかがなものか？ と思うのであるが, それだけ皮膚科学は奥の深い学問であり, 一般市民への啓発が何より重要であると理解している.

　この啓発の主役は何といっても看護師の皆様であり, その双肩にかかっている. 皮膚疾患は"揺りかごから墓場まで"みられることから, 皮膚科患者ではなくとも, さまざまな訴えを受けるであろう. さらに近年, 日本皮膚科学会は皮膚科学に興味を持ち, 高い皮膚疾患ケアを実践する看護師に対し"皮膚疾患ケア看護師"の資格を創設し, 総合的な皮膚科診療の質の向上を図っている. 筆者は委員会メンバーの1人であり, 我が意を得たり！ とその活動に微力を注いでいる.

　そのようななか, 皮膚科看護学に関する教書が少ないことに問題意識を持った. 皮膚疾患に特化する看護師には, 皮膚科学はもちろん, スキンケア, 外用療法学, 褥瘡など幅広い知識が求められる. それらが1冊にまとまり, 平易で読みやすい体裁の教本があれば, 皮膚科看護学のレベルアップにつながり, 究極, インチキ業者も減るかもしれない. 実は筆者は, これまで"たった20項目で学べる"シリーズ5冊を世に送り出し, 僥倖にも多くの方からご好評をいただいた. 初版から時が経ちそろそろブラッシュアップをと思っていたところ, 学研メディカル秀潤社の増田氏より, 皮膚科看護学という大きな柱として, 1冊にまとめる許可をいただいた. 今回, 新たに書き下ろしを加え, さらに増田氏のご尽力によりお求めやすいお値段を実現できたものと自負している.

　皮膚科学, そして皮膚科看護学はとても面白く, そしてやりがいのある学問である. 1人でも多くの看護師の皆様が本書を手に取っていただき（立ち読みではなく…）お手元でご活用いただければ, 筆者にとって望外の喜びである.

2021年猛暑

新型コロナウイルス終息を願いながら
安部正敏
医療法人社団 廣仁会 札幌皮膚科クリニック 院長
医療法人社団 廣仁会 副理事長

Contents

● コラム

編集担当：中尾 史
カバーデザイン：株式会社エストール
本文デザイン：ナローデザイン
DTP：萩原夏弥
本文イラスト：日本グラフィックス

第1章

スキンケア

1. なぜスキンケアが重要か？

3 bare essentials

1 スキンケアは非常に奥深い概念であり，完璧なスキンケアを行うには，比較的まれな皮膚疾患まで理解する必要がある．

2 「スキンケア＝保湿」ではない！

3 自らの専門領域とケアする患者により，手を出してはいけない限界を知ることが重要である．

たかがスキンケア！ されどスキンケア！

　「スキンケア」とは一般市民も気軽に使用する用語であり，テレビをつければ深夜の通販番組でも連呼されるキーワードである．「スキンケア」とは何だか心地よい用語であり，とくに化粧品においては，「スキンケアを兼ね備えた……」などというセリフが流行している．驚くべきことに，最近ではティッシュペーパーにもコラーゲン入りとか保湿成分入りなど謳う商品が出現しており，一般消費者にはそれほど受けがいいのであろう．

　しかし，その裏には時に美白やシワ予防など，極めて商業的な側面が見え隠れすることもある．まず,「あなたにとっておきのスキンケアを！」という用語が，なぜ不特定多数が視聴するテレビで流れるかが不思議である．さらに，最後には「今から30分間オペレーターを増員してお待ちしております！」など，到底"あなただけ"とは裏腹のセリフが流れるのはなぜであろうか？　そして，30分間だけ増員されるオペレーターのギャラはいくらなのだろうか？　たった30分だけ仕事をして帰る気分はいかばかりか？など，「スキンケア」にまつわる疑問は尽きない．

　しかし，本書の読者は真面目な医療従事者である．臨床現場や在宅現場で懸命に患者のケアを行う尊い存在である．まずは「スキンケア」をしっかり定義しなければならない．

　日本褥瘡学会によると，学会で使用する用語の定義・解説において,「スキンケア」は以下のように記載されている．

　『皮膚の生理機能を良好に維持する，あるいは向上させるために行うケアの総称である．具体的には，皮膚から刺激物，異物，感染源などを取り除く洗浄，皮膚と刺激物，異物，感染源などを遮断したり，皮膚への光熱刺激や物理的刺激を小さくしたりする被

覆，角質層の水分を保持する保湿，皮膚の浸軟を防ぐ水分の除去などをいう．』

　以上の要点から考えるに，「スキンケア」とは，皮膚の良好な生理機能を維持するために，①洗浄，②被覆，③保湿，④水分除去，の主な4つを行うものとすることができる．この点から考えると，美白行為が「スキンケア」にあたるのかどうかは，少なくとも医学的には境界領域にあたると考えられる．

　ここで注意すべきは，この定義において「スキンケア」は，皮膚の生理機能を良好に維持するだけでなく，向上させるケアの総称とされていることである．つまり，異常な病的皮膚，例えば皮膚疾患を有する患者における「スキンケア」は，あくまでその病態におかれている皮膚の生理機能を向上させるべきケアでなければならず，**プロが行う「スキンケア」は，皮膚疾患の病態を熟知することが求められる**こととなる．

一筋縄ではいかない？　スキンケア

スキンケアの要点

　プロが行う「スキンケア」の要点は，以下のように言いかえることができる．

> **① 洗浄：皮膚表面に存在する異物を何らかの方法で除去する行為**
>
> **② 被覆：皮膚表面から内部に障害を与える物質や光線を何らかの方法で遮断する行為**
>
> **③ 保湿：皮膚表面に不足している水分を何らかの方法で補う行為**
>
> **④ 水分除去：皮膚表面に過剰に存在している水分を何らかの方法で除去する行為**

　これらを遂行することは，簡単なようでとても難しく，奥深い医療行為である．

①洗浄

　皮膚表面に存在する異物を除去するために，日常的に最も用いられる行為が，洗浄剤による汚れの除去である．事実，私たちは毎日入浴して保清に努めており，その面倒さは「垢で死んだ者は無し」ということわざに現れている．

　しかし，皮膚が乾燥傾向を呈する高齢者は，誰に教えられるでもなく皮脂を過剰に失わないために入浴回数をわざと減じている．仮に，このことで乾燥が改善するのであれば，"あえて入浴しない"ということがスキンケアになるのかもしれないが，これが正しい行為か否かは，極めて科学的に検証されなければならない．

　皮膚疾患では，脂漏性湿疹患者で頭皮から鱗屑が多数脱落し，いわゆる「フケ症」とよばれる状態になることがある．フケ症の予防的ケアとしては洗浄が重要であるが，それだけで改善する患者は少ない．このような場合は抗真菌薬を外用するが，これは治療であり紛れもない医療行為であるため，「スキンケア」とよぶにはいささかなじまないかもしれない．

　しかし，現在は抗真菌薬入りの洗浄剤が広く市販され，処方箋がなくても手軽に購入

することができる．そして，これを使用することは立派な「スキンケア」であるといえる．このように，"治療"と"ケア"の境界線は極めて難しいものなのである．"治療"と"ケア"はあくまで連続したものであり，境界を設けること自体が無意味と考える向きもあろう．

②被覆

代表的なのは紫外線防御であり，最も有効な手段はサンスクリーンを使用することである．正しいサンスクリーン選択法は看護師によりずいぶん広まり，「健常人においては，決してSPF値が高いものを使用しなくてもよい」という認識が高まった感がある．しかし皮膚疾患の中には紫外線によるDNA傷害の修復機能が極めて低下する疾患（色素性乾皮症<ruby>色素性乾<rt>しきそせいかん</rt></ruby><ruby>皮症<rt>びしょう</rt></ruby>）があり，この場合にはその常識は当てはまらない．さらに，その軽症患者にはどう指導するのか？　まさに遺伝性皮膚疾患である色素性乾皮症を熟知していなければ，うかつな遮光指導はできないのである．

また，例えば<ruby>日光蕁麻疹<rt>にっこうじんましん</rt></ruby>は比較的まれな皮膚疾患であるが，筆者は同症の患者に予防的なサンスクリーン使用を指導する看護師を目撃した．熱心な患者指導は尊いものであるが，残念ながら日光蕁麻疹の作用波長が可視光線の場合，実はサンスクリーンはほとんど効果がない．

現在のサンスクリーンは紫外線カットが目的であり，このような場合にはある意味ナンセンスな指導である．確かな知識の裏付けのない患者指導は厳に慎むべきであろう．

もっとも，医療従事者による指導は，例え皮膚科学的に誤っていたとしても，当たらずとも遠からずという程度のものである．それよりも，テレビなどのメディアによって伝えられる，誤った医療知識の方が問題である．例えば，わが国の公共放送のニュースの中で「紫外線対策としてサンスクリーン剤を塗るのが大変な方には，飲む日焼け止めがあります！」などと報じ，実際，能天気なリポーターが薬局を訪れ「飲むだけで紫外線対策ができるのですね！　これは便利だ！」などとコメントしているのを見たことがある．

この「飲む日焼け止め」とは，日焼けによる炎症（サンバーン）反応を抑制することで，皮膚障害を軽減するものである．活性酸素などを吸収する内服薬であり，飲んだからといって，そのまま紫外線を浴びても日焼けしないというシロモノでは決してない．ちゃんとした会社の製品には「飲む日焼け止めだけでは日焼けは防げず，日光を浴びる際にはサンスクリーンとの併用が必要」と明記されている．多くの人は，公共放送は正しい情報を伝えると理解しているようであるが，そうとも限らないのであるから，注意が必要である．

③保湿

スキンケアにおいては，最も一般的で強調される行為である．乾燥肌は皮膚バリア機能低下に直結するため，アトピー性皮膚炎患者や高齢者では，適切に皮膚の水分量を補うことは大変重要な行為であることは論をまたない．しかし，やみくもに保湿を促すべ

きではなく，その時点の皮膚の状態をアセスメントし，適切に行う必要がある．

　アトピー性皮膚炎を患った小児の顔面皮疹が悪化し，母親は友人の看護師に相談した．看護師は保湿薬の塗布回数の増加を指導し，副腎皮質ステロイド外用薬の使用を厳禁としたうえで，その副作用をまるで親鸞の如く説いた．

　しかし，患児は一向に改善せず，たまりかねた母親が短期間でも副腎皮質ステロイド外用薬で治療しようと皮膚科を受診させた．皮膚科医がこの患児を一目診たところ，悪化していた理由は「カポジ水痘様発疹症」という単純ヘルペスウイルス感染症であった……など，「とにかく保湿神話」の失敗談には枚挙に暇がない．

④水分除去

　失禁患者において，オムツ部の浸軟対策は大きな課題である．この場合の水分除去は洗浄などにも密接に関係するため，看護師の果たす役割が大きい．

　浸軟対策として，皮膚被膜剤や撥水剤などを使用するが，それでも制御できない場合には副腎皮質ステロイド外用薬を使用する．しかし，滲出液の多い皮疹部にカンジダが存在する場合，副腎皮質ステロイド外用薬の使用は皮膚症状をかえって悪化させてしまう．

　著者の外来を訪れたカンジダによる乳児寄生菌性紅斑の患児が，受診前から副腎皮質ステロイドクリームを使用していた．不思議に思い理由を聞いてみると，とある地域の皮膚排泄ケア認定看護師が「この薬がよい」といって内緒でくれたと聞き，唖然としたことがあった．

　医療従事者は曖昧な知識で誤魔化すのではなく，日頃から正しい診断をつけ，絶えず軌道修正を行う姿勢が求められる．

スキンケアでは己を知ろう！！

　これまでの解説で，著者は看護師のスキンケアを否定しているかのように誤解されるかもしれない．しかし，断じてお断りするが，著者はむしろどんどん看護師にプロとしての正しいスキンケアを実践していただきたいと考えている人間である（第一，そのような考え方がなければ，かような本を書かないであろう！）．

　医療従事者として，患者に喜ばれるスキンケアを行うコツは，自らがどのような患者に接し，いかなるスキンケアが求められているのかを知ることである．そして，自らがどの分野を得意とし，どのレベルまでスキルが達成しているのかを知ることで，手を出してはいけない限界を自覚することが重要である．

　例えば，ストーマケアを得意とする看護師は，その分野では卓越したスキルを発揮できるが，スキンケアだからといって，先天性表皮水疱症患者のスキンケアを行うには相当レベルの知識を習得しなければならない．そして，自らが熟知した質の高いスキンケアのスキルに関しては，どんどん実践することで患者貢献をすべきである．

2. 皮膚の生理機能

3 bare essentials

1 皮膚の最大かつ最重要な機能はバリア機能である．過酷な外界の環境からヒトを守る壁である！

2 皮膚の生理機能としては，知覚作用も重要である．痛みや痒みにより局所の異常を知ることができる．

3 このほか，吸収作用，分泌作用，免疫作用など，皮膚の生理機能は多彩である．

驚きの多彩な皮膚生理機能

　スキンケアは，皮膚の生理機能を良好に維持する，あるいは向上させるために行うケアである以上，皮膚の生理機能の正しい理解はスキンケアにおいて必須である．本項では，スキンケアを行う看護師にとって最低限理解していただきたい事項を記す．

　そもそも皮膚はヒトの最外層をくまなく覆い，体液の喪失を防ぎ，内臓を守っている．しかし，近年の基礎皮膚科学の発達により，皮膚は増殖因子の産生や抗菌ペプチドの分泌など多彩な作用をもつことが明らかになってきた．

　つまり皮膚は，外界との遮断としてのバリア以外にもさまざまな重要な機能を有し，今日ではヒトの最大臓器として認識されているのである．

　主な機能を以下に記載する．

バリア（外界からの遮断・保護）機能

　皮膚は外界からの異物や紫外線の侵入を防ぐとともに，体液成分の喪失を防ぐ．皮膚表面は皮脂膜により弱酸性に保たれており，細菌，真菌の侵入を防ぐ．また，皮下脂肪組織は，外力に対しクッションの役割を果たすほか，エネルギーの貯蔵庫としての働きをもつ．

　紫外線防御を含む皮膚のバリア機能には，大きく分けて以下の3要素がある．この3要素は重要性が高いので，別項にて詳しく解説する．

体温調節機能

　体温の調節機能の中枢は，視床下部に存在する「体温調節中枢」である．体温調節中枢には，ヒトの体温を一定に保つ機能があり，通常体温は37℃前後に維持されている．なお，この温度は体内において各種蛋白が十分に働くことができる合理的な温度であるとされる．

　体温を一定に保つためには，血管や骨格筋の収縮および弛緩とともに，汗腺の活動を活発化することにより熱を逃がすことなどによって行われる．

知覚機能

　ヒトは皮膚を通して温覚や痛覚，触覚，および瘙痒（そうよう）などを感ずることができる．皮膚感覚の情報は，皮膚の真皮に存在する自由神経終末やマイスネル小体，パチニ小体などの終末小体より末梢神経により運ばれ，脊髄内に入り脳に向かい，知覚として認識される．

分泌機能

　エクリン発汗，アポクリン発汗，および脂腺から脂成分を分泌する．

　エクリン発汗：いわゆる汗を産生．1日平均700〜900mLの発汗がある．発汗は，アセチルコリン支配による．エクリン汗腺は，分泌部と汗管に分かれる．汗管は直接表皮に開口する．分泌部は管腔側の暗調細胞（dark cell）と基底側の明調細胞（clear cell）に分かれる．前駆汗が作られ，汗管でナトリウムや塩素の再吸収が行われ，最終汗が産生される．

　アポクリン発汗：いわゆるフェロモン！　哺乳類の芳香腺が退化したもの．アポクリン汗腺は，腋窩，乳輪，外陰部，肛囲に存在する．発汗はアドレナリン支配による．脂腺は，分泌部と汗管に分かれ，汗管は毛包の脂腺開口部の上方に開口する．分泌部は1種類の腺細胞が単層上皮のように配列し，特徴的な断頭分泌がみられる．

　汗は無臭であり，分泌後，糖蛋白や脂腺が分解され，臭気を帯びるようになる．

　脂腺：被髪頭部，顔面（鼻翼や鼻唇溝など），胸骨部，腋窩，臍囲，外陰部にとくに多い（脂漏部位）．脂腺は，毛包上部に開口するが，口唇，頬粘膜，乳輪，腟，陰唇，亀頭，包皮内板などに一部直接表皮に開口する独立脂腺があり，眼瞼のマイボーム腺もこれに相当する．

　女性は10〜20代，男性は30〜40代にピークがある．女性は副腎アンドロゲン，男

性はテストステロンにより調節される．毛包内に分泌された脂は表面の皮脂膜の主成分になる．

産生機能

コレステロールやビタミンD$_3$を生合成する．なお，ビタミンD$_3$の生合成においては紫外線が関与するため，日光浴を推進する考えも存在する．しかし，ビタミンD$_3$生合成のためには，屋外で15分程度の日光浴でよいため，過度な紫外線照射は色素沈着や皮膚癌を考慮すると避けるべきであろう．

免疫機能

各種サイトカインを分泌する．表皮細胞からは，インターロイキン(IL)-8なども産生され，その結果，好中球などの炎症細胞が表皮内に誘導される．

皮膚は炎症反応の場でもあり，各種アレルギー反応において表皮および真皮を主座に炎症が惹起される．

吸収機能

低分子の物質は細胞内および細胞間隙を通じて吸収されるほか，毛包脂腺系を通じた吸収経路がある．外用薬の吸収もこの作用を利用しており，皮膚は最大でもせいぜい分子量500〜1,000程度の低分子しか通過させないため，外用薬に含まれる配合剤は極めて低分子のものである．

科学的バリアと浸軟皮膚

皮膚が"浸軟"するって？

浸軟した皮膚が病的状態であり，さまざまなスキントラブルを惹起することは，医療従事者であれば誰しも経験的に習得している事実である．とくにストーマトラブルにおいては，ドライスキンより，むしろ「浸軟」が問題となることも多い．

しかし，ドライスキンによる皮膚障害のメカニズムについては，詳細な検討が多数なされているのに比較し，皮膚の浸軟については詳細な記載がある成書は少なく，その捉え方や概念を含めて時に混乱がみられる場面も少なくない．

そもそも浸軟とは『水に浸漬して角層の水分が増加し，一過性に体積がふやけることであり，可逆性の変化である』と定義される．あくまで角層の変化であり，適切な処置により元に戻る変化であることから，その病態生理を理解することが，浸軟した皮膚をうまく制御するための近道である．

浸軟した皮膚において，各種バリアの破綻は大きな問題となるが，なかでも抗菌ペプチドやリゾチームなどによる化学的バリアの破綻は大きな問題となる．

図1　抗菌ペプチドの産生亢進

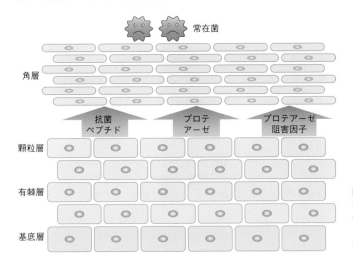

病原微生物の侵入，紫外線や化学薬品などの刺激が加わると生体防御のために，抗菌ペプチドやプロテアーゼ，プロテアーゼ阻害因子の産生が亢進する.

　浸軟した皮膚においては，角質における過剰な水分の存在からバリア機能が大きく障害された結果，病的皮膚に至る. 角層における過剰な水分は，自由水という形で角質間に貯留する.

　天然保湿因子の主成分であるアミノ酸などは可溶性であり，さらに皮脂膜やセラミドも過剰な水の存在により減少し，細胞間脂質の組成にも変化をきたす.

　さらに重要なのは，化学的バリアの障害である. 表皮細胞は，抗菌ペプチド，プロテアーゼやその阻害剤を産生している.

　このうち，抗菌ペプチドは30数個前後のアミノ酸からなる抗菌活性をもつペプチドであり，ヒトが産生する抗菌ペプチドとしてはディフェンシン，カテリシジンが知られている.

　通常は表皮において産生される抗菌ペプチドの量はわずかであるが，病原微生物の侵入や，紫外線や化学薬品などの刺激が加わると，生体を防御するために抗菌ペプチドの産生が亢進する（**図1**）.

　角層に過剰な水分が存在すると，抗菌ペプチドが十分に機能しなくなることから化学的バリアが障害される. さらに，過剰な水分は皮脂膜にも影響を与え皮膚表面のpH値に変化を及ぼす.

　また，水分が汗や排泄物であった場合，それらのpHがさらに皮膚表面のpHを変化させてしまうことから，化学的バリアはより影響を受ける.

図2 浸軟した皮膚①

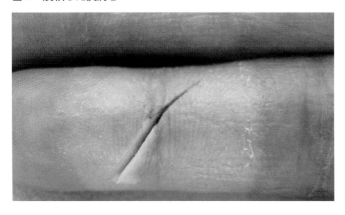

切り傷に絆創膏を使用した
結果，浸軟した．

図3 浸軟した皮膚②

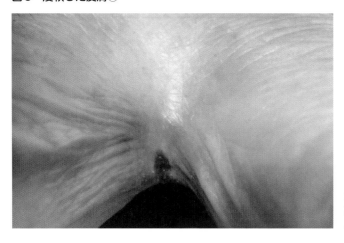

指間に生じた皮膚カンジダ症．
副腎皮質ステロイド外用薬の誤
用で悪化した．

浸軟した皮膚への対策

　浸軟した皮膚(**図2,3**)からは，水分を奪いむしろ乾燥傾向に持っていく必要がある．
この場合，吸水作用のある軟膏を用いるとよい．具体的にはマクロゴール軟膏やそれを
基剤とする外用薬を用いる．

　マクロゴール軟膏は吸水作用があるため，滲出液が多い病変部などに効果を発揮する．
褥瘡のほか，初期の熱傷治療などでも有用性が高く，容易に水で洗い流せるため，便利
である．

　副腎皮質ステロイド外用薬の中には，トプシム®クリームなどの極めて浸透圧の高い
ゲル基剤が使用されている製剤がある．感染に注意しながら用いることで，短期間で改
善を促すことができる．

　また，撥水効果のある外用薬を用いることも，浸軟予防には有効である．

アレルギーって何？
免疫学的バリアによる特異的防御機能

　「アレルギー」という用語はすでに市民権を得ており，街中に溢れている．ドラッグストアはもちろん，健康食品など，食物アレルギー用サプリメントの宣伝など枚挙に暇がない．

　しかし，一般市民に「アレルギーとは？」と問うと，意外に答えが得られないことが多い．皮膚科医である筆者も「かぶれですね」と診断すると「アレルギーじゃなくてよかった！」と安堵する不思議な患者に多々遭遇する．

　他方，皮脂欠乏性湿疹，つまり乾燥肌の小児など，いくら皮膚の乾燥が原因と説明しても「アレルギー検査をしてほしい」と引き下がらぬ保護者にも遭遇する（得てしてこの場合，子どもは採血を猛烈に嫌がることが多く，子どもの味方をするのか，はたまた保護者の味方をするのか医師として大いに困惑する．多くの場合「検査したらアイスクリームを買ってあげるから！」などと保護者が解決する場合が多いのであるが，アイスクリームごときでは妥協しない芯の強い子どもも少なくなく，まだまだ日本の将来も捨てたものではない）．

　看護師においては，まずアレルギーの根本を理解することが求められ，それによりどのような皮膚症状が出現するのかを見極める必要がある．

　そもそもアレルギーとは，「生体防御機能である免疫機構が，過剰に反応するために生ずる生体にとって不利益な反応」と考えると理解しやすい．われわれの免疫機構は，毎日健やかに生活できるよう，絶えず外界からの異物などと戦っているからこそ生きていられるのである．例えば後天性免疫不全症候群（いわゆるAIDS）は，疾患そのもので命を落とすことはないが，免疫が働かないために些細な細菌や真菌感染で死に至るのである．

　現在，アレルギーは，GellとCoombsが分類したⅠ，Ⅱ，Ⅲ型アレルギーと感作リンパ球による細胞性免疫反応によるⅣ型アレルギーに分ける考え方が一般的である．当然，皮膚症状もそれぞれに異なるが，本項ではとくに大切なⅠ型アレルギーとⅣ型アレルギーについて解説する．

Ⅰ型アレルギーとは

　Ⅰ型アレルギーは，「即時型アレルギー」ともよばれ，蕁麻疹やアナフィラキシーショックによる皮膚症状を思い浮かべるとよい．

　身体に侵入した異物（抗原）に対し，それに対する抗体（IgE抗体）が産生されることが第一段階である．一般市民が「アレルギー検査をして欲しい」と要望するが，ほとんどはこの特異的IgE抗体の量を測定してほしいということである．つまり，IgE抗体は抗原ごとに1対1で対応するため，例えばハウスダストに対する血中IgE抗体の値が高値であれば，ハウスダストに対するアレルギーがあることになる．

図4　Ⅰ型アレルギーのメカニズム

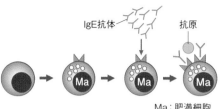

IgE抗体　抗原

Ma：肥満細胞

①抗原侵入：消化管や皮膚などを通じて抗原が体内に侵入する.
②抗体産生：Bリンパ球により特異的IgE抗体が産生される.
③IgE抗体による肥満細胞脱顆粒：IgE抗体が血中の肥満細胞の表面の受容体に接着する. 受容体に接着した2つのIgE抗体において，そこに抗原が結合すると，肥満細胞は脱顆粒し，ヒスタミン，ロイコトリエン，プロスタグランジンなどの化学伝達物質が放出される.

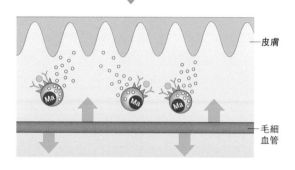

皮膚

毛細血管

これらは化学伝達物質とよばれ，毛細血管を拡張させ，血管から血漿成分が局所皮膚に移動し，浮腫となるため，膨疹を惹起する.

図5　蕁麻疹の臨床像

蕁麻疹はⅠ型アレルギーの代表格である.
抗原が作用してから15分～12時間程度で生じる.

　ただし，厳密には単に抗体値が高いという事実だけであり，アレルギー反応そのものを測定しているわけではない.

　実際のメカニズムを**図4**に示す.

　Ⅰ型アレルギーは抗原が作用してから15分～12時間程度の短時間で生ずるのが特徴で，**蕁麻疹**はその代表格である（**図5**）. しかし，蕁麻疹すべてがⅠ型アレルギーによるものではないことに注意すべきである.

図6　Ⅳ型アレルギー

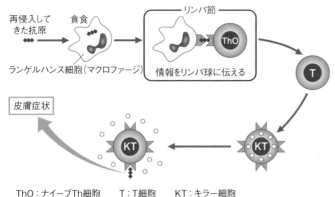

ThO：ナイーブTh細胞　　T：T細胞　　KT：キラー細胞

抗原を取り込んだランゲルハンス細胞（マクロファージ）がTリンパ球に情報を提示する．それにより活性化されたTリンパ球は，リンフォカインなどのさまざまな物質を放出し，その結果，皮膚症状が出現する．

図7　接触皮膚炎

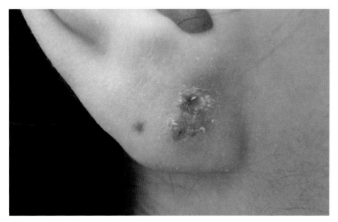

ピアスによるかぶれ．

Ⅳ型アレルギーとは

　Ⅰ型アレルギーに対し，Ⅳ型アレルギーは「遅延型アレルギー」ともよばれ，出現メカニズムが大きく異なる．皮膚でいえば「**接触皮膚炎**」，いわゆるかぶれである．

　Ⅰ型アレルギーではIgE抗体が大きな役割を占めたが，Ⅳ型アレルギーはTリンパ球がアレルギー反応の主体となる．抗原が体内に侵入後，半日から数日を経て症状が出現する．ピアスによる金属アレルギーなどは有名である．

　Tリンパ球はリンパ組織や血液中に存在し，Ⅳ型アレルギーの反応にかかわる．

　まず抗原を取り込んだランゲルハンス細胞（皮膚に存在するマクロファージ）がTリンパ球に情報を提示する．これにより活性化されたTリンパ球は，リンフォカインと総称されるさまざまな物質を放出する．

　その結果，Tリンパ球を主体とする炎症反応が皮膚，とくに表皮で起こることにより，皮膚症状が現れる（**図6，7，8**）．

　先述した紅斑上に生ずる漿液性丘疹は，あくまでこの反応の表現型であり，Ⅳ型アレルギーを示唆する所見である．

図8　マスクによる接触皮膚炎

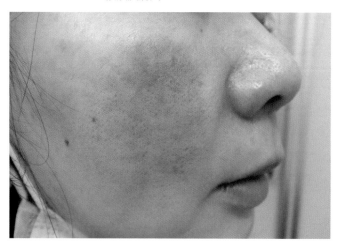

新型コロナウイルス感染拡大防止策としてマスクは必須となったが，香料をしみこませたマスクを着用した結果，接触皮膚炎を生じた.

コラム

分子標的薬による皮膚障害

　EGFRチロシンキナーゼ阻害薬（イレッサ®，タルセバ®），抗EGFRモノクローナル抗体などの各種分子標的薬による治療で，従来の薬疹とは対応の異なる皮膚障害が増加している.
座瘡様皮疹や脂漏性皮膚炎，皮膚乾燥などが生ずる（**表1**）. 本薬疹で重要なことは，原因薬剤は中止せず，対症療法を行うことである. 皮膚科医のスキンケアのスキルが遺憾なく生かされる分野である.

表1　分子標的薬による代表的な皮膚症状

1）痤瘡様皮疹	頭部，顔面，前胸部，下腹部，大腿などの毛孔に一致した紅色の丘疹，黄色調の膿疱が出現. 通常，細菌感染はない（無菌性膿疱）.
2）脂漏性皮膚炎	顔面（とくに鼻翼の外側から頬部や眉毛部や前額部），耳介および耳周囲，頭皮，前胸部，背部などの脂漏部位に光沢を有する紅斑と鱗屑が出現.
3）皮膚乾燥（乾皮症）	鱗屑が付着し，全身が乾燥皮膚となる. 前腕や下腿では鱗屑が，体幹では白く細かい粃糠様鱗屑が付着する. 進行すると点状，さざ波様の亀裂を伴い，魚鱗癬様（サメ肌様）になる.
4）爪囲炎	指の爪甲周囲に紅斑や炎症を伴う色素沈着がみられ，陥入爪様にみられる. 進行すると腫脹や肉芽を形成する.
5）瘙痒症	瘙痒のみがみられる.

3. 物理的バリアとしての表皮 〜細胞たちの素敵なアンサンブル

3 bare essentials

1 バリア機能には皮膚，とくに表皮の緻密な解剖学的構造が重要な役割をもつ．

2 皮脂膜は"目に見えない手袋"であり，顆粒層由来の蛋白は"保湿を担うダム"であると理解する．

3 表皮はその緻密な構造と，タイトジャンクションの存在により，極めて低分子の物質しか通過させることができない．

物理的バリアって？

皮膚の生理機能として最も重要であるのはバリア機能であることはすでに述べた．なかでも物理的バリアとしての皮膚は，とくに表皮の果たす役割が大きく，この構造を熟知しなければ正しいスキンケアの理解が得られない．

本項では表皮を中心とした皮膚の構造をみることで，物理的バリアを理解する．

皮膚表面

皮膚表面は平滑ではなく，多数の溝がみられる．この溝を皮溝とよぶ．皮溝は浅いものと深いものが存在し，浅い皮溝で囲まれる領域を皮丘とよび，それより大きな範囲で深い皮溝によって囲まれる領域を皮野とよぶ（**図1**）．

図1　皮膚表面

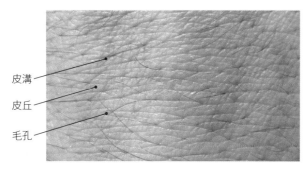

皮溝

皮丘

毛孔

皮膚表面には多数の溝（皮溝）がみられる．浅い皮溝で囲まれる領域を皮丘とよび，深い皮溝で囲まれている領域を皮野とよぶ．

図2　皮膚の構造

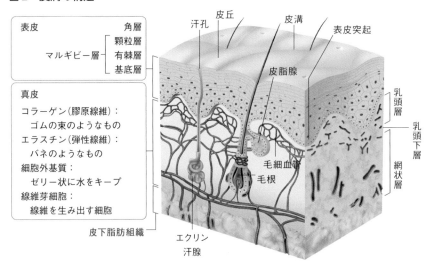

また，皮膚表面には毛孔と汗孔が開口している．毛溝は皮溝部に存在し，汗孔は皮丘に開口する．

スキンケアにおいて，毛包炎や汗疹，いわゆるアセモの鑑別に迷う場面もあろうが，毛の有無とともにダーモスコピーやルーペなどで拡大することで，どこにその構造が存在するかをアセスメントするかによって推定することができる．

皮溝の走行は身体各部位により一定方向に決まっており，皮膚紋理とよばれる．有名なのは手掌と足底であり，その特徴的な走行形態は指紋や掌紋として個人の特定に用いられる．

他方，皮膚は真皮レベルにおいても弾性線維の走行が一定方向に決まっており，時にスキン-テアなど皮膚に裂傷ができた際，張力の強い長軸方向に楕円形を呈するのはこのためである．

皮膚の組織学

皮膚は表面から順に，**表皮**，**真皮**，**皮下組織**に分かれ，これ以外に毛孔などの附属器が存在する（**図2**）．

表皮の構造（**図3**）

表皮は厚さ約0.2mmであり，**角化細胞**がそのほとんどを占める．表皮は例えると，ブロック塀を想像するとよい．ブロック塀は頑丈なコンクリート製のブロックどうしがセメントでしっかり固められて外敵から家を守っており，まさに物理学的バリアというにふさわしい．角化細胞は，下から順に**基底層**，**有棘層**，**顆粒層**，**角層（角質層）**と4種に分けられる．

図3　表皮の構造

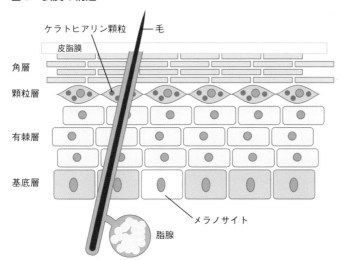

ケラトヒアリン顆粒　　毛
皮脂膜
角層
顆粒層
有棘層
基底層
メラノサイト
脂腺

角化細胞は，下から順に「基底層」「有棘層」「顆粒層」「角層」の4層に分けられる．

このうち角層は死んだ細胞であり，表皮の角化細胞はあたかも自らを犠牲にして外敵からわれわれを守ってくれる，けなげな（！）細胞なのであるが，一方，外用薬の侵入も防ぐこととなる．表皮は基底細胞が分裂し，その片方が有棘層，顆粒層，角層を経て脱落するまでを「ターンオーバー時間」とよび，通常45日を要する．

基底層

基底層は縦に長く円柱形を呈する基底細胞からなる．細胞同士はヘミデスモゾームと裂隙接合（れっげきせつごう）により結合し，また基底膜と結合するためにヘミデスモゾームを有する．約19日ごとに有糸分裂する．

有棘層

有棘層は5～10層の有棘細胞からなる．有棘層の細胞同士は「細胞間橋」とよばれる構造で繋がっており，棘のように見えるのが名前の由来である．有棘細胞は上層に移動するに従い，次第に扁平となる．

顆粒層

顆粒層は表皮の上層2～3層である．細胞は扁平となり，細胞質中に「ケラトヒアリン顆粒」とよばれる好塩基性蛋白が出現する．このケラトヒアリン顆粒が保湿能に密接にかかわっており，スキンケアを考えるうえで非常に重要である．

顆粒細胞は「フィラグリン」という塩基性蛋白を産生する．分子量は約40kDaであり，「ヒスチジンリッチプロテイン」ともよばれる．フィラグリンは前駆体であるプロフィラグリンとして生合成される．プロフィラグリンは，フィラグリンが10～12個連結した構造をもつ分子量約400kDaの巨大蛋白で，リン酸化を受けて顆粒細胞内のケラトヒア

リン顆粒を形成する.

　顆粒細胞が角層に移行すると，リン酸化プロフィラグリンは脱リン酸化および加水分解を受けて，フィラグリンに分解される.フィラグリンは，角層内でケラチン線維の線維形成反応を促進する.

　他方，フィラグリンは角層細胞が上層へと移行する際，プロテアーゼの作用でアミノ酸にまで分解される.これにより細胞間に放出された角層中の遊離アミノ酸が保湿因子として重要な役割を有し，「天然保湿因子（natural moisturizing factor：NMF）」とよばれる.

天然保湿因子（NMF）

　主に角層に存在するヒトの皮膚の保湿成分の総称であり，「自然保湿因子」ともよばれる.セリンやグリシンなどのアミノ酸類，ピロリドンカルボン酸，尿素，ミネラル塩類，有機酸，などの低分子蛋白により構成される.角層中のNMF量が減少すると，角層保湿機能が低下し，ドライスキンをきたす.実際にアトピー性乾皮症や高齢者のドライスキンなどにおいて角層中のアミノ酸含量が低下し，角層水分量が低下することが明らかとなっている.

角層中アミノ酸の組成

　フィラグリン由来のアミノ酸は，角層内でさらに代謝される場合がある.グルタミンからは保湿性の高いピロリドンカルボン酸が産生される.また，ヒスチジンからはウロカニン酸，アルギニンからは尿素とオルニチン，アスパラギン酸からはアラニンがそれぞれ生成する.

　これらの反応は，表皮角化細胞の異常な増殖により低下する.接触皮膚炎や湿疹病変部では，表皮のターンオーバーが亢進しており，その結果「不全角化」とよばれる，核が残存したままの角化を有する角層では，アミノ酸量およびアミノ酸変換率が低下し，バリア機能においてより脆弱な皮膚となる.

タイトジャンクション

　タイトジャンクションとは，細胞に網目をなして存在する細い糸のようなものである.隣接する細胞にある同様の細い糸と接触することで，隣り合った細胞どうしを強固に接着する構造をとる（図4）.具体的には細胞膜の脂質二重層の外側どうしを，クローディンやオクルディンなどの膜内蛋白によって密着させることで，細胞間の隙間を塞ぐ構造体である.

　現在，表皮においてタイトジャンクションは顆粒層に存在するとされている.タイトジャンクションは，表皮細胞間隙において体液や物質の通過を防ぐように，細胞間隙バリアを形成する.

図4　タイトジャンクション

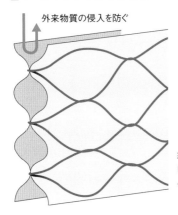

外来物質の侵入を防ぐ

細胞どうしの結合は，膜貫通結合蛋白により構成される網目状構造物によって形成される.

角層

　角層は人体の最外層の細胞で，すでに細胞核が自己消化された死細胞である．厚さは約0.02mmであるとされ，ちょうど膨らませた風船と同じ厚さである．風船は低分子物質を通過させる結果しぼんでしまうが，同様に角層は極めて低分子の物質のみを通過させることができる.

　角層は，約10層からなるが細胞自体は膜様となり，その最外層がいわゆる「垢」である．角層では通常より厚い細胞膜が観察され，その内側には「周辺体」とよばれる裏打ち構造がある．この構造は物理化学的刺激に対して非常に安定しており，細胞膜を補強し強いバリア機能に貢献している.

周辺帯

　周辺帯は，角質細胞の細胞膜を裏打ちしている，極めて強靭で巨大な不溶性構造物である．有棘細胞が次第に顆粒細胞へ移行する際に作られる，インボルクリンや顆粒細胞でつくられるロリクリンにより作られており，非常に強固な構造を有している.

角層細胞間脂質

　角層細胞間脂質は，角層の細胞成分の間隙をびっしりと埋めるように存在し，保湿能を司る(**図5**).

　細胞間脂質は多い順にセラミド(50%)，脂肪酸(20%)，コレステロールエステル(15%)，コレステロール(10%)，糖脂質(5%)で構成される.

　これらの脂質蛋白は親水性の部分と親油性の部分を繰り返すような構造をしており，「ラメラ構造(ラメラストラクチャー＝液晶構造)」とよばれる(ちょうどミルフィーユを想像するとよい)．その結果，角質蛋白の接着とともに，多量の水を保持する機能を有する.

　なお，細胞間脂質は顆粒細胞から分泌されることは先に述べたが，セラミドは顆粒細

図5　角層細胞間脂質

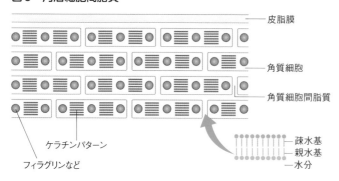

胞の細胞質内に豊富に存在する層板顆粒から，遊離脂肪酸は細胞膜から分泌される.

セラミド

セラミドはスフィンゴ脂質の合成・代謝における中心的脂質であり，生物学的には細胞の生死などの細胞応答を制御するシグナル伝達分子として機能する.

しかし，よく知られた機能は保湿能であり，現在は多数の市販の保湿薬や化粧品に含有されている. スフィンゴ脂質とはスフィンゴ塩基から構成される脂質群の総称である. スフィンゴシン，セラミド，スフィンゴ糖脂質，スフィンゴシン1-リン酸，セラミド1-リン酸やスフィンゴミエリンなどがある.

セラミドにも種類があり，現在ヒトでは7種類と報告されている. 中でもセラミド2は保湿能に重要な役割を有する.

皮脂膜

皮脂膜は脂腺由来のトリグリセライドや，細胞膜由来のコレステロールエステルなどが主成分であり，外界からの遮断作用を発揮する.

具体的には脂腺などで産生されたワックスエステルやトリグリセリド，脂肪酸などが脂腺開口部より毛包を経て表皮に達すると，汗など表皮に存在する水分と乳化することにより，表皮をコーティングする. このため，皮膚表面はpHが4〜6の弱酸性となる.

この皮脂膜により，有害物質や感染源の内部への侵入を防止する. また，皮膚表面からの水分の蒸散を防ぎ，保湿にも深く関与する. いってみれば，われわれの"眼に見えない手袋"であるといえる. 医療従事者や美容師など手荒れに悩む患者は多いが，その要因の1つとして，手掌足底には毛包脂腺系が存在しないことも大きな要因と考えられる.

表皮にはこの他，メラノサイト，ランゲルハンス細胞，α樹状細胞，メルケル細胞が存在する.

メラノサイトは基底層に存在し，メラニンを産生することで紫外線を防御して皮膚癌の発生を防ぐ. 概ね基底細胞10個につき1個の割合で存在し，数と分布に人種差はない.

ランゲルハンス細胞は骨髄由来で免疫を担当する細胞であり，有棘層の中層から上層

図6　表皮真皮接合部の構造

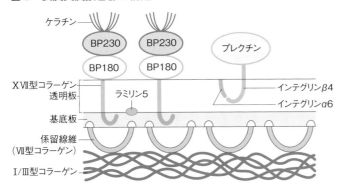

図7　真皮の構造

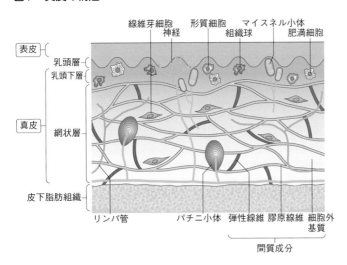

に存在する.

　α樹状細胞はランゲルハンス細胞に類似する細胞だが, 由来と機能は未だ不明である.

　メルケル細胞は, 基底層に存在し触覚を司る.

表皮真皮接合部の構造 (図6)

　表皮は, 基底層側からラミリン5やフィブロネクチンからなる透明帯, Ⅳ型コラーゲンなどからなる基底板, Ⅶ型コラーゲンからなる係留線維などにより真皮と接合している.

真皮の構造 (図7)

　真皮は**膠原線維(コラーゲン)**を多量に含む厚い組織であり, 表皮の約40倍の厚さにまで達する. 「シワ」は真皮の変化が原因であり, 女性にとっては若々しくあるためにもケアしたい部分である.

　ここで思い起こされるのが, 深夜の通販番組で「この女性いくつにみえる？」という,

どうでもよい問いかけから，魚市場で働く女性が登場するものである．この番組が強調したいのは，「若々しさ」であるらしい．筆者としては，「さては真皮の変化を起こさぬため，最新の皮膚科学を駆使したスキンケアをしているのであろうか？」と興味津々で見ていると，恐るべし，その女性は60歳代であるが，若いころからスッポンエキスを飲んでいるため，このように若々しく見えるとのことである．そして，そのエキスは初回限定大幅割引で販売中であるという．

　だが筆者の頭の中には「スッポンに若返りの効果とは…？」とか「そもそも魚市場で働く女性であれば，スッポン『エキス』など買い求めなくても，スッポンそのものが容易に手に入るのでは…？」など，さまざまな思考が去来する．皮膚科学同様，世の中に疑問は尽きない．

　真皮は乳頭層，乳頭下層，網状層に分けられる．乳頭層は表皮との間に食い込んでいる部分（表皮が延長している部分を「表皮突起」とよぶ）で，毛細血管や知覚神経終末が存在する．その直下を乳頭下層とよび，ここまでは比較的線維成分が少ない．その下から皮下脂肪組織までを網状層とよぶ．真皮の大部分を占めており，線維成分が多い．

附属器

　これ以外の毛包脂腺系と汗腺，爪などを合わせて「附属器」とよぶ．

4. 皮膚癌を懸命に防ぐ！物理的バリアとしての紫外線防御

3 bare essentials

1 光は連続波長であり，なかでも紫外線はその波長の違いからUVA，UVB，UVCに分かれる．

2 光は波長が短くなるほどエネルギーが高くなるが，UVCは地表まで届かない．

3 紫外線防御はサンスクリーンを用いるが，SPFやPAの値が高ければよいという訳ではない．

紫外線って？

　太陽から降り注ぐ光は，連続波長からなり（**図1**），その波長によって光学特性やヒトに与える影響も異なる．われわれの視力でさまざまなものを見ることができるのは，波長域380〜780nm（ナノメーター）の光が直接視感覚を起こすことが可能であるからである．

　紫外線はそれより波長が短く，赤外線は波長が長いものを指す．一般に波長が短い程エネルギーは高く，生物学的毒性が高くなる．皮膚のスキンケアにおいて重要な光は，皮膚障害性作用が強い紫外線である．

　紫外線はその波長によりUVA波，UVB波，UVC波の3種類に分けられ，長波長があれば表皮の奥にある真皮まで到達する．

図1　紫外線の種類

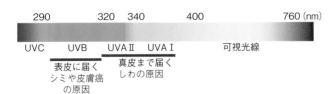

紫外線（ultraviolet）は10〜380nm（ナノメートル）までの波長の光であり，それより長い波長のものは可視光線である．波長が短いほうからUVC（10〜290nm），UVB（290〜320nm），UVA（320〜380nm）に分ける．UVAをさらにUVA I（340〜380nm），UVA II（320〜340nm）に分ける場合もある．これらのうち，UVCはオゾン層で吸収され，地表には届かない．

UVA（波長320～380nmの紫外線）

　長波長であるUVAは，さらに長波長側340～380nmのUVA1と短波長側320～340nmのUVA2に分けられる．このうち，UVA1は医療現場においてはアトピー性皮膚炎や皮膚リンパ腫などの紫外線療法に用いられる．

　UVAは波長が長いため，皮膚においてはより深層まで届く．また，雲なども容易に通過するため，晴天の日のみ防御すればよいというものではない．

UVB（波長290～320nmの紫外線）

　UVAに比較し，より短波長のUVBは，表皮細胞のDNAや細胞膜を破壊することで，皮膚に炎症を惹起する．

　これにより皮膚が赤くなる（サンバーン），メラニン色素が誘導され褐色になる（サンタン）などの変化を惹起する．さらに，長期的にUVB曝露を繰り返すことで，発癌をきたす．

コラム

メラニン産生

　紫外線エネルギーを吸収し，表皮基底細胞のDNA傷害を極力避けるため，基底層に存在するメラノサイトはメラニンを産生する．メラニンはチロシンからチロシナーゼとよばれる酵素の働きをもって合成される．

　生成経路の概略は，チロシン→ドーパ→ドーパキノン→ドーパクロム→メラニンであるが，この反応を抑制するものが美白剤として用いられている（図2）．メラニンは表皮基底細胞において，核の上方に集まることで有害な紫外線を吸収して核内のDNA，すなわち遺伝情報を保護することで癌化を阻止する．

　この現象は，あたかも核がメラニンをかぶっているようにみえるため「メラニンキャップ」とよばれる（図3）．われわれ生体が有する究極のスキンケアであるといってよい．

図2　メラニン生成経路と各種美白剤の働き

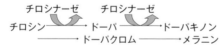

ハイドロキノン	チロシン→ドーパ→ドーパキノンを抑制．最も強い美白作用
コウジ酸	酒造りの職人の手が，コウジにより白くなったことから発見された美白剤．チロシン→ドーパ→ドーパキノンを抑制
ビタミンC	ドーパキノンをドーパに戻す．皮膚からの吸収は悪く，不安定な物質
プラセンタエキス	ドーパクロムの生成を阻害．また新陳代謝を促進する効果もあるので美白効果がある
アルブチン	コケモモなどの葉に含まれる．ハイドロキノンのグルコース配糖体
甘草エキス	甘草からの抽出液でチロシン→ドーパ→ドーパキノンを抑制

図3　メラニンキャップ

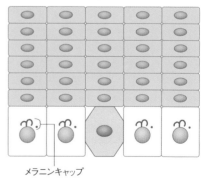

メラニンキャップ

図4　紫外線の皮膚に対する影響

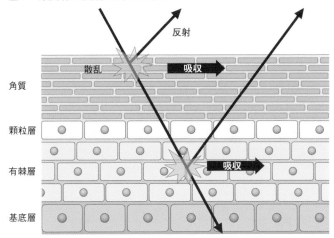

表皮においては，角層，顆粒層，有棘層，基底層それぞれで反射，散乱，吸収される紫外線が存在する．

UVC（波長10〜290nmの紫外線）

　UVBよりもさらに強力な紫外線であり，殺菌などにも用いられる．新型コロナウイルス感染拡大防止の手段として，注目されたのは記憶に新しい．通常，オゾン層で吸収されるため地表には届かない．以前，フロンガス等によるオゾン層破壊に伴う多大な影響が懸念され，フロンガスが全廃されたが，その努力の甲斐もあり，現在ではオゾン層は回復してきている．

　紫外線が多い季節は，「夏」というイメージであるが，実は紫外線が一番多い季節は夏至近くの6月前後である．また，1日のうちで紫外線がとくに多い時間帯は午前10時から午後2時である．しかし，これは地域により多少の差があり，例えば北海道札幌市では30分前後前倒しとなり，逆に沖縄では30分後にピークが訪れる．

紫外線の皮膚に対する影響

　紫外線は，すべてが皮膚に吸収されるわけではない．表皮においては，角層，顆粒層，有棘層，基底層それぞれの部位において反射，散乱，吸収される紫外線が存在する（**図4**）．
　吸収された紫外線のエネルギーにより，表皮細胞からはさまざまな増殖因子が放出され，免疫抑制や炎症惹起などの生物学的作用を及ぼす（**図5**）．
　これら紫外線の皮膚への直接作用と免疫担当細胞に対する作用の主なものを**表1，2**に記す．

図5 紫外線による生物学的影響

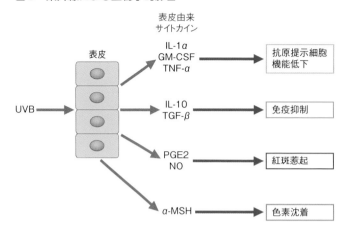

表皮細胞からさまざまな増殖因子が放出され，免疫抑制や炎症惹起などの生物学的作用を及ぼす．

表1 皮膚への作用

- DNA合成阻害
- 細胞周期抑制
- 細胞膜機能の正常化
- コラーゲンの変性
- 血管壁の肥厚
- プロテオグリカンの増加
- 弾性線維の増加や不規則な斑状沈着

表2 免疫担当細胞への作用

- 表皮ランゲルハンス細胞：抗原提示能抑制
- T細胞：細胞傷害，幼若化反応抑制
- 白血球：遊走能抑制
- 起炎性サイトカイン産生抑制
- 細胞接着因子発現抑制
- ヒスタミン遊離抑制

　これらの作用は決してマイナスだけではなく，皮膚科診療においては紫外線療法という治療として応用される．

紫外線による光老化

　紫外線が真皮におよぼす変化の代表的なものに「**光老化**（photo-ageing）」とよばれるメカニズムがある．

　光老化ではコラーゲンの変性，血管壁の肥厚，プロテオグリカンの増加や弾性線維の増加，不規則な斑状沈着，軽度の血管周囲性の炎症細胞浸潤がみられる．弾性線維の変化は光老化に特異的な変化であり，「日光弾性線維症（solar elastosis）」とよばれる．日光弾性線維症はUVBで強力に誘導されるが，多量のUVAでも誘導可能である．

図6 日光弾性線維症の病理標本

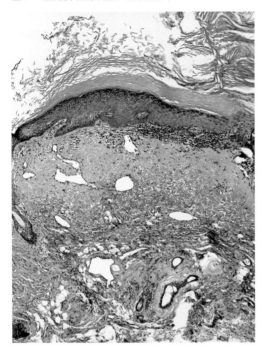

真皮乳頭層から網状層にかけて淡く好塩基性に
染まる線維塊として容易に観察できる.

　UVAはUVBに比較しエネルギーは低いものの太陽光線に多量に含まれ，真皮深層ま
で達することで線維芽細胞に作用する．弾性線維の構成成分であるエラスチンは，線維
芽細胞の産生するトロポエラスチンがクロスリンクすることで形成され，紫外線照射に
より産生量が亢進する.

　これは，紫外線障害に対する代償的産生と考えられており，結果として不規則な塊状
沈着としてエラスチカ・ワンギーソン染色で観察できる．ここには，エラスチン以外に
もフィブリリン，バーシカンや接着分子であるフィブロネクチンが含まれる.

　この現象は高齢者の露光部から採取した病理標本で，真皮乳頭層から網状層にかけて
淡く好塩基性に染まる線維塊として容易に観察できる(**図6**).

光老化の臨床像
項部菱形皮膚(cutis rhomboidalis nuchae)(図7)
　屋外労働者など，紫外線曝露歴の多い高齢者の項部に，皺襞斜交する粗大な菱形皮野
を形成する症状である.

図7 項部菱形皮膚（cutis rhomboidalis nuchae）

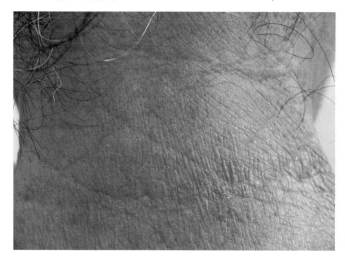

襞状斜交する粗大な菱形皮野を
認める.

図8 Favre-Racouchot（ファブレー・ラコウシャット）症候群

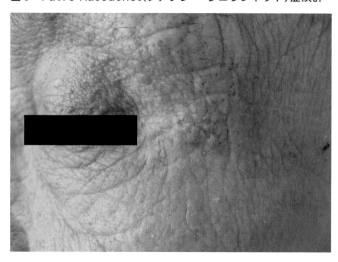

目周囲の深いシワと毛孔の開大
による黒色面皰が見られる.

Favre-Racouchot症候群（図8）

　また，紫外線は酸素存在下での光動力学的反応により細胞内外で活性酸素を発生させる.　活性酸素は細胞膜の脂質を酸化して細胞レベルの老化をもたらすが，それと同時に真皮においてもコラーゲンの減少，エラスチンの増加と変性，グリコサミノグリカンの増加をもたらし，シワの形成が一層進むこととなる.　目周囲の深いシワと毛孔の開大による黒色面皰がみられる状態を，Favre-Racouchot症候群とよぶ.

サンスクリーン剤の上手な使い方

　紫外線防御には，サンスクリーン剤をうまく使用することが重要である．サンスクリーン剤には「SPF」と「PA」という指標が表示されている．

　SPFとは「UVBをどれだけカットできるかの指標」であり，最小紅斑量という紅斑を誘起するために要する最小の光線照射量を基準として，サンスクリーン剤未塗布部と塗布部の比から求めたものである．現在，わが国ではSPFは最高50までしか表示できない．SPFは概ね20〜30程度で十分であるとされる．

　PAとは「UVAカットの指標」である．紫外線照射直後からメラニンの酸化で起こる即時型黒化反応を指標として検定したものである．＋，＋＋，＋＋＋，＋＋＋＋と表示され，＋＋＋程度で十分である．

　サンスクリーン剤の上手な使用法は，自分の皮膚や嗜好に合った製品を選択し，こまめに塗り直すことである．また，活性酸素対策としては，ビタミンC，ビタミンE，βカロチン，ポリフェノール類を摂取するとよい．

　サンスクリーン剤には，吸収剤（有機成分）と散乱剤（無機成分）からなる2種類がある．このうち吸収剤は，ある化学物質が紫外線エネルギーを吸収して他の物質に変換することを利用したものである．このため，時に吸収剤は接触皮膚炎を惹起することがあり，散乱剤のほうが安全性は高い．

　この他，紫外線防御を行うためには，サングラスの着用，つばが7センチ以上の帽子や日傘の着用，長袖で白色調の衣服の着用，手袋の着用など，某大手ビジネスホテルチェーンの社長のような恰好をすればよい．

◆参考　サンスクリーンの選択要因

SPFとは？
●MED（minimum erythema dose）という紅斑を誘起するために要する最小の光線照射量を基準にして，サンスクリーン未塗布部と塗布部の比で求めたもの．
　SPF＝塗布面のMED/MED

PAとは？
●UVAをどれくらいカットできるかの指標．
●紫外線照射直後からメラニンの酸化で起こる即時型異化という反応を指標として検定．
●＋，＋＋，＋＋＋，＋＋＋＋まである．

サンスクリーン剤

ノブ UVシールドEX
ノブ UVローションEX／ノブ UVミルクEX

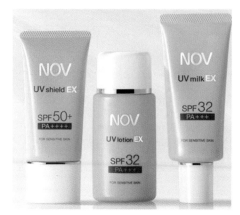

写真提供：常盤薬品工業株式会社

ノブ UVシールドEXは，SPF50＋　PA＋＋＋＋，ノブ UVローションEXは，SPF32　PA＋＋＋であり，化粧下地としても使用可能である．

　一般に日焼け止めには吸収剤と散乱剤の2種類がある．吸収剤は紫外線を吸収して化学反応させることで皮膚に届く紫外線をカットする．その化学物質により，時に皮膚に刺激を感じる人がいる．一方，散乱剤は皮膚表面で紫外線を反射・散乱させることによって紫外線をカットするため，皮膚への刺激が比較的少ないといわれている．このサンスクリーンのシリーズはノンケミカル処方（紫外線吸収剤不使用）であるためそういった意味で安全性が高い．

キュレルUVローションSPF50[1]
キュレルUVエッセンスSPF30[1]

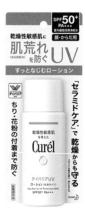
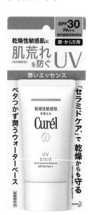

写真提供：花王株式会社

コラージュリペアUVクリーム

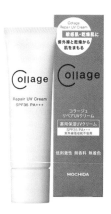

写真提供：持田ヘルスケア株式会社

　セラミド機能成分[2]によってセラミドケア[3]をしながら紫外線・乾燥から肌を守り，消炎剤配合で肌荒れを防ぐ．いずれも乳幼児でも使用することができる．紫外線による肌ダメージ（乾燥，赤み・ほてり）を防ぎ，外部刺激による肌荒れが起こりにくい肌を保つ．

＊1　すべて医薬部外品
＊2　ヘキサデシロキシPGヒドロキシエチルヘキサデカナミド
＊3　「セラミド」のはたらきを補い，潤いを与えます．

　ノンケミカル処方（紫外線吸収剤不使用）で低刺激性のSPF35PA＋＋＋のサンスクリーン．セラミド様成分，アミノ酸系保湿成分（トリメチルグリシン）を配合．

5. 各種検査法を用いた皮膚のアセスメント

3 bare essentials

1 皮膚科診療においても，診断のための医療機器の発達は目覚ましく，機器の使用に際して看護師の介助を必要とする場面も多い．

2 看護師自らが機器を使用する場合は少ないと思われるが，その原理を理解し，結果を解釈することで疾患理解は格段に向上する．

3 Wood灯検査などは最近の外来診療ではあまり行われなくなったきらいはあるが，新たな医療機器も登場し再注目される技術である．

　患者の皮膚は，放射線治療，抗がん薬治療の副作用，病態としてアトピー性皮膚炎，老人性乾皮症などさまざまな要因によりダメージを受けている．皮膚の正確なアセスメントは，これらのリスクを軽減するために必須であり，患者のQOL向上のために大きな役割を果たすこととなる．

　従来，皮膚のアセスメントは，熟練した医療者の目視や触診などにより行われていたが，評価として客観性に欠けるなどの問題点があった．しかし，近年の医療工学技術の進歩に伴い，機器を用いたアセスメントが試みられた結果，評価者間での差異が減少した．この事実は，例え経験の浅い看護師であっても，皮膚アセスメントの標準化が図れるメリットがあることを意味する．

　そこで，本項では機器を使用した皮膚のアセスメントに使用できる，臨床現場や研究で使用実績のある機器を用途ごとに紹介していく．あわせて，皮膚科診療で重要性の高い検査法において，看護師が理解しておくべき，ツベルクリン反応，Wood灯検査，Tzank試験を取り上げる．

皮膚の保湿能・バリア機能評価

　表皮の最外層である角質は水分調整にとって重要な役割を果たしている．角質には保湿能・バリア機能があり，その機能は「外的要因（気温，湿度，生活習慣など）」と「内的要因（遺伝，性別，年齢，ホルモンサイクルなど）」のそれぞれに依存する．

　一般的に皮膚の保湿能・バリア機能を評価する際に注目すべき計測項目として，角質内の含有水分量と角質を介して蒸散する水分量である経皮水分蒸散量（transepidermal

図1　水分計（Corneometer CM825）

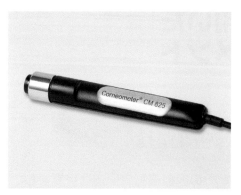

図2　水分蒸散量計（Tewameter TMHex）

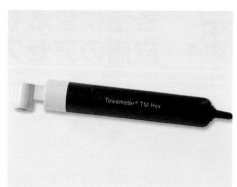

water loss，TEWL）が挙げられる．

　文字通り，保湿能は角質の水分保持能力であり，バリア機能は外部からの刺激物質の侵入や，皮膚内部の水分の漏出を防ぐための機能である．両者は密接な関係があり，角質の水分が少なくなれば乾燥して角質が荒れ，バリア機能が弱まる．反対にバリア機能が改善されれば保湿が促され，角質の状態が改善される．つまり，角質の水分量と経皮水分蒸散量の両者を計測することで多角的な評価が可能となる．

　広く世界中で使用されている角質水分計としてはCorneometer CM825（ドイツCourage+Khazaka社，日本代理店株式会社インテグラル）（**図1**）とSKICON-200EX（株式会社ヤヨイ製）がある．一方，経皮水分蒸散量計にはTewameter TMHex（ドイツCourage+Khazaka社製，日本代理店株式会社インテグラル）（**図2**）とVapometer（フィンランドDelfin社製，日本代理店キーストンサイエンティフィック株式会社）が存在する．

　水分計Corneometer CM825の計測原理は，静電容量法（キャパシタンス法）とよばれるものである．計測に使用するプローブの先端は櫛型電極が向かいあった形状をしており，ガラス板を介して電界を皮膚に発生させ静電容量を計測する．水の誘電率定数（電気をためる能力）は他物質に対して突出して高いため，皮膚に水分を多く含有していると静電容量が大きくなる．Corneometerは表面から深度約 15μm（主に角質）までに含有する水分量を，静電容量に応じ0〜120の相対値によって数値表示することができる．

　過去にはアトピー性皮膚炎に対するスキンケア効果，清拭や医療用粘着テープの皮膚への影響を評価するために用いられた実績がある．

　一方，経皮水分蒸散量計のTewameter TMHexは，プローブの先端の円筒型チャンバー内部に2組の高感度温度・湿度センサーが一定の距離で配置されている．皮膚の表面から蒸散する水分がFickの法則に従って拡散すると仮定し，皮膚にチャンバーを配置した際に計測される2組の温度・湿度計センサー間の水蒸気圧差を求め，皮膚 $1\,m^2$ の1時間あたりの水分蒸散量（TEWL）を算出する方法である．アトピー性皮膚炎やスキンケアにおける，バリア機能改善を評価した報告がある．

図3　携帯型水分計モバイルモイスチャー

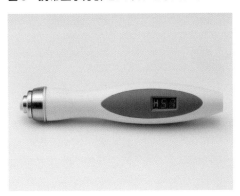

図4　モバイルモイスチャー計測風景

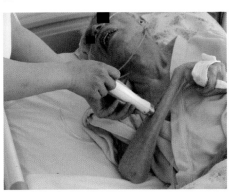

　また，最近では診察室，病棟ベッドサイドや往診でも手軽に患者の皮膚状態を把握する目的で，持ち運べる携帯型水分計モバイルモイスチャー（ドイツCourage+Khazaka社，日本代理店株式会社インテグラル）（**図3**，**4**）が販売され，臨床現場はもちろん，看護学分野で研究，スキンケア指導などの目的で広く使用されている．

皮膚の硬さ，弾力評価

　皮膚の力学特性は真皮内のコラーゲンやエラスチン，角質の水分量などにより変化すると言われている．「弾力」や「硬さ」，「柔軟性」を客観的な数値としてとらえるために使用されている機器がCutometer Dual MPA580（ドイツCourage+Khazaka社製，日本代理店株式会社インテグラル）（**図5**）である．Cutometer Dual MPA580は陰圧吸引装置を内蔵した本体，吸引開口部を備えたプローブ，データ出力用PCから構成される．

　この装置は，プローブ先端の吸引開口部から陰圧をかけて皮膚を一定時間吸引し，その後開放する．吸引開口部に配置されたプリズムを用いて皮膚の変位を0.01秒ごとに1μmの分解能でモニタリングする．この一連の計測から，粘弾性波形とR0～R9の計測結果パラメーターが瞬時に出力される．R0～R9のうち，代表的なパラメーターであるR7（=Ur/Uf）は年齢と相関することが広く知られており，この値が皮膚状態の重要な指標の1つであることが推察できる．

　過去には肥満者の皮膚生理機能を評価した報告や熱傷瘢痕の硬さを評価した報告があり，最近ではリンパ浮腫と水の貯留の関係についての研究が学会で報告されている．

皮膚血流評価

　患者の皮膚アセスメントで重要なものに，皮膚表面血流があげられる．皮膚への栄養の供給，創傷の治癒など血流量は大きな意味を持つ．

　血流計測にはいくつかの計測原理があるが，市販ベースで最も幅広い分野で使用され

図5　Cutometer Dual MPA580

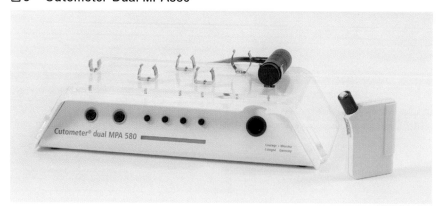

図6　Peri Cam PSI(レーザースペックル血流画像化装置)

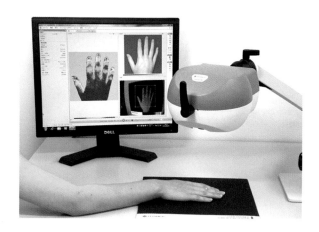

ている方法がMoorLDI(イギリスMOOR社，日本代理店ゼロシーセブン株式会社)など
に代表されるレーザードップラー法である．

　また，この他最近ではレーザースペックルを用いた装置も存在する．レーザースペッ
クル血流画像化装置(Peri Cam PSI)(**図6**)とは，レーザーを整体組織に照射すること
により生じるスペックル(斑点)をデジタルカメラで連続撮影し，コントラストの変化か
ら血流値を算出することで，「二次元領域の皮膚表面血流」を非接触，リアルタイムで画
像化および数値化するものである．

　これらの機器は2次元での血流分布画像を取得できるため，計測部位の血流量を視覚
的にとらえることができるのが特徴である．

ツベルクリン反応

　結核アレルギーを検索する検査法であり，purified protein derivative(PPD)を抗
原として用いる皮内反応を，とくにツベルクリン反応とよぶ．PPDとは，結核菌の加熱
滅菌培養液から結核菌由来のタンパク質を精製したものである．本法は皮内反応のうち，

表1　ツベルクリン反応の判定基準

4mm 以下：陰性（－）
5～9mm：偽陽性（±）
10mm 以上（発赤のみ）：弱陽性（＋）
10mm 以上（硬結あり）：中等度陽性（＋＋）
10mm 以上（硬結，二重発赤，水疱壊死あり）：強陽性（＋＋＋）

図7　ツベルクリン注射液（一般診断用）

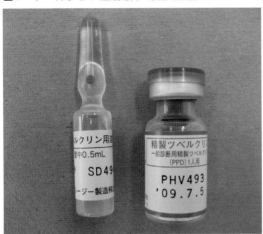

細胞性免疫の強度を検査するものであるため，判定には48時間を要する.

　まず，前腕伸側中央部に一般診断用ツベルクリン注射液（0.05 μg/mL）（**図7**）を0.1mL皮内注射する. 48時間後にその部位の発赤の直径と性状をもって**表1**に示す基準によって診断する. ツベルクリン反応は24～48時間でピークに達するが，72時間で反応が陽性となる場合もあり注意を要する.

　結核が強く疑われるものの，一般診断用で陰性もしくは偽陽性の場合には，確認診断用ツベルクリン注射液（0.5 μg/mL）を0.1mL皮内注射し，同様に判定を行う.

　ツベルクリン反応は結核に特異的とされるが，実際にはPPDは多種の抗原を含むため，BCG接種においても陽性反応を示す. わが国ではほとんどの人がBCG接種を受けており，ツベルクリン反応のみで結核感染を断定することは困難である. また，ツベルクリン反応はサルコイドーシスやホジキン病，麻疹，重症結核，がんの末期などで減弱化もしくは陰性化することがあり注意が必要である. 逆に，サルコイドーシスなどを疑った場合には本検査を施行する.

　なお，最近では以上のような問題からクォンティフェロンやTスポットが結核診断に用いられるようになり，現在では保険適用も有する. これらの方法の詳細は割愛するが，クォンティフェロンは結核菌に特異性の高いタンパクを抗原として患者の末梢血リンパ球を培養刺激し，結核菌に感染している際に血中に出現するT細胞のインターフェロン

表2　Wood灯検査における蛍光色と疾患の関係

赤色サンゴ色：紅色陰癬

黄緑色から青緑色：頭部白癬の罹患毛

黄橙色：癜風

紅色：ポルフィリン症

灰白色：黄癬

γ産生量を測定することで判定する．他方，Tスポットは同様に患者末梢血リンパ球を培養刺激し，結核菌感染で血中に出現するT細胞のインターフェロンγ産生量したT細胞（スポット）を測定することで判定する．いずれも，結核菌感染を正確に診断できる優れた方法である．

　ツベルクリン注射を介助する際には医師の指示に従い，ツベルクリン注射液（**図7**）を準備する．その際，1mL用の注射筒と26G程度の細い注射針を準備する．

Wood灯検査

　Wood灯は365nmの長波長紫外線を発する照射器具である．ある種の細菌や真菌などが，365nmの紫外線照射で特有の蛍光を発する性質を応用した検査法である．方法としては皮疹部にWood灯を当てるだけでよく，極めて簡便かつ非侵襲的な検査法である．Wood灯検査における，蛍光色と疾患の関係は**表2**に示すとおりである．

　しかしこの検査は暗所で行う必要があり，実際の外来診療では手間である．この点に関し，近年，セラビームWoody（ウシオ電機）が開発された．本医療機器は遮光布をアダプターで装着することにより，暗室を用意しなくても局所を観察することができ，利便性が飛躍的に向上した（**図8**）．真菌などに関する集団検診時のスクリーニングに非常に役に立つ（**図9**）．

　とくに頭部白癬においては，臨床所見が確認しにくいため，病変の範囲や治療効果の判定に大変有用である．また最近ではδ-アミノレブリン酸を用いて，Wood灯によるPaget病などの腫瘍病変範囲の確認にも用いられる．本法を行う際には，暗所を準備し患者を誘導する．可能な限り検査に立ち会って病変部位を確認し，その後の患者指導の参考にする．

Tzank（ツァンク）試験

　水疱を形成する疾患において，水疱底や水疱内容の細胞を観察することが診断に有用である．天疱瘡においては棘融解をきたした細胞が検出され，これをとくにTzank細胞とよぶ．他方，ウイルス性水疱症では多角巨細胞が検出され，診断的価値が高い．本法は外来で迅速に行える検査法であり，極めて有用性が高い．**表3**に手順を示す．

　観察の結果，細胞膜が濃染し，核小体が明瞭でクロマチンに富む核を有する細胞

図8　セラビームWoody

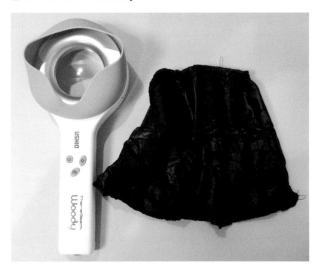

右側の暗幕アダプターで
外来診療でも容易に観察
が可能となった.

図9　Wood灯所見

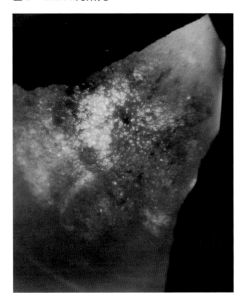

青白い蛍光がみられる.

(Tzank細胞)がみられた場合,天疱瘡の可能性が高い.ただし,Tzank細胞は天疱瘡に特異的ではなく,それ以外にダリエー病,伝染性膿痂疹などでもみられる.ただし,これら疾患ではTzank細胞の数が天疱瘡に比較し少ないとされる.

　一方,多核巨細胞や細胞質に多数の封入体を有し,明瞭な核小体を有する細胞を観察した場合には,ウイルス性水疱症と診断できる.ただし,単純疱疹か帯状疱疹あるいは水痘の鑑別は不可能であり,これらの鑑別には,特異抗体を用いた免疫組織学的検査,あるいはウイルス培養を行わなければならない.

　また,本検査法は中毒性表皮壊死症とブドウ球菌性熱傷様皮膚症候群との鑑別にも有

表3　Tzank試験の手順

①病変を選択しアルコールで拭いた後，表面を乾燥させる．このとき，できるだけ新しくできた水疱を選択する．

②水疱蓋を静かに除去し，現れた水疱底から細胞を採取する．この場合，清潔な小鑷子やメス刃を用いるとよい．これらを用いて極力，細胞形態を保つよう軽く水疱底を擦り，その後スライドガラス表面に広げる．これを数回繰り返す．細胞形態を壊さないように過度な力を入れず，注意深く行うのがコツである．

③標本を乾燥させる．

④その後ギムザ液を用い，30秒から1分程度染色したのち，水道水で洗い流す．このとき，細胞が流れ出ないように，標本が付着していない裏面を静かに洗い流すとよい．

⑤スライドガラスを乾燥させる．標本を保存する場合には油などをたらしカバーガラスをかけるが，通常はその場で観察することが多いためカバーガラスは不要である．

⑥顕微鏡で観察する．

図10　デルマクイック®VZV

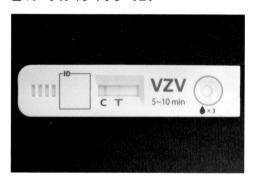

キット付属の滅菌綿棒を使用して，皮疹（水疱・膿疱）の内容物を滅菌綿棒の綿球部に吸収させる．びらん・潰瘍の場合，滅菌綿棒で擦り取るようにして上皮細胞や粘液成分を十分量採取する．検体を採取した滅菌綿棒を直ちに検体抽出液に浸し，数回撹拌する．検体抽出容器から滅菌綿棒を引き抜き，検体抽出液を試料する．試料の入った検体抽出容器にノズルを取り付け，試料3滴をテストカートリッジの試料滴下部に垂直に滴下する．室温で5〜10分放置後，テストカートリッジの判定部に出現する赤紫色ラインの有無により判定する．なお，単純性疱疹では陽性にならない．

用であるとの報告がある．

　Tzank細胞は日常診療で頻繁に行う検査である．スライドガラスやギムザ液など必要物品をきらさないよう準備しておく．また実際の検査では，医師が種々の操作をする際の補助を行う．ただし，帯状疱疹に関しては，近年イムノクロマト法を測定原理とした水痘・帯状疱疹ウイルス抗原キット（デルマクイック®VZV，**図10**）が市販されており，簡便で有用性が高く，Tzank試験にとって代わる場合も多い．

6. 進化を続ける洗浄剤

3 bare essentials

1 石けんや合成洗剤は界面活性剤により，汚れを洗い落とす．

2 健常人であれば皮膚の緩衝作用があり、洗浄剤の種類はあまり問題にならないが，バリア機能が障害された皮膚では，弱酸性洗浄剤を用いるべきである．

3 摩擦を加え，ゴシゴシ擦るのは，バリア機能をより障害する行為である．

皮膚の"正しい"洗浄方法は？

　ここで問題となるのは皮膚を清潔に保つ行為，すなわち洗浄方法である．日頃，われわれは何気なく石けんを使用する．石けんは界面活性剤(**図1**)からできており，厳密には脂肪酸ナトリウムと脂肪酸カリウムのみを「石けん」とよび，それ以外を「合成洗剤」とよぶ．

　界面活性剤は，親水基と疎水基が結合したもので，通常混ざることのない水と油を結合させる．界面活性剤は以下の4つの作用があり，汚れを落とす．

① 浸透作用：水に界面活性剤を加えると，界面張力が下がり，水が浸入しやすくなる．

② 乳化作用：油が界面活性剤の分子に取り囲まれ，小滴となる．

③ 分散作用：界面活性剤を加えると，細かな粒子になり，水中に散らばる．

④ 再付着防止作用：界面活性剤を加えると，汚れは再付着しなくなる．

　厳密な意味で，JIS規格の石けんのpHは9～11であり，皮膚表面のpHを大きく狂わせてしまう(**図2**)．

図1 界面活性剤

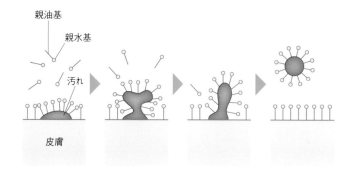

親油基が汚れの表面に吸着する.

図2 石けんのpH

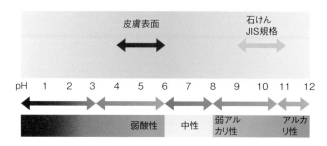

通常の健康な皮膚の場合，石けんにより一過性にアルカリ性に傾いたところで皮膚はすみやかにpHが回復する．これを「皮膚の緩衝作用」とよぶ．

また，皮膚表面の皮脂や汗などは酸性物質であり，石けんはこれらにより大部分の界面活性作用を失うことから，さらに皮膚表面へのダメージは少なくなる．

しかし，高齢者の皮膚はその生理的特徴から元々アルカリ側に傾いている．このため石けんで洗浄した場合，皮脂などが少ないため弱酸性に戻りにくい．この観点から，最近では弱酸性ながら十分な洗浄効果を持ち，かつ皮膚表面の脂質膜に影響を与えない合成洗剤が開発されており，高齢者やアトピー性皮膚炎患者などのバリア機能が低下した皮膚には使用する価値がある．

洗浄方法は，過度に皮膚の角層を剥離するような，スポンジやナイロンタオルは好ましくない．これらでゴシゴシと擦った場合，バリア機能がさらに障害された皮膚となってしまう．もし，タオルのようなもので洗浄したい場合には，摩擦の少ない日本手拭いなどを用いるとよい．また，手で洗うのでも十分である．

合成洗剤は十分に泡立てて洗うとよい．少量とって泡立てることでミセルを形成し，汚れは落とすが皮膚に必要な脂脂膜などはそのまま保つことが可能となる．

また，高齢者やアトピー性皮膚炎患者の皮膚に普通の石けんを用いる場合には，十分なすすぎと洗浄後の保湿剤の使用が必要である．

皮膚にやさしい洗浄剤

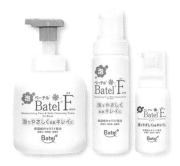

写真提供：株式会社ベーテル・プラス

ベーテルFシリーズ

洗浄と保湿の両機能を兼ね備えている．泡状で出てくるため泡立て不要．セラミドが配合されており，バリア機能保持にも有用性が高い．

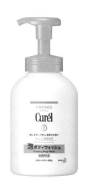

キュレル泡ボディウォッシュ

泡で出るタイプの洗浄剤．肌の必須成分である「セラミド」を守りながら，肌荒れの原因となる汚れや汗をすっきり洗い流す．肌にやさしい低刺激性．

写真提供：花王株式会社

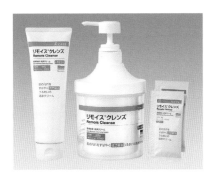

写真提供：アルケア株式会社

リモイス®クレンズ

天然オイルで汚れを浮き上がらせ，拭き取るだけで皮膚を清潔にできる．拭き取り直後にストーマ装具の貼付が可能．保湿剤配合で乾燥を防ぐ．

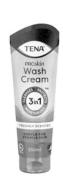

TENAウォッシュクリーム

弱酸性のクリーム．清拭時やパッド交換時に塗って拭くだけで皮膚の汚れをやさしくとり除く．保湿にも優れており，ドライスキン予防・対策として全身に使用できる．

写真提供：ユニ・チャーム メンリッケ株式会社

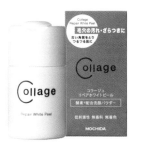

コラージュリペアホワイトピール

粉末を泡立てて使うタイプの酵素洗顔料. 石けんでは落としにくい毛包の汚れなどを蛋白分解酵素により洗浄する.

写真提供：持田ヘルスケア株式会社

スキナクレン

水がなくても使用できる泡タイプの清拭剤. アルコールフリーの低刺激性製剤.

写真提供：持田ヘルスケア株式会社

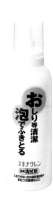

ノブ ソープ D

ノブ ヘアシャンプー D ／ノブ ヘアコンディショナー D

ノブ ヘアシャンプー M

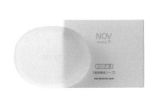

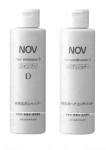

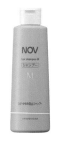

植物油脂由来の精製度の高い高級脂肪酸のみを使用し, 刺激の原因と考えられる炭素数12(ラウリン酸)以下の脂肪酸は不使用. アルギニンやスクロース, ソルビトールなど保湿効果の高い成分を配合.

一般的なシャンプーに汎用される安息香酸, デヒドロ酢酸, ソルビン酸などの殺菌剤を使用していない敏感肌用シャンプーとコンディショナー. 安全性の高い毛髪保護成分ポリクオタニウム－10, ベヘニルアルコール(コンディショナーのみ)を配合.

ピロクトンオラミン, サリチル酸, グリチルリチ2Kおよび静菌作用のある洗浄成分(ミリスチルベタイン液)を配合.

写真提供：常盤薬品工業株式会社

7. 保湿剤

3 bare essentials

1 保湿剤は処方可能な薬剤から，市販薬まで幅広く存在する．患者の嗜好に合わせて用いればよい．

2 使用量は副腎皮質ステロイド外用薬より多めに使用する．

3 全身の外用が困難な場合には入浴剤も重宝する．

保湿のメカニズムを知ろう！

　皮膚の保湿能に関係する部位は表皮であり，3つの因子が深く関係する．すなわち，表面の**皮脂膜**，表皮細胞間の**天然保湿因子**，同じく表皮細胞間の**セラミド**である（**図1**）.

　皮脂膜は，脂腺由来のトリグリセライド，スクアレン，ワックスエステルなど，細胞膜由来のコレステロールエステル，遊離コレステロールなど，細胞間由来の脂肪酸，スフィンゴ脂質などが主成分として，外界からの遮断作用を発揮する.

図1　保湿能に関係する3つの因子

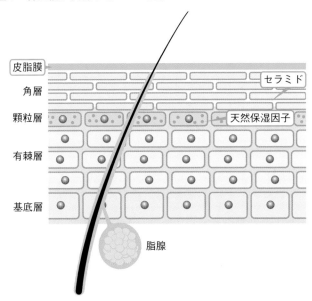

図2　防御能・保湿能が低下するドライスキン

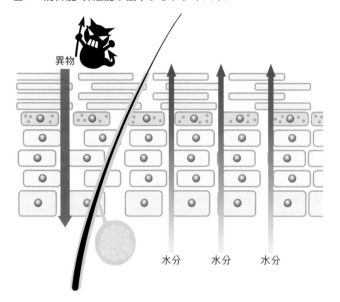

保湿能に関係する3つの因子が減少すると，表皮は"ざる"のようになってしまい，外界からの異物の侵入とともに生体からの水分が外界に逃げることになる．

図3　ドライスキンにより痒みが生じるしくみ

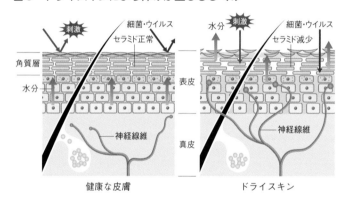

ドライスキンの状態が続くと真皮に存在する痒みにかかわる神経がより表皮表層まで伸びてくることが明らかとなっている．

高森健二：臨床皮膚科 54：52, 2000

　天然保湿因子は，**ケラトヒアリン顆粒**から生ずるアミノ酸とアミノ酸代謝産物，糖，ペプチド，無機塩などにより作られる．水分子と結合し，保湿能を発揮する．

　セラミドは，細胞間脂質であり，サンドイッチ状の構造で水を蓄え，保湿能を発揮する．

　これらの因子が減少すると，表皮はあたかも"ざる"のようになってしまい，外界からの異物の侵入とともに，生体からの水分が外界に逃げることとなる（**図2**）．

　最近の優れた基礎研究では，このドライスキンの状態が続くと真皮に存在する痒みにかかわる神経がより表皮表層まで伸びてくることが明らかとなった（**図3**）．

　すなわち，ドライスキンでは軽微な物理的刺激でも痒みのスイッチが入ってしまい，結果として皮膚瘙痒症とよばれる"痒み"を主訴とする疾患を生ずる．このため患者が皮膚を掻くと，皮膚の"ざる"様状態はさらに進行してしまう．

図4 高齢者の皮脂欠乏性湿疹(ドライスキン)

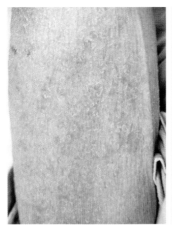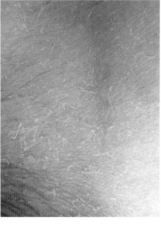

高齢者にみられる皮脂欠乏性湿疹は、腹部や下肢を中心に好発するが、皮膚は一見光沢を失い、表面に細かな鱗屑を付す乾燥局面に小さな紫斑がみられることが特徴.

図5 皮脂欠乏性湿疹の発症機序

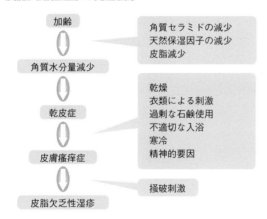

保湿が必要となる疾患を知ろう！

　高齢者にみられる皮脂欠乏性湿疹は、腹部や下肢を中心に好発するが、皮膚は一見光沢を失い、表面に細かな鱗屑を付す乾燥局面に小さな紫斑が見られることが特徴である（**図4**）. **図5**にその発症機序を示す. これを見てわかるように、皮脂欠乏性湿疹は、**ドライスキン**にプラスαが加わることで発症する. 保湿を図るとともに、生活環境を整えることを含めて「スキンケア」と捉えたいものである. 保湿が必要となるのは高齢者だけではない.

　アトピー性皮膚炎患者は「ドライスキン」が増悪因子となるほか、近年の機密性の高い住居とエアコンディショニングの完備という生活環境の変化や、過度な清潔概念の普及による石けん（とくに液体石けん）の過度な使用は、若年層の「ドライスキン」の増加を促している.

　対策としては、理論上は①**皮脂膜**、②**天然保湿因子**、③**セラミド**を補えばよく、モイ

スチャライザー(水分と結合)効果およびエモリエント(被膜をつくる)効果を持った保湿剤を用いるとよい. ただし, これらほとんどは市販品であるものが多く, 商品によっては高価である.

保湿目的で使用できる外用薬

医療現場において, 保湿目的で実践的に用いることができる外用薬も多数存在する. 基剤として用いられるワセリンやサリチル酸ワセリン, 親水クリームなどの外用薬も保湿能を有するため, 安全性に加え経済性の面で優れているといえる. 使用感に若干の問題が残るものの, スキンケアにかかる経費が包括化されている施設や在宅診療などでは十分使用価値がある.

ヘパリン類似物質含有外用薬(ヒルドイド®)

ヘパリン類似物質含有外用薬(ヒルドイド®)は, 保湿効果が高く有効性が高い.

剤型も豊富で, 塗布しやすい油中水型クリームや水中油型ローションがあり, 使用感も良好である.

また, 最近使用可能となったヒルドイド®フォームは完全水性であり, べたつき感がほとんどない. ガスが充填されているためヘアムースのような質感であり, 取り扱いも容易である.

尿素含有外用薬

天然保湿因子の構成成分である, 尿素含有外用薬も保湿効果が高い. 一般向けにOTC製剤として市販もされており, ハンドクリームなどとして用いられる.

尿素軟膏にも多数の剤形があるほか, 尿素の濃度も異なる.

ケラチナミンコーワクリームは尿素20%の水中油型の乳剤性軟膏である.

一方, ウレパールは尿素10%でクリームとローションがある. パスタロン®には水中油型と油中水型両者の乳剤性軟膏に加えローションがあり, さらに乳剤性軟膏には尿素10%と20%が用意されている.

なお, 尿素には角質溶解作用があるが, 保湿剤として用いる限りにおいては, 濃度の差は大きな問題ではない.

ザーネ®軟膏

ビタミンA含有のザーネ®軟膏は, 表皮のケラチン形成抑制作用を有し, 皮膚乾燥防止作用が得られ, 保湿剤としても用いられる.

商品名は「軟膏」とついているが, 水中油型の乳剤性軟膏であり, 基剤としても保湿作用を有する.

その他の保湿薬

　セラミド含有外用薬も市販されており，理論に沿った外用薬といえる．ただし，保険適用がないためコストがかかる．しかし，最近では，比較的安価な製品も発売されるようになり，使用頻度も上がってきた．

　米糠などを用いた入浴剤は，入浴により保湿効果が得られるため，極めて手軽であり患者の負担も少なくて済む．しかし，保険適用がないためコストがかかる．また，保湿用入浴剤を用いた入浴では滑りやすいため，転倒事故などに十分注意すべきである．

＊

　ハンドクリームを含む保湿剤は市販されている商品も多く，十分な効果が得られるものも多い．セラミド配合ハンドクリームなども市販されており有用性が高い．

　さらに，セラミド配合の貼布タイプのスキンケア用品やストーマ装具なども登場しており，他剤で効果が得られない場合など試みる価値がある．

　最近では，洗浄効果を併せ持つ製品なども市販されており便利である．

　また，入浴剤の進歩もめざましく，全身の乾燥肌や小児および高齢者など外用アドヒアランスの悪い人にも手軽に使用できる．

　保湿剤にもさまざまなものがある．各製品の特徴を踏まえて，ニーズに合ったものを選択されたい．

ハンドクリームの塗り方

　医療従事者や美容師，調理師など水を扱う仕事に従事する人には手荒れが多い．よく，ハンドクリームを使用しても手荒れが治らないとの訴えを聞くが，最も重要なことは塗布回数を多くすることである．

　もちろん，忙しい仕事の合間に頻回にハンドクリームを塗布するのは至難の業であるが，少なくとも1日4回以上は塗布したい．手荒れが治らない場合は，ハンドクリームを恨む前に塗布回数を増やしてみよう．

ハンドクリームの効果的な塗り方

①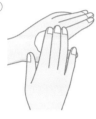

手の甲にクリームをグリーンピース4個分のせる．

②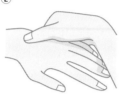

指先，爪周りにクリームをとり，円を描くように親指の腹でなじませる．

③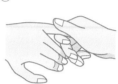

指の間にもクリームをなじませる．

④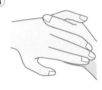

指全体を1本ずつ逆手で包み込む．
逆側の手も同様に行う．

⑤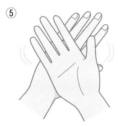

両手の甲を重ねて甲全体になじませる．

⑥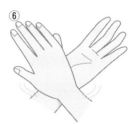

手の側面や手関節部に広げる．

筆者がすすめる保湿剤

オススメしたい！
この製品

コラージュD
メディパワー保湿ジェル
コラージュD
メディパワー保湿入浴剤

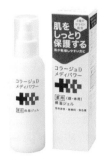
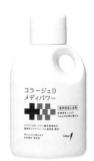

写真提供：持田ヘルスケア株式会社

　保湿ジェルは，ヒト型セラミド「セラミド2」を含む3種のセラミドなどの皮膚のバリア機能を補う成分をバランスよく配合した薬用保湿ジェルである．のびがよく，さらっとした使用感で，べとつきが少ない．顔や身体，全身の保湿に使用可能．低刺激性・無香料・無色素・防腐剤（パラベンなど）無添加である．
　保湿入浴剤は，グリチルリチン酸ジカリウム，コメ胚芽油，セラミドMD，スクワランなどが配合されており，200Lの湯に，入浴剤を20mL入れて入浴する．入浴後シャワーや上がり湯で洗い流さないほうが効果的である．滑りやすくなるので転倒事故に注意する．

コラージュDメディパワー
保湿ハンドクリーム

　有効成分として消炎成分のトラネキサム酸，保湿成分としてセラミド2・ヒアルロン酸・コラーゲン・アミノ酸系保湿成分・グリセリンを配合．肌バリア機能を補うとともに肌荒れを予防する．基剤は親水クリームを使用しており保水力に優れている．

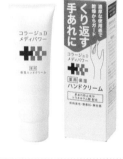

写真提供：持田ヘルスケア株式会社

ベーテル保湿ローション

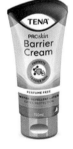

写真提供：株式会社ベーテル・プラス

　皮脂膜の成分である「スクワラン」，細胞間脂質成分「セラミドAP」，天然保湿因子成分「アルギニン」を含有した弱酸性の製品．少量でよく伸び，塗りやすく，使用後でもテープ等を貼りやすいという特徴を持つ．

TENAバリアクリーム

写真提供：ユニ・チャーム メンリッケ株式会社

　おむつ部など，失禁により浸軟しやすい部位などに使用する保護クリーム．ワセリン，グリセリンなどを配合したTENAバリアクリームを清拭時やパッド交換時などに使用．

8. 全身，とくに瘙痒のスキンケア

3 bare essentials

1 皮膚瘙痒症は明らかな皮疹がみられないにもかかわらず，猛烈な瘙痒を生じる疾患である．患者のワガママ！　と思ってはならない．

2 蕁麻疹は内服療法が主体であり，決してスキンケアのみで治そうとしてはならない．

3 "あせも"は，「汗疹」とよばれ，水晶様汗疹，紅色汗疹，深在性汗疹，多発性汗腺膿瘍の4つに分類される．

"瘙痒（痒み）"をどう考える？

　体幹のスキンケアを考えるべき病態において，一番多い訴えは「痒み（瘙痒）」であろう．しかし，瘙痒は湿疹・皮膚炎群以外の疾患でも少なからず生じることから，診療を進めていくうえで極めて重要な臨床所見である．

　瘙痒の原因はさまざまであり，皮膚科医は患者からの病歴聴取とともに，皮疹を分析して診断治療にあたる．なかでも"皮膚瘙痒症"は，瘙痒の訴えを有するが，いかなる皮膚症状もみられないという疾患であり，あくまで患者の訴えが診断の根拠の大部分を占める．

　しかし重要な点は，湿疹・皮膚炎群や蕁麻疹などでみられる皮疹を十分に理解したうえで，それらの皮疹がないことを見極めることである．そのうえで，皮膚瘙痒症においては掻破痕など，二次的に皮疹が生じることがあることを理解し治療にあたることが重要である．

　本症には全身に瘙痒が生じる「汎発性皮膚瘙痒症」と，外陰部や肛囲など一部に限局して瘙痒が生じる「限局性皮膚瘙痒症」が存在する．一般的な治療法は，保湿剤の使用や紫外線療法である一方，他の瘙痒をきたす皮膚疾患の治療に用いられていることが多い抗ヒスタミン薬内服療法や副腎皮質ステロイド外用療法も多く使用される．

　汎発性皮膚瘙痒症の原因としては，皮膚症状として目視できない程度の軽微な皮脂欠乏症（症状が明らかであれば「皮脂欠乏性湿疹」と診断する）をはじめ，腎疾患（透析患者を含む），肝疾患（胆汁鬱滞性肝疾患など），悪性腫瘍（悪性リンパ腫など），神経

図1 皮脂欠乏性湿疹

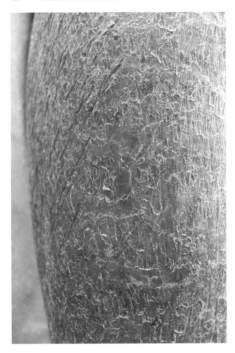

鱗屑を主体とし，紅斑や紫斑などが混在するドライスキンを呈する．

疾患(脳血管障害など)，代謝疾患(とくに糖尿病)，薬剤性(モルヒネなど)や妊娠，心因性などが挙げられる．

　他方，限局性皮膚瘙痒症の原因は，前立腺肥大症や尿道狭窄，卵巣機能低下，便秘，下痢，痔核，蟯虫などである．

　瘙痒を主訴とする皮膚疾患の場合，スキンケアを実践するとともに，治療効果を判定する目的から瘙痒の程度をアセスメントしておくべきである．一般的に臨床現場で用いられるのはVAS(visual analog scale)を用いた自己評価法であるが，最大の痒みを10，なしを0と説明し，診察ごとに口頭で確認すると簡便である．

　この他，全身に瘙痒をもたらす疾患は以下の通りである．

皮脂欠乏性湿疹

　先述したとおり，本症の軽症例が皮膚瘙痒症である可能性があり，発症要因としては共通要因が存在すると考えられる．

　しかし，実際の診断はあくまで皮膚症状により行い，鱗屑を主体とする，紅斑，紫斑などが混在するいわゆるドライスキンを呈する(**図1**)．

蕁麻疹

　膨疹を主体とする疾患である(**図2**)．こちらはいくらスキンケアを行ったところで治癒しないため，不要な指導はむしろ避けたい疾患である．

図2　蕁麻疹

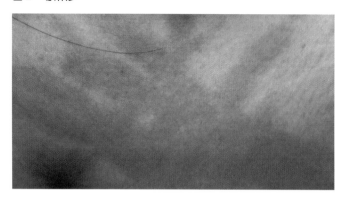

膨疹は，原則として24時間以内に出没を繰り返す．

図3　疥癬トンネル，水尾徴候

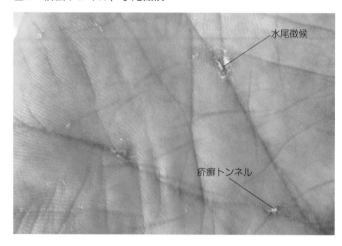

水尾徴候

疥癬トンネル

疥癬トンネルの先端に虫体が存在する．また，手掌の鱗屑の裾野が広がるようにみえる現象を水尾徴候（みお）という．水鳥が水面を進んでいったときに後方に現れる水尾に似ている．

　膨疹は原則24時間以内に出没を繰り返すため，皮疹がみられない時間帯に患者が受診した場合は鑑別に苦慮する．

　ただし，最近ではデジタルカメラや，スマートフォンの普及により，診察時に患者自ら皮疹を撮影したうえで受診する場合があり，診断に便利である．

　詳細な問診のほか，皮膚描記症（ひふびょうきしょう）（p.60参照）をチェックする．

疥癬

　初期の場合，診断に苦慮する．ダーモスコピーなどを用い，指間部や陰部における疥癬トンネル（かいせん）（**図3**）などの特徴的な皮疹を丹念にチェックすることが肝要である（**図4**）．

図4 疥癬

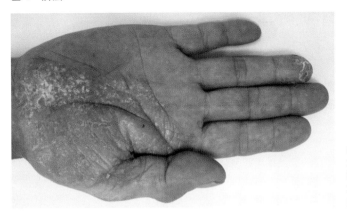

指間や外陰部など，皮膚の柔らかい部分に粟粒大の紅色丘疹や漿液性丘疹が多発し，次第に小水疱や小膿疱が多発する．さらに疥癬トンネルが出現する．

　全身の瘙痒がみられる疾患の場合，当然その消失を目指す．皮膚瘙痒症や皮脂欠乏性湿疹では，保湿は必須であり，保険診療で使用が可能であるヘパリン類似物質含有軟膏（ヒルドイド®ソフト軟膏）や尿素軟膏，白色ワセリンなどを用いる．最近はセラミドが含有された保湿剤や，保湿目的の入浴剤なども多数市販されており，保険適用がなくコストがかかるものの患者の好みに合わせて用いてもよい．無論，使用方法などを含むスキンケア指導を十分行う．

　抗ヒスタミン薬内服は，汎発性皮膚瘙痒症，皮脂欠乏性湿疹，蕁麻疹においては外用アドヒアランスもよくないこともあり，実際に幅広く用いられている．

　最近は鎮静作用の少ない第2世代の抗ヒスタミン薬も多数存在し，本症が好発する高齢者にも比較的安全に使用可能である．ただし，治療抵抗性であることも多く，適時薬剤変更などを考慮する．

　搔破行動などにより二次的に生じた湿疹には，副腎皮質ステロイド外用薬を用いる．

　病変に応じた適切な薬剤を選択することが肝要であり，全身の瘙痒の訴えのみで過度に強力な外用薬を選択すべきではない．この場合にも極力保湿剤と併用する．

皮膚描記症

　皮膚描記法は，①紅色皮膚描記症，②白色皮膚描記症，③隆起性皮膚描記症などの種類がある．これらはベッドサイド，外来，在宅現場でも手軽に行える理学的検査である．蕁麻疹において有用な所見は以下の通りである．

紅色皮膚描記症（図5）

　皮膚に擦過刺激を加えた場合，その部位に一致して紅斑を生じる現象．皮膚表面に一定力の擦過刺激が加わると，真皮に存在する肥満細胞から遊離したヒスタミンにより毛細血管が拡張し，15秒以内に充血性線条が生じる．その後，ヒスタミンやサブスタンスPを介する軸索反射によって小動脈が拡張し，充血性線条の周囲に充血性紅暈が出現する．

図5　紅色皮膚描記症

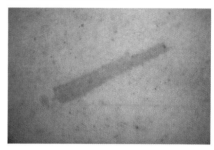

　さらにその後，血管透過性亢進により紅色線条は鮮やかで比較的大型の膨疹となる．この充血性線条→充血性紅暈→膨疹に至る変化は「triple response」とよばれる．これは健常者でも5%程度にみられるが，triple responseが顕著に観察される場合には蕁麻疹を疑うべきである．

隆起性皮膚描記症（図6）

　triple responseにおいても最終的には膨疹を生じるが，隆起性皮膚描記症とは舌圧子や硝子棒など幅広い先端を有する器物で，皮膚に比較的強い擦過刺激を加えた場合，著明に膨疹を生じる現象を指す．慢性蕁麻疹，とくに物理性蕁麻疹で陽性になるが，寒冷蕁麻疹や急性蕁麻疹でもみられる．

　また，コリン作動性蕁麻疹では，刺激部位が全体として膨疹とならず，小紅斑を伴う膨疹が生じ次第に融合し瘙痒を有する現象がみられることがある．陽性率は低いものの，診断的価値は高い．

図6　隆起性皮膚描記症

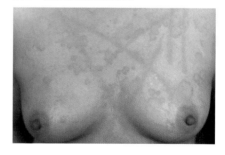

遅延型隆起性皮膚描記症

　triple responseによる膨疹消失後，同じ部位に再度膨疹が出現し，2日間程度持続する現象．物理性蕁麻疹患者にみられることがある．

　皮膚描記症のうち，隆起性皮膚描記症が陽性の蕁麻疹患者は難治であるとの報告があり，本検査法は蕁麻疹の診断だけでなく，治療を進めるうえでも有用である．

　また，診察室で膨疹を再現することで，機械的刺激が悪化因子であることや，症状が落ち着いている患者に対し疾患活動性が存続している事実を認識させることができ，患者指導においても重要である．

あせも

　"あせも"は，誰しも一度は経験する疾患であり，適切なスキンケアが求められる．正確には「汗疹」もしくは「汗貯留症候群」とよばれる．発汗過多によりエクリン汗腺の表皮開口部が閉塞することで，汗が汗管内に貯留し，肉眼的に小水疱としてみられるものである．汗疹には，水晶様汗疹，紅色汗疹，深在性汗疹，多発性汗腺膿瘍の4つに分類される．

水晶様汗疹

　単にエクリン汗腺に汗が貯留した状態（図7）．透明な小水疱としてみられるため，この名前がある．日焼け後や急性熱性疾患に生じる．水疱は自然に破れ，鱗屑となり数日以内に治癒する．

紅色汗疹

　高温多湿などで発汗が持続した場合に発症する（図8）．前額部，項頸部，被服部，四肢屈側などに，粟粒大から米粒大までの淡紅色調を呈する丘疹が多発する．表皮内汗管閉塞が原因となり炎症を伴うため，瘙痒を伴い，時に発汗によりチクチクとした，刺すような感覚を訴える．

深在性汗疹

　紅色汗疹が繰り返す結果，汗管が破壊され，その結果，白色の丘疹を生じるもの．

多発性汗腺膿瘍

　主に若年者において，汗疹に細菌感染が合併し，膿瘍などができる状態（図9）．

　いずれにしても汗をかく季節は，通気性のよい服装を心がけ，汗疹を生じたらシャワー浴などで，余分な汗を落とすことが重要である．

　水晶様汗疹の場合，余分な角層を落とすようにヘパリン類似物質などを塗布し，さらに紅色汗疹の場合には，乾燥を促すよう副腎皮質ステロイド外用薬を用いる．この場合も油中水型乳剤性軟膏やローション基剤を用いるとよい．

　また，多発性汗腺膿瘍は伝染性膿痂疹に準じて，抗菌薬の局所投与，場合により全身投与を行う．

図7　水晶様汗疹

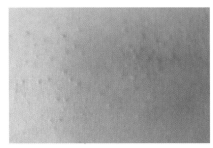

図8　紅色汗疹

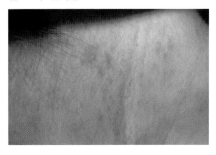

図9　多発性汗腺膿瘍

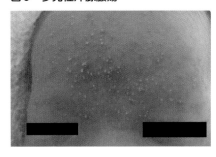

9. 痒みを惹起する食べ物，そして薬剤

3 bare essentials

1 サバ，サケ，タラ，イカ，タコ，エビ，アサリ，豚肉，ソバ，イモ，タケノコ，サトイモ，ナス，ホウレンソウなどは瘙痒を増強させる可能性がある．

2 口腔アレルギー症候群は果物や野菜類が原因となるが，交差反応を起こす物質があり注意が必要である．

3 瘙痒を惹起する薬剤は，経験的にある程度明らかになっており患者指導が重要である．

瘙痒（痒み）を惹起する食物

　スキンケアを専門にする看護師は，患者から生活指導に関する質問を受けることも多い．当然，保湿剤や洗浄方法などの情報を欲する場合が多いと思われるが，意外に多い質問は，瘙痒を惹起する食べ物である．本項では，広い意味でのスキンケアとして，これらを解説する．

　アレルギー性機序により起こる瘙痒は，一般市民にも「食物アレルギー」としてよく知られているが，これはⅠ型アレルギーを指す場合が多い．

　ところで，日常診療において患者が瘙痒の原因として訴える食品は，不思議とB級グルメが多いと思うのは筆者だけであろうか？　例えば，「昨日回転寿司でカニを食べた」とか「お昼に居酒屋のランチタイムで海老の入った海鮮丼を食べた」などといった訴えが多いように思う．「昨日の夕食はフランス料理店で"子羊のテリーヌ森の女神風，気まぐれシェフのイチゴソースを添えて"を食べた」あるいは「ランチはちょっと奮発してホテルのイタリアンで"田舎風シナモンオイルをかけたサルティンボッカ朝採れブルスケッタにさっぱりドレッシングを添えて"を食べて…」という患者は不思議と現れないものである．

Ⅰ型アレルギーを起こす食品

　原因食品は年齢により異なる．乳幼児期には鶏卵，牛乳，小麦，大豆などが多く，学童期以降は，甲殻類，魚類，小麦，果物，そば，ピーナッツなどが原因となる．皮疹と

図1　食物アレルギーによる蕁麻疹

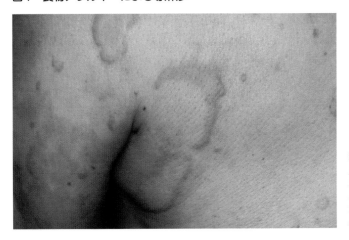

蕁麻疹では，時に膨疹が環状を呈する．この形態だけをみて「環状紅斑」と判断し，薬剤アレルギーや真菌感染を疑ってはならない．丁寧な問診で原因追求を行うことが重要である．

しては蕁麻疹を呈する場合が多い（**図1**）

　『食物アレルギーの診療の手引き2008』によると，0歳〜3歳までは1位鶏卵，2位乳製品，3位が小麦である．当然，加齢とともにさまざまな食品を摂取するため，次第に原因食品は多様化し，4歳〜6歳では1位鶏卵，2位乳製品は変わらないものの，3位が甲殻類，次いで果物となる．7歳〜19歳では1位は甲殻類に変わり，2位が鶏卵，3位がそば，4位が小麦，5位が果物である．20歳以上は，1位が甲殻類，2位が小麦，3位が果物，4位が魚類，5位そばの順である．

　あくまで疫学調査であるため，これ以外の食品についても注意を払う必要があるものの，患者の年齢と照らし合わせることで，診療上参考となる．

　年齢により原因食品が変化するのは，鶏卵，牛乳，大豆などは加齢とともに耐性が得られやすく，甲殻類，そば，魚，木の実，ピーナッツなどは耐性が得られにくいことによる．また，食物そのものではなく，食物中の防腐剤，人工色素，サリチル酸が原因となる場合もあり，注意が必要である．

　一方，口腔アレルギー症候群は果物や野菜類が原因となる．近年，食物アレルギーの原因抗原を2種類に分類する試みがあるが，本症では感作経路が接触，吸入により交差反応により誘発されることが特徴であり，経口による経腸管感作ではない．

　アレルゲンは不完全食物アレルゲンであり，熱や消化酵素に対し不安定であるため，加工品などの摂取は問題がないことが多い．原因食物と交差反応物質とのある程度の相関が知られており，クリ，バナナ，アボカド，キウイフルーツはラテックス，リンゴ，モモ，イチゴ，アーモンドやココナッツはシラカンバ，メロン，バナナ，スイカ，キュウリやニンジンはブタクサ，セロリやニンジンはヨモギ，トマトはスギなどとの関連が指摘されている．

　食餌依存性運動誘発性アナフィラキシーは小麦が原因となることが多く，この他にもエビ，イカ，そばが原因となる．運動のみならず，アスピリン摂取により発症する場合

もあり，注意が必要である．

　食物アレルギーの診断は患者の成長や栄養状態を左右するため慎重に行う必要がある．根拠のない過剰な食物制限は行うべきではない．経口負荷試験を施行し得ない患者では，最近，血中抗原特異的IgE抗体検査において，95％以上の患者で経口負荷試験が陽性となる抗体価が検討されており参考となる．

　治療は原因食物摂取制限であるが，注意すべきは検査結果による画一的除去を行わないことである．

　例えば，卵白や果物などは加熱や加工によりアレルゲンとして作用しにくくなる．実際，生トマトにアレルギーがあっても，トマトジュースやケチャップは摂取可能であることが多い．また，牛乳アレルギーがあってもほとんどの患者は牛肉摂取が可能である．大豆アレルギー患者でも，味噌や醤油などの発酵食品は摂取可能であることも少なくない．

　さらに，米と小麦は同じイネ科に属しており，IgE結合能の上では交差反応がみられるが，小麦アレルギー患者でも米は摂取可能である．

　食品にはアレルギー表示義務食品が7品目，推奨品目は18品目があるので，それを参考にするように指導する．最近では外食産業でも積極的にこれらの表示を行っている．

Ⅳ型アレルギーを起こす食品

　食品がⅣ型アレルギーによる湿疹・皮膚炎を惹起することは少ないが，アトピー性皮膚炎において，小麦や鶏卵などの食物が増悪因子となることがある．

　アトピー性皮膚炎をはじめとする湿疹皮膚炎群（しっしんひふえんぐん）では，飲酒が瘙痒を増悪させることは知られているが，これらは後に述べる非アレルギー性によるものであり，混同してはならない．

末梢性の瘙痒を惹起する食物

　末梢性瘙痒受容体を活性化させるヒスタミンやコリンのような物質を多量に含む食品では，摂取量に応じて瘙痒を生ずる．サバ，サケ，タラ，イカ，タコ，エビ，アサリ，豚肉，ソバ，イモ，タケノコ，サトイモ，ナスやホウレンソウがこれに当たる．

　また，酒類，とくにビールやワインも原因となる．これら以外の魚介類，卵白などは間接的に末梢性瘙痒受容体を活性化する．

　これらによる瘙痒の皮膚の表現型は，原則として皮膚瘙痒症（ひふそうようしょう），つまり皮膚に瘙痒感があるのみで何ら皮疹がない状態であるが，瘙痒に対する掻破（そうは）行動により二次的に湿疹性病変を形成する場合も多い．

　この他，食品により瘙痒を生ずる疾患として有名なものにシイタケ皮膚炎がある．シイタケ皮膚炎はシイタケを生食した後に出現する掻破痕に一致する線状の浮腫性紅斑（ふしゅせいこうはん）が特徴である．原因物質はシイタケに含まれるレンチナンと考えられており，加熱処理で失活するため加熱調理したシイタケで発症することはなく，患者の病歴聴取が重要である．

中枢性の瘙痒を惹起する食物

薬剤では中枢性に作用するものも多いが，食物では現在までのところ知られていない．

瘙痒を惹起する薬剤

薬疹は皮膚科診療のなかでも，遭遇することが多い疾患であるが，大部分は多形紅斑型などの瘙痒を伴わない場合が多く，瘙痒がないことが診断において参考となる症例も多い．しかし，薬剤によっては蕁麻疹型や湿疹型の皮疹を呈することもあり，十分な理解が必要である．

なお，アレルギー性の薬疹においては，Ⅱ型もしくはⅢ型アレルギーを介して発症する症例も多いと思われるが，現時点で瘙痒との関連は明確ではないため，本項では割愛した．

Ⅰ型アレルギーを起こす薬剤

蕁麻疹型薬疹を生ずる薬剤として，抗菌薬や造影剤，非ステロイド系鎮痛薬が有名である．時にアナフィラキシーショックを引き起こし，血中特異的IgE抗体が陽性となることもある．

アスピリンや非ステロイド系鎮痛薬による蕁麻疹は，不耐症（イントレランス）によるものが多いが，血中特異的IgE抗体が陽性となることもある．

また，生ワクチンにおいても，アナフィラキシーショックが生じたり，血中特異的IgE抗体が陽性になる場合もあるが，これは添加材であるゼラチンによる．

この他にも，ゼラチンが添加されている坐薬でも起こる可能性がある．

Ⅳ型アレルギーを起こす薬剤

Ⅳ型アレルギーによる薬疹は，主にネオマイシンやイソニアジドなどの抗菌薬，トルブタミドやクロルプロパミドなどの糖尿病治療薬，アミノフィリンや塩酸ヒドララジンなどの循環改善薬により生じる．

経皮的感作を受けた後，全身投与により，湿疹・皮膚炎を惹起する．湿疹型の薬疹は，皮膚症状だけでは通常の湿疹との鑑別が難しい（**図2**）

抗菌薬は通常は長期に投与されることは少ないが，それ以外の薬は比較的長期に投与されることが多く，患者が内服している場合には，パッチテスト_(p.68 参照)を行うなど，薬疹の可能性を念頭におくことが重要である．

一方，局所投与によるⅣ型アレルギーは軟膏や湿布に多くみられ，通常の接触皮膚炎として生ずるので診断は比較的容易である（**図3**）．

とくにケトプロフェンは光接触皮膚炎を生じる物質として有名であり，原因薬貼付後，長期間を経て皮疹が現れることも多く注意が必要である．

光接触皮膚炎を疑った場合，光パッチテストで確認する必要があるが，施設によって

図2 湿疹型の薬疹

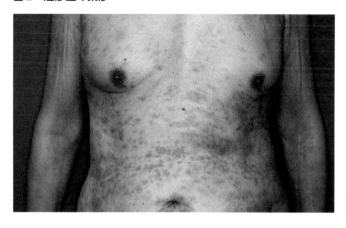

皮膚症状だけでは通常の湿疹との鑑別が難しい.

図3 Ⅳ型アレルギーによる接触皮膚炎

軟膏や湿布で多くみられる.

は手技的に困難なこともある. この点, 湿布剤に含まれているメントールやクロタミトンにより接触皮膚炎が起こっている可能性もあり, 正確な光接触皮膚炎の頻度は不明と言わざるを得ない.

接触皮膚炎の治療として用いられる副腎皮質ステロイド外用薬でも接触皮膚炎を惹起する可能性はあり, 漫然と使用すべきではない. さらに, 抗菌薬との合剤などでは比較的接触皮膚炎の頻度が高くなる.

ステロイド・抗生物質配合外用薬は, 他科領域で比較的高頻度に使用されていることから注意を要する.

末梢性の瘙痒を惹起する薬剤

有名なものとして, エストロゲンやインスリンなどのホルモン製剤, ジゴキシンなどの強心性ステロイド配糖体, ポリミキシンBやリファンピシンなどの抗菌薬, インドメタシンなどの非ステロイド消炎鎮痛薬, クロフィブラートなどの高脂血症改善薬などが末梢性の瘙痒を惹起する薬剤として有名であるが, 詳細な機序は不明である.

図4　シイタケ皮膚炎様皮膚症状（ブレオマイシンによる）

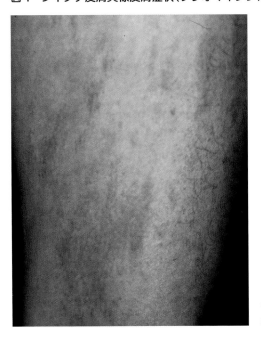

ブレオマイシンで出現したシイタケ
皮膚炎様の皮膚症状.

　また，アンギオテンシン変換酵素阻害薬は，血中ブラジキニンレベルを高めることから，ブラジキニンによりヒスタミン遊離が促進される結果，瘙痒が惹起される.

　抗甲状腺薬のチアマゾールやプロピルチオウラシルも瘙痒を惹起する場合がある．ただし，薬疹患者では原則投与中止と他剤への変更を考慮すべきであるが，この2剤は抗ヒスタミン薬を投与し慎重に経過を観察した場合，瘙痒が改善し継続投与が可能である症例も多く，原疾患治療を無視した安易な薬剤投与中止をしてはならない.

　また，ブレオマイシンでは先述したシイタケ皮膚炎様の皮膚症状（**図4**）が出現することが知られている．ただし，正確な機序は不明である.

　アスピリンを含む非ステロイド系消炎薬により惹起される蕁麻疹においては，不耐症（イントレランス）による非アレルギー性の蕁麻疹として発症することがある．このような症例では，他の非ステロイド系消炎薬や人工食品着色料，防腐剤などの化学物質に対しても過敏性を示すことが多く，単独で蕁麻疹の原因となるほか，他の病型の蕁麻疹の増悪因子となることがあり，注意が必要である.

中枢性瘙痒を惹起する薬剤

　アヘンアルカロイドであるモルヒネは，オピオイド受容体のうちμ受容体に作用することで瘙痒を生ずる．同様にコカアルカロイドのコカインも中枢性の瘙痒を惹起する.

　この他，中枢性の瘙痒を惹起する薬剤としてはジアゼパム，ニトラゼパム，オキサゾラム，カルバマゼピンなどが挙げられる.

食事指導と治療

瘙痒の原因が，これまでに記載した検査法で食物であることが判明した場合，その食品の摂取を避けるよう指導する．先述のように，加熱や加工により安全に摂取することもあることから，十分な患者指導が重要である．また，薬剤の場合は原則薬剤の投与を中止し，他の薬剤に変更する．

しかし，最近の分子標的薬を使用している患者など，基礎疾患によっては薬剤投与を中止できない症例も多く，その場合には対症療法を行いながら，十分な経過観察を行う．

治療は一般的な蕁麻疹，湿疹・皮膚炎群に準ずる．抗ヒスタミン薬や抗アレルギー薬内服とともに，症状が高度な場合には短期的に副腎皮質ステロイド内服を行う．湿疹病変では副腎皮質ステロイド外用薬による加療を行う．

なお，中枢性の瘙痒に関しては，ナルフラフィン塩酸塩内服が有効である可能性があるが，本薬の保険適用は「既存治療で効果不十分な血液透析患者，および慢性肝疾患患者」のみであるため，薬剤による中枢性の瘙痒には使用することができない．

瘙痒を有する基礎疾患をもつ患者にとって，体温上昇や発汗を促す食品の摂取には注意が必要である．アルコールや香辛料，また熱い食品を摂取した場合，瘙痒が増強することがある．

また，広い意味では糖尿病などの，瘙痒が高頻度に出現する疾患においては，基礎疾患の治療が瘙痒の治療に直結する．とくに糖尿病は栄養管理が非常に重要な疾患であるため，栄養士による栄養指導が必要となる．

コラム

パッチテスト

パッチテストは，被疑薬もしくは被疑物質をチャンバーとよばれる検査用絆創膏のようなものに塗布し，それを患者の皮膚に貼付して行うが，この準備作業には結構な手間がかかる．

そのような場合は，日本人において陽性率が高いとされるアレルゲン22種類を1枚のシートにまとめ，検査時にはそのシートを患者に貼付するだけでパッチテストが行える製品(例：パッチテストパネル®)があるので，活用するとよい．

10. 社会で支えるストーマケア

3 bare essentials

1 ストーマ周囲皮膚障害の原因として排泄物，物理的刺激，化学的刺激，感染の4点が重要である．

2 ストーマ用装具の工夫だけでなく，スキンケア製品などの使用が皮膚障害防止に有用である．

3 近年はオストメイト向け社会インフラの整備も進んでおり，広い意味でスキンケアと捉えたい．

ストーマって？

　ストーマとは，元々はギリシャ語で「口」を意味する用語であるが，近年では「手術によって腹壁に造られた排泄口」の意味で用いられる．

　また，オストミーとは，ストーマ造設手術の意味であり，大腸癌や膀胱癌のほか，潰瘍性大腸炎やクローン病などの患者で，手術によりストーマを造設したヒトを「オストメイト」とよぶ．

　疾患の性質から，高齢者に多いものの，先天性疾患患者などでは若年者にみられることもある．

　ストーマは絶えず便や尿，消化管内容物などが排泄され，周囲皮膚がそれらにさらされる部分であることから，皮膚障害が起こりやすい．とくに，一時的ストーマとは異なり，永久ストーマではオストメイト自身のセルフケアが必要となる．このため，患者教育も重要であり，オストメイトに対してはある程度のスキンケアの知識が必須となる．

　近年の医療技術の進歩により永久ストーマは減少傾向にあるが，高齢化に伴う身体機能の低下や体型の変化によるセルフケア障害が看過できない問題となっている．さらに，ストーマは痛覚がないため，オストメイト自らがそのトラブルを早期に自覚することが困難である側面も考慮しなければならない．

　なお，最近では社会全体としてオストメイトが気持ちよく生活できるインフラが増えてきた．ファミリーレストランなどでも，ハンディキャップ用トイレにオストメイト用の設備を有する店舗が増えた．

図1　JR東日本E5系の多目的トイレ

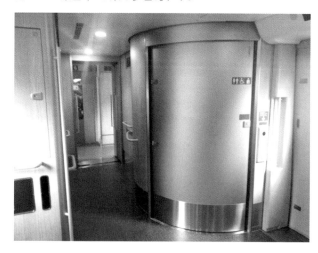

オストメイト用施設が完備されるとともに，車椅子でも容易に入室できるよう，スペースが広くとられている（著者撮影）．

　新幹線も最新車両を中心にオストメイト用トイレが備えられている．東海道・山陽新幹線を走るN700系では，11号車のトイレがオストメイト対応である．他方，北海道・東北新幹線に使用されるE5・H5系は普通車の5号車（**図1**）とグリーン車の9号車，北陸・上越新幹線E7系は普通車の7号車とグリーン車の11号車にオストメイト対応トイレが完備されている．九州新幹線のN700系は7号車，秋田新幹線のE6系は12号車のトイレがオストメイト対応である．旅行好きのオストメイトにそっと教えてあげると喜ばれること確実である．なお，特急券を購入するときに希望の席が選べるので，自動券売機のシートマップから近い席を選択するか，駅係員に依頼するとよい．

ストーマ周囲皮膚障害

　ストーマ周囲皮膚障害の原因として，①**排泄物による刺激**，②**物理的刺激**，③**化学的刺激**，④**感染による刺激**，の4つが重要である．

排泄物による刺激

　消化管ストーマにおいては，便による刺激が問題となる．便はアルカリ性であり，また消化管に存在する消化酵素もストーマ周囲皮膚に直接接触することから皮膚障害を惹起する．とくに水様便では消化酵素が多く含まれており，小腸ストーマでは大きな問題となる．

　また，尿路ストーマでは，尿中に含まれるアンモニアなどが刺激となる．病変が長期に及ぶ場合，偽上皮腫性肥厚（ぎじょうひしゅせいひこう）がみられる場合もある．

　排泄物そのものによる一時刺激は，もちろん重要な皮膚障害の原因となるが，これ以外にも排泄物が長期に皮膚表面に貯留する点も考慮する必要がある．この点，適切なストーマ用装具が使用されているかどうかは重要であり，面板ストーマ孔とストーマのサ

イズがきちんと合っているかどうかを確認する. さらに, ストーマ用装具接着部位が, 腹壁などにより適切でない可能性を排除する必要がある.

また, セルフケア患者においては, ストーマ装具の交換間隔が長くなっていないかどうかを確認しなければならない.

物理的刺激

ストーマ用装具は皮膚と長時間接触するものであり, 剥離刺激などにより皮膚障害を起こす.

ストーマ用装具は, 面板とパウチからなる. 面板とはストーマ周囲皮膚に粘着させるための皮膚保護剤を有する部分である. 他方, パウチは面板に接着し, ストーマから排泄物を溜める袋である. 面板とパウチが一体となった製品は「ワンピース装具」とよばれ, 別々のものを「ツーピース装具」とよぶ.

面板には, その形状の違いから「平型」と「凸型」とよばれる2つのタイプがある. 平型は, ストーマ自体が高さを有し, ストーマ周囲の腹壁が平坦な場合によい適応となる. 凸型は, ストーマ自体が周囲皮面と比較しても低い, もしくは陥没している場合にもよい適応となる.

ストーマのサイズにより面板に孔を開け, 皮膚に貼付する. 面板の孔によって, 自ら穴を開ける自由孔型, 一定の孔が作成されている既成孔型が存在する. また, 面板には板状, 練状, 粉状を呈する皮膚保護剤が付いており, 粘着剤の役割をもつ. 皮膚保護剤の耐久性はその成分だけでなく, ストーマ周囲腹壁の形状, 気候や体重の変化などが関係する. なお, パウチには, 消化管用と尿路用がある.

化学的刺激

ストーマ用装具の粘着テープや, 皮膚保護剤などによる接触皮膚炎などが化学的刺激の原因となる. 当然, 遅延型アレルギーによる接触皮膚炎も念頭に置かなければならない. 接触皮膚炎は皮膚保護剤や粘着テープ貼付部位に起こるため, ストーマの外周部位に皮膚障害が生ずる.

また, 時に長時間のストーマ用装具の接着による発汗により, 浸軟をきたしてしまう場合もあり, この場合には装具交換の間隔を短くする必要がある.

アレルギー性接触皮膚炎を疑った場合には, パッチテストなどで原因検索を行うべきである.

感染による刺激

ストーマ用装具貼付部位は閉鎖空間となるため, 外用薬の密封療法を行った場合と同様, 感染が問題となる. 毛包炎などの細菌感染や, カンジダなどの真菌感染が起こりやすい.

また, オストメイト側の要因で, 低免疫や免疫抑制状態にある場合, 感染のリスクは一層増すこととなる.

ストーマにおけるスキンケア

　ストーマ周囲の皮膚を健康に保ち，ストーマ用装具による皮膚障害を防ぐためには，先述した4項目に挙げた原因の除去を図るべきである．ただし，これらの原因は決して独立して存在するものではなく，オストメイトでは，それら複数の要因が複雑に関与して皮膚障害を惹起している場合が多い．

　ストーマ用装具のみでなく，スキンケア製品などを含むいわゆる「アクセサリー」とよばれる製品の使用が皮膚障害防止に有用であり，それらの特性を十分理解して適切に用いることが重要である．アクセサリーには，固定具・皮膚被覆剤・凸型嵌め込み具・粘着剥離剤・脱臭剤・腹帯・袋カバー・洗剤・皮膚被膜剤・はさみ・計測具などが含まれる．

　ストーマ用装具の最近の進歩としては，皮膚科学の視点に立脚した新製品の登場であろう．

セラミド配合皮膚保護剤ストーマ用装具

　皮膚の保湿能におけるセラミドの重要性は，皮膚科学においては常識である．近年，保湿剤などスキンケア用品においてはセラミドを配合することで，その目的を達する製品が多く市販されているが，ストーマ用装具にもこのような製品が登場した．

　従来の皮膚保護剤は，親水性／疎水性ポリマーの配合・成型を調整もしくは工夫することで，物理的あるいは化学的刺激を回避しようとしていたが，ツーピース装具であるセルケア®2は，皮膚保護剤にヒト型セラミドを含有させることで，ストーマ用装具着用中でも，高いバリア機能を維持することを目的に開発された製品である．

　また，粘着力と凝集力のバランスを見直すことで，物理的刺激も極力低くしている．面板は薄くかつ柔らかい素材を使用することで腹壁との接着性も改善されている．この製品にはコンパクトなドーム型パウチも装着可能であり，オストメイトの入浴や水泳も可能である．

　この他には，伸縮性を重視した製品も開発されており（センシュラ®ミオ），有用性が高い．

粘着剥離剤

　ストーマ用装具を着脱する際に，皮膚保護剤の粘着性による表皮剥離を軽減するために用いる．石油系溶剤にアルコールを含んだ製品が大半を占める．

　最近では，非アルコール性の低刺激性製品（3M™ キャビロン™皮膚用リムーバー）も登場しており，有用性が高い．

皮膚保護剤

　排泄・分泌物の皮膚への接触を防止し，皮膚を生理的状態に保つ作用のある吸水粘着剤であり，面板とパウチの隙間を埋めるために別売りされているものがある．プロケ

アー®ソフトウエハー・リングなどの板状皮膚保護剤，カラヤペーストなどの練状皮膚保護剤，バリケア®パウダーなどの粉状皮膚保護剤がある.

　板状皮膚保護剤と練状皮膚保護剤は主としてストーマ用装具と皮面の隙間を埋め排泄物の漏れを防ぐ目的で用いられ，粉状皮膚保護剤は排泄物とその水分を吸収し，ストーマ周囲皮膚を保護することを目的とする.

　看護師の間では，時にストーマ以外でも，粉状皮膚保護剤を古典的な油性軟膏と混合する自家製剤として，皮膚保護の目的で使用されることも多い.

皮膚保護膜形成剤

　塗布することで撥水性の均一な被膜を形成し，排泄物汚染，テープ・粘着製品の物理的刺激等から皮膚を保護する.

　最近では，3M™キャビロン™非アルコール性皮膜，TENAバリアクリームなどが市販されており，有用性が高い.

皮膚保湿洗浄クリーム

　水を使うことなく，洗浄と保湿が図れるクリームも発売されており，オストメイトにも重宝されている.

　天然オイルで汚れを浮き上がらせ，拭き取るだけで洗浄と保湿が可能なリモイス®クレンズなどが発売されており，使用後，ストーマ用装具をすぐに貼付することも可能である.

抗菌薬含有石けん

　ストーマ用装具の使用により，時に周囲皮膚に真菌感染などが生ずる. 皮膚科医であれば，KOH法により真菌検査を行い，適切な抗真菌薬の処方が可能であり，細菌感染症であれば抗菌薬内服もしくは外用療法が可能である.

　ただし，何らかの理由でこれらの治療ができない場合，ストーマ周囲の皮膚感染症に対し，トリクロサンとミコナゾール硝酸塩を配合したコラージュフルフル液体石鹸の使用が有用な場合があり，考慮してもよいケアである.

副腎皮質ステロイド外用薬

　ストーマ用装具により接触皮膚炎が生じた場合に適応となる. 注意すべきは，面板使用部などに塗布することになるので，密封療法などの注意点をオストメイトに伝える必要がある.

　また，基剤選択も重要であり，油性基剤を選択した場合，比較的多量に使用するとストーマ用装具の接着が阻害されてしまう恐れもある. 時にこの観点からローション剤の選択を強調する場合があるが，乳剤性ローション剤の場合，適切な使用量を順守しなければ，やはりストーマ用装具の接着に問題が生ずる.

ストーマの種類

　ストーマには，小腸と大腸の「消化管ストーマ（図2）」と「尿路ストーマ（図3）」があり，それぞれ「人工肛門」「人工膀胱」とよばれる．

　小腸ストーマは，回腸ストーマとして主に右下腹部に多く造設され，大腸ストーマは下行結腸，もしくはS状結腸ストーマとして主に左下腹部に造設される．

　尿路ストーマは回腸導管，尿管皮膚瘻，膀胱瘻などがあり，左右両側に造設される．ストーマは腸管もしくは尿管が直接皮膚表面に開口するように作成され，表面は粘膜であり鮮紅色を呈する．

　ストーマはその構造上，肛門や尿道口と異なり括約筋が存在しないため，自ら排泄をコントロールすることが不可能である．そのため，尿路ストーマでは「尿収袋」が必要となり，随時排泄された尿を溜めておく．

　消化管ストーマの排泄法には「自然排便法」と「灌注排便法」が存在する．「灌注排便法」とは，「洗腸」ともよばれ，いわゆる浣腸の要領でストーマから腸内に微温湯などを注入し洗浄する方法である．

　「自然排便法」は，ストーマ部に排泄物を貯留させる装具を貼付する方法であり，構造自体は比較的単純であることから，高齢者などにおいても容易に管理できる方法として現在多く利用されている一般的な方法である．排泄物の性状は当然ストーマによって異なり，小腸ストーマでは水様便もしくは下痢便様であるが，大腸ストーマでは固形便を呈することが多い．

図2　消化管ストーマの種類

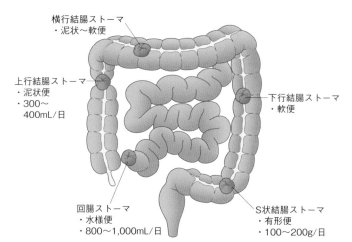

横行結腸ストーマ
・泥状〜軟便

上行結腸ストーマ
・泥状便
・300〜400mL/日

下行結腸ストーマ
・軟便

回腸ストーマ
・水様便
・800〜1,000mL/日

S状結腸ストーマ
・有形便
・100〜200g/日

図3　尿路ストーマの種類

●回腸導管

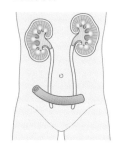

回腸の一部を15〜20cm切り取り，左右の尿管をつなげる．腸の一方を閉じ，もう一方を腹部に開けた皮膚に縫い付けてストーマを造設する．

●尿管皮膚瘻（両側尿管）

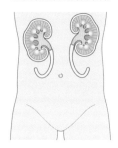

両方の尿管を左右に分けて，腹部に2つの出口のストーマを造設する．

●尿管皮膚瘻（一側合流尿管）

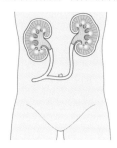

片方の尿管をもう一方の尿管に縫いつけ，1つの出口のストーマを造設する．

ストーマケアに使用するスキンケア製品

セラミド配合皮膚保護剤ストーマ用装具

セルケア®1・U

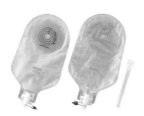

面板とストーマ袋が一体になっているので，装着時の違和感も軽減．ダブルロック口具により，レッグバッグや採尿バッグの接続もスムーズ．

**セルケア®
1・Dcキャップ**

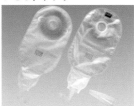

ソフトタイプの口具により，水様便～泥状便の場合でも外部から圧搾（ミルキング）し，排出することができる．においや便漏れを防ぎ，目詰まりした場合に機能を回復する"通気回復フィルター"を採用．

イレファイン®TD-30

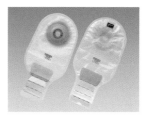

面板にはアルカリ性の強い排泄物から皮膚を保護する，高緩衝能皮膚保護剤を使用．面板に水様便の漏れ込みを防ぐ，セーフティプレートを使用．

写真提供：アルケア株式会社

皮膚保湿洗浄クリーム

リモイス®クレンズ

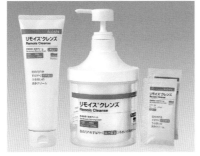

写真提供：アルケア株式会社

天然オイルで汚れを浮き上がらせ，拭き取るだけで皮膚の保清が図られる．保湿剤が配合されており，これだけでもバリア機能の改善が図られる．

粘膜剥離剤

3M™ キャビロン™ 皮膚用リムーバー

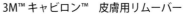
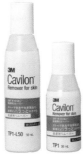

写真提供：スリーエム ジャパン株式会社

非アルコール性で低刺激．皮膚にやさしく，剥がした後の洗浄もラクに行える．

抗菌薬含有石けん

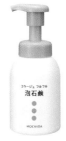
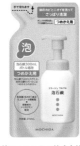

写真提供：持田ヘルスケア株式会社

コラージュフルフル泡石鹸

コラージュフルフル泡石鹸は，細菌に対しイソプロピルメチルフェノール，真菌に対しミコナゾール硝酸塩を配合した石けんであり，カンジダ感染症を含む陰部洗浄や褥瘡周辺部位の洗浄，その他フットケア，顔面脂漏性皮膚炎の清潔保持，カンジダ菌・癜風菌・白癬菌感染が考えられる陰部以外の全身の清潔保持に使用可能．

皮膚保護剤

プロケアー® ソフトウエハー・リング

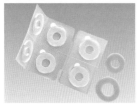

写真提供：アルケア株式会社

ストーマ周囲のシワやくぼみの補正に用いる．適度な柔らかさで，ハサミを使わずに，手でも加工が可能．ストーマ周囲に使用しやすいリング形状で，各種ストーマ装具の面板とよくなじむ両面粘着タイプ．

カラヤペースト

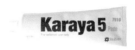

写真提供：ホリスター

天然カラヤガムを使用した練状皮膚保護剤．排泄物の漏れを防ぎ，ストーマ周囲の皮膚を保護．

バリケア®パウダー

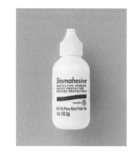

写真提供：コンバテック株式会社

面水分を吸収してゲル状になり，排泄物の刺激から皮膚を保護する補正用皮膚保護剤．粉状親水性コロイド成分．

皮膚保護膜形成剤

3M™ キャビロン™ 非アルコール性皮膜

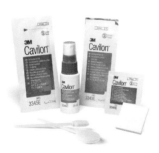

写真提供：スリーエム ジャパン株式会社

非アルコール性の被膜剤．撥水効果を約72時間発揮し，体液の浸透を防止．

TENAバリアクリーム

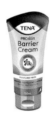

写真提供：ユニ・チャーム メンリッケ株式会社

失禁により浸軟しやすい部位などに使用する保護クリーム．ワセリン，グリセリンなどを配合したTENAバリアクリームを清拭時やパッド交換時などに使用．

11. スキンケアを踏まえた医療用テープ固定法

3 bare essentials

1 医療用テープは基材と粘着剤からできており，それぞれ通気性や粘着性が異なる．

2 テープトラブルを回避するためには，ローテーション貼付，張力の回避，テープ貼付部位の保護などの対策を行う．

3 医療用テープやドレッシング材の固定法には正しいやり方があり，それを理解し実践することが重要である．

医療用粘着テープの特徴

　医療用粘着テープとは，医療現場で用いられるガーゼや包帯を固定するためのテープである．現在は実にさまざまな種類が市販されており，紙やビニルなどに粘着剤を片面に塗布することにより，粘着力を得るものである．

　代表的なものに，いわゆる絆創膏が挙げられるが，その他にもサージカルテープや医療用テープ剤，ストーマ装具が含まれる．ガーゼなどを皮膚表面に固定するために用いられるものであることから，当然その粘着性はテープを剥がす際に表皮を傷害する要因となることは致し方がない．そのため，より皮膚障害性が少なく，かつある程度の粘着力を担保する医療用粘着テープが開発されている．

テープの構造

　医療用粘着テープの構造は外用薬に似ており，いわゆるテープ本体ともいえる基材と粘着剤から構成される．粘着剤は皮膚に接着する物質であり，主に天然ゴム，合成ゴム，アクリル，シリコンなどの種類がある．基材には，紙，布，プラスチックなどが使用されている．

　この組み合わせにより，さまざまな医療用粘着テープが市販されている．基材や粘着剤により，その粘着性や通気性，伸縮性が異なるため，それぞれの特性を十分理解して使用する必要がある．

基材による影響

　基材は通気性や伸縮性を左右する．伸縮布，不織布，紙であれば通気性が確保される．プラスチックは通気性の点では劣るものの，最近の製材では穴を開けることでこの点をカバーしている．伸縮性の点からは布が優れており，関節部などには積極的に用いるとよい．

粘着剤による影響

　天然ゴムにしろ，合成ゴムにしろ，ゴムの粘着力は比較的弱い．さらにラテックスは接触皮膚炎を惹起する場合も多いため注意が必要である．

　ゴムは吸水性に劣るため，浸軟した部位への使用には十分注意する．アクリルやシリコンは，それ自体に粘着力があるため，比較的添加物が少ない．

安全な医療用粘着テープの貼り方

ローテーション貼付

　毎回テープを貼る部位を変えるとよい．テープによる直接刺激を短時間にすることで，回復力を期待する方法である．

張力の回避

　テープを引っ張りながら貼付すると，貼付部の皮膚に張力がかかるため，皮膚にずれが生じる．これにより水疱形成などを惹起することがある．

テープ貼付部位の保護

　テープ貼付部位を事前に保護するとよい．皮膚被膜剤は，文字通り皮膚表面に被膜をつくることで粘着刺激や剥離刺激を軽減することが可能である．テープ交換時に塗布する．

　板状皮膚保護剤を貼付するのも有用である．ストーマ装具の保護に用いられることが多いが，テープ貼付部より広い範囲に板状皮膚保護剤を貼付し，その上にテープを貼るとよい．板状皮膚保護剤は数日間使用できるため有用である．

　また，創傷用ドレッシング材を用いてもよいが，テープ固定目的には保険適用がないことに注意する．さらにテープを剥離する際には，粘着剥離剤を使用するとよい．液体やワイプがある．

図1　テープ固定と剥がし方

テープの固定

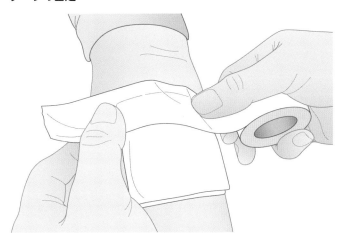

皮膚を緊張させず，中央から両側へ貼って基部を固定する．ドレッシング材やガーゼに対し，テープの長さをぎりぎりにせず，余裕をもたせる．

テープの剥がし方

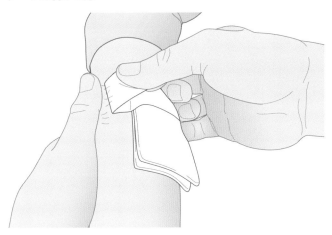

剥がす方向とは逆に皮膚を軽く押さえ，毛流に沿って90～150°の角度でゆっくりと剥がす．

医療用粘着テープによる固定の実際

テープ固定

　ガーゼを皮面に固定する際，漫然と固定してしまうと思わぬ皮膚障害をもたらすことがある．スキンケアを考えるうえではテープの選択も重要であるが，その貼り方のコツをマスターしたい（**図1**）．

図2　ドレッシング材の固定と剥がし方

殿裂部へのドレッシング材の固定

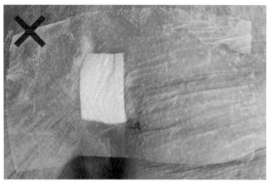

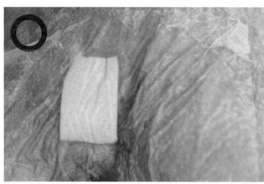

殿裂部など，周囲皮面に対し陥凹している場合，その部位から貼付を開始すると中央から貼付した場合に比較し，死腔が減少する.

ドレッシング材の剥がし方

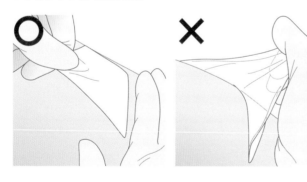

ポリウレタンフィルムなどを皮面から剥がす際には，皮面に対し水平方向に若干引っ張るように力をかけ，ゆっくり剥離する

〈注意〉
粘着力が高いドレッシング材の場合，水道水や生理食塩水を用いて，ドレッシング材を濡らしながら剥がすとよい. また，除去用剥離剤（リムーブなど）も市販されており，剥離の際に便利である.

ドレッシング材の固定

　ドレッシング材を貼付する際には，皮膚表面の形状に注意する（**図2**）.

包帯固定

　包帯には①巻軸包帯，②伸縮包帯・弾性包帯，③ギプス包帯などがあり，三角布や腹帯なども包帯の一種である.

12. ドクターによって答えが違う？
水疱の処置と洗浄方法

3 bare essentials

1 水疱や洗浄に関する日常ケアにおける疑問点は多く，時に回答者によってその答えは異なる．

2 医療に完全な正答はない．正しい知識とさまざまな経験を踏まえることで，自ずと対処方法を見いだすことができる．

3 ガイドラインなどで基本的な知識を踏まえ，あなた自身でその患者に適した最良のケアを見いだす……それが良質な医療の在り方である！

　日常疾患におけるケア方法に関し，医師や先輩看護師に答えを求める場面は多い．しかし，その答えはさまざまであり，同じ問いであっても，人によって正反対の答えを聞く場合もある．とくに初学者は迷うことも多いであろう．思うに，医学には絶対的正解などなく，ヒトを相手にする仕事である以上，さまざまな場面で臨機応変に対応するのが優れた看護師である．

　国家試験で"○○なことがある"という設問がほぼ正答なのは，裏を返せば人間の複雑さ，神秘さを表しているといっても過言ではない．もっとも，看護師国家試験の皮膚科関連の問題は，皮膚科専門医が作成しているわけではないようだ．試しに解いてみると，ちゃんちゃらおかしい専門用語などが使用されており，皮膚科医であれば思わず踊り出しそうになる愚問も存在する．しかし，看護師はこのような問題にも対応せねばならず，本当にご苦労様である．本項では創傷ケアにおいて質問の多い，水疱処置と洗浄について学ぶ．

水疱を破膜するか，しないか？

　これはよく受ける質問の1つであり，とくに現場の看護師は迷うことが多いものと思われる．

　まず，この質問に対する答えの大前提として，"水疱"とひとくくりにするところに無理がある．少し考えればわかることであるが，たとえば巨大な水疱であれば，そのまま

にしておくこと自体がむずかしいであろう．一方で極めて小型の水疱を，すべて潰していくのもナンセンスである．それでは，具体的にどのように考えればよいのだろうか？

水疱を破膜する場合：尋常性天疱瘡

褥瘡や熱傷とは異なるが，皮膚に弛緩性水疱が多発する尋常性天疱瘡患者では，一見正常な部位に圧力をかけると表皮が剥離し，びらんを生じる．これをニコルスキー現象という．さらに水疱を圧迫すると，水疱が周囲に拡大する．これを偽性ニコルスキー現象とよぶ．この場合，水疱を潰さずドレッシング材を貼付すると，かえってその症状を悪化させることとなる．

褥瘡予防・管理ガイドライン（日本褥瘡学会）によれば，水疱に対するドレッシング材の使用に関するクリニカルクエスチョンへの回答として，「水疱は破らずそのままにし，創面保護を目的として，ポリウレタンフィルムを用いてもよい．また，真皮にいたる創傷用ドレッシング材のなかでも貼付後も創が視認できるドレッシング材を用いてもよい」と記載されている．その上で「水疱の治療においては創の保護を重視することが多く，ドレッシング材の使用が主体となるが，水疱が緊満した場合は穿刺することもある．また，水疱が破れたときにはびらん・浅い潰瘍の治療に準ずる」と書かれており，要は水疱の状態をみながら判断するということが書かれている．

水疱を温存する場合：熱傷

一方，熱傷の場合，受傷直後には水疱を破膜すべきではないとされる．熱傷はあくまで急性創傷であり，創傷治癒阻害因子は比較的少なく，水疱の存在がmoist wound healingを促進することで，良好な治癒結果が得られるためである．なお，水疱を温存し保存的加療を進めるにあたっても，感染徴候の有無に十分注意し，感染が疑われる場合には破膜したうえで，抗菌作用を有する外用薬などで適切に加療すべきである．ただし，比較的巨大な水疱を形成している場合，治療期間中水疱をそのままの状態で保つのは困難である．この場合は水疱蓋の内容物を穿刺排液し，水疱蓋を水疱底へ密着させることで，生物学的被膜によるmoist wound healingが可能となる（図1）．

*

以上より，「水疱を破膜するか，しないか」の問いに対する正解は「褥瘡や熱傷の際に形成された水疱は基本的には破膜せず，ドレッシング材などを用いて治療する．ただし，水疱の大きさや形態などを十分にアセスメントし，破膜が必要な場合もある」ということになる．

水疱にドレッシング材を直接貼付してもよいか？

これもよく聞く質問である．時に，水疱やびらん面に対し，とにかくテガダーム®などのポリウレタンフィルムドレッシング材を貼付する医療者が存在する．確かに，ポリ

図1　生物学的被膜によるmoist wound healing

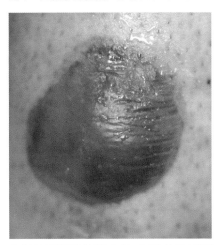

患者が自己処置を希望したが，容易に破膜する可能性が問題となる．

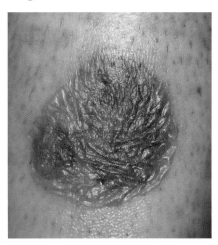

穿刺排液し，生物学的被膜によるmoist wound healingを開始．

ウレタンフィルムドレッシング材は，創面を覆って摩擦やずれを防ぐ有用な医療資材である．さらに，フィルムは透明または半透明なので水疱面に貼付しても観察が容易である．

　しかし，高齢者や長期の副腎皮質ステロイド内服などで皮膚が菲薄化した患者に用いた場合，剥がす際にかえって皮膚に裂傷（スキン-テア）を生じるなどのトラブルもみられる．同じく水疱のある皮膚に用いると，剥がすときに破膜してしまうリスクも少なくない．現在，剥離刺激が低いソフトシリコン・フィルムドレッシング材などもあり，試みる価値がある．

　また，ポリウレタンフィルムドレッシング材では，創面滲出液の制御が困難である点も問題となる．ポリウレタンフィルムは，液体吸収が期待できないため，破膜した水疱など滲出液の多い創に使用すると，浸軟をきたす場合がある．さらに慢性創傷では，密封した創面からの滲出液が細胞増殖を阻害するとの報告もみられる．

　破膜した水疱では，滲出量吸収能を持つ創傷用ドレッシング材選択を原則として，とくに水疱は剥離刺激の少ないシリコン固着性のものなどが適している．例えば，エスアイエイド®はシリコーンゲルメッシュと吸収層が一体構造になった創傷用ドレッシング材であり，皮膚と面で接することで皮膚からの剥離力を分散し，創傷面とその周囲皮膚の損傷リスクを軽減することが可能である（**図2**）．

＊

　よって，「水疱にフィルムドレッシング材を直接貼付してもよいか？」の問いに対する正解は，「直接貼付してもよいが，剥離刺激や破膜した際の滲出液コントロールに注意する．最近では，シリコン固着性ドレッシング材が使用可能であり，有用性が高い」である．

図2 エスアイエイド®の使用法

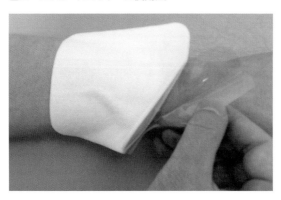

傷に対する消毒は,
どんな傷に対しても行わない方がよいのか?

　かつては,一般市民にも"傷は消毒するもの"という暗黙のコンセンサスがあったが,近年の創傷治療の常識は大きく変化し,従来の常識が非常識となった感がある.

　これは医療現場で繁用されてきたアルコール,クロルヘキシジンやポビドンヨードなどの消毒薬が,消毒力と同時に細胞毒性を有し,創傷治癒に関与する創面の上皮組織や線維芽細胞,血管内皮細胞などを傷害し,むしろ創傷治癒遅延をきたす可能性が指摘されたことに伴うものである.このことから,創傷治癒の歴史において,2000年代以降,創面の消毒に否定的な報告がなされるようになり,現在に至っている.

創傷治療におけるmoist wound healingと閉塞性ドレッシング技術

　この消毒不要の概念には,創傷治療におけるmoist wound healingの考え方の普及が大きく影響している.moist wound healingとは,創傷を湿潤環境下におくことで,生体由来の増殖因子による細胞由来タンパク産生増強および細胞遊走促進を目的とするものである.この際,前提として創傷を十分洗浄することが重要とされた.

　さらに近年,閉塞性ドレッシング技術が進歩したことにより,従来のガーゼと消毒液を用いた創処置は,否定的に目されることも多くなった.しかし,ここで注意しなければならないのは,閉塞性ドレッシングは創傷治療にオールマイティーではなく,感染創では当然感染制御を優先すべきであるということである.

ガイドラインにおける創面の消毒に対する見解

　日本皮膚科学会による「創傷・褥瘡・熱傷ガイドライン-1　創傷一般ガイドライン」には「慢性皮膚創傷に対して,創面をどのように消毒すればよいのか?」とのクリニカルクエスチョンがある.これに対する回答として,「一般に,浅い皮膚創傷では消毒は必要ない.深い皮膚創傷でも,感染が成立していなければ消毒による除菌にとらわれることなく洗

図3　細胞増殖に対する消毒処置の影響：処置前

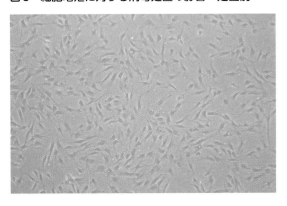

10%ポビドンヨード作用前の培養ヒト
線維芽細胞.

図4　細胞増殖に対する消毒処置の影響：処置後

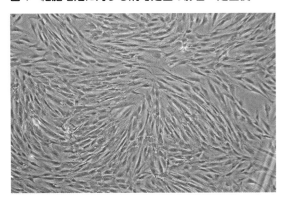

10%ポビドンヨードを1分間作用させた
後生理的食塩水で3回洗浄し，7日間培
養後の培養ヒト線維芽細胞.
サブコンフルエントとなり，増殖に障害
をきたしていないことがわかる.

浄がすすめられる．しかし，感染に移行しつつある状態・感染が成立した状態では多少
の組織障害を犠牲にしてでも消毒を行い，感染を抑えることが必要である」とされてい
る．このように，創傷治療において消毒は決して否定されるものではないのである．
　さらに本ガイドラインでは，「消毒薬は，タンパク凝固作用や酸化力により殺菌力を発
揮するが，同じ作用を微生物のみならず宿主側（創面）にも与えることを認識しておかな
ければならない．一方で，消毒薬の組織障害性の検討は動物モデルや実験室による検討
が多く，これらの結果をそのまま目の前の皮膚創傷にあてはめることに疑問が残る」と
述べている．

細胞増殖に対する消毒処置の影響

　筆者は以前，この問題を解決する一端として，健常者由来ヒト培養線維芽細胞に対す
る消毒の影響を検討した．臨床現場で看護師が行う処置を想定して，コンフルエント（細
胞が培養容器の接着面を覆いつくした状態）になる前の培養線維芽細胞に対し，1日1回
10%ポビドンヨードを1分間作用させ，その後生理的食塩水で3回洗浄し，数日間培養
を継続した．その結果，処置前（**図3**）に比較し，培養7日目（**図4**）においても培養線維
芽細胞は増殖を続け，サブコンフルエント（培養容器の接着面の70〜80%が培養細胞で

占められ，まだ細胞が成長できる余地がある状態)となった．10%クロルヘキシジンでも同様の検討を行ったが，結果は同様であった．

あくまで*in vitro*の簡単な検討にすぎないが，臨床現場で看護師が行う短時間の消毒の後に洗浄するケアによって，少なくとも培養線維芽細胞に関しては障害されるデータは得られなかった．

以上より，消毒はあくまで創面をアセスメントの上，感染創に行うことが適当であるといえる．極めて感染リスクが少ない術後創傷処置などには，消毒は必須ではない．消毒液を使用しない創処置方法の導入前後での手術部位感染(surgical site infection：SSI)の発生と医療材料費についての検討では，消毒薬を使用しない創処置でも術後SSIの発生は増加せず，消毒薬・ガーゼなどのコスト削減と消毒に要する業務軽減が可能であったとする報告がある．

＊

よって「傷に対する消毒は，どんな傷に対しても行わないほうがよいのか」という問いに対する正解は，「傷に対して，イソジン®などの消毒液は感染が生じていない場合は不要である．しかし，感染創においては，消毒を行ってもよい」ということになる．

褥瘡や熱傷の洗浄に石けんを使用してもよいのか？

創傷治癒過程において，異物や細菌の定着など創傷治癒阻害因子を排除することは重要であり，洗浄はその有効な治療およびケア手段である．創面の洗浄では，十分な量の生理食塩水や蒸留水，水道水を用いる．その際，石けんを使用すると，よりよい効果が得られる．褥瘡では，創周囲皮膚を洗浄剤で洗浄した場合，生理食塩水のみでの洗浄と比較し，創の治癒期間が短縮する．

これらの報告から考えると褥瘡や熱傷などで石けんを使うことは問題ないと考えられる．しかし，石けんの種類に関して検討した報告は少ない．

弱酸性ボディソープと無添加石けんの比較

武田らは褥瘡臨床で使用される弱酸性ボディソープと無添加石けんの，皮膚潰瘍面への刺激性や治癒過程への影響について検討している．その結果，肉眼的には，刺激性や創傷治癒の過程においては両者に差がなかったが，組織学的観察では，弱酸性ボディソープを用いた場合，局所には細顆粒状物質の沈着とともに炎症細胞浸潤がみられたとしている．

また，著者も高濃度の無添加石けんが健常者由来ヒト培養線維芽細胞に対し，細胞障害性に働くことを確認しており，石けんの使用は適切に行うことが重要であると考える．実際，石けんの適切使用は，創傷治癒を阻害するものではない(図5，6)．

＊

よって，「褥瘡や熱傷の洗浄において石けんを使用してもよいのか」という問いへの正

図5　石けん洗浄前の滲出傾向の褥瘡

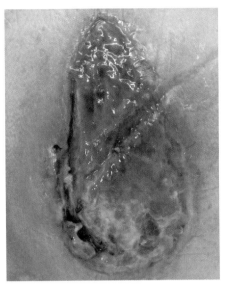

表面にはバイオフィルムを思わせるぬめりがある.

図6　石けん洗浄後の褥瘡

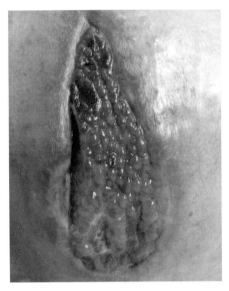

石けん洗浄を行ったが, 創傷治癒は阻害されていない.

解は,「褥瘡や熱傷などで石けんを使ってよいが, 適切な量とともに, 十分なすすぎを行うなど正しく使用することが重要である」ということになる.

濡らしてよい傷と濡らしてはいけない傷があるのか？

　洗浄は創傷ケアの基本であるが, 出血創においては洗浄行為が出血を誘発する. とくに患者自らが創傷処置を行う場合には十分注意すべきである. 水を使用する洗浄においては, 洗浄水を加圧することで, より効果的に壊死物質や異物を除去することが可能だが, 圧が高すぎると肉芽組織自体を傷害するため注意が必要である. また, 使用する水の温度が低温いと血管収縮をきたす.

　患者自身が温度による刺激感などの問題から水の使用を拒否する場合なども想定されるが, 最近ではリモイス®クレンズなど水を使用しなくても洗浄が可能な製品もあり, 便利である.

　なお, 創の洗浄からは話がやや離れるが, 糖尿病や末梢動脈性疾患, 膠原病などに伴う動脈性の血流障害に起因する創傷では, 血流評価を行わないまま安易にmoist wound healingを選択してはならない. moist wound healingを行うと, かえって融解した壊死組織により創が悪化するリスクがある.

＊

　よって, この問いに対する正解は,「ほとんどの傷は濡らして洗ってよいが, 出血が懸念される場合, 患者が拒否する場合はこの限りではない. moist wound healingも適応創をしっかり見極めるべき」というものになる.

13. 四肢のスキンケア 〜スキン-テアをスキンケア！

3 bare essentials

1 スキン-テアは摩擦・ずれによって，皮膚が裂けて生じる真皮深層までの損傷.

2 発症機序に生理的老化だけでなく，光老化の関与が推定される.

3 治療は非固着性ドレッシング材や油性基剤外用薬を用いる.

スキン-テアとは？

　スキン-テアは「skin tear」と書く．ついつい「スキンティアー」と呼んでしまいがちであるが，これでは "皮膚の涙" という意味不明の訳となってしまう．tearという単語は読み方により2つの意味があり，正確な発音は「スキン-テア」である．

　スキン-テアとは『皮膚の裂傷であり，脆弱な皮膚を有する患者において，軽微な外力により生ずる創傷』と捉えることができる．つまり，摩擦・ずれによって皮膚が裂けて生じる真皮深層までの損傷（部分層損傷）である（**図1**）.

　なお，外力が関係する天疱瘡，類天疱瘡，先天性表皮水疱症等の創傷については，疾患に由来するものかどうか判断し難いためスキン-テアに含めるとされており，これらの疾患理解も重要である．「スキン-テア」という用語はICD10に準拠した正式病名では

図1　スキン-テア

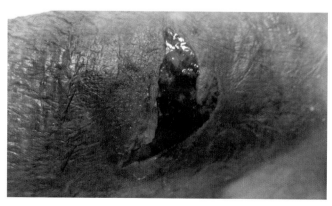

摩擦・ずれによって皮膚が裂けて生じる真皮深層までの損傷（部分層損傷）である.

図2　高齢者の皮膚変化

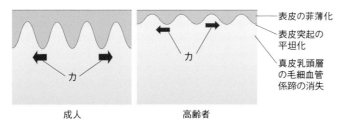

成人　　　　　　　　高齢者

表皮の菲薄化
表皮突起の平坦化
真皮乳頭層の毛細血管係蹄の消失

ないため，保険診療において病名として用いることはできない．医師など他職種とコミュニケーションをとる場合には十分注意したい．

スキン-テアの疫学

　スキン-テアの疫学に関しては，日本創傷・オストミー・失禁管理学会が実態調査を行っている．この調査によれば，診療科別の有病率は上位から①皮膚科，②膠原病科，③救急・ICU科であった．皮膚科が上位であるのは，自己免疫水疱症患者に加え，副腎皮質ステロイドを投与されている患者が多いことに関連するものと推察される．スキン-テア保有患者の平均年齢は79.6歳であり，男62.2%，女37.8%であった．

　一方，栄養状態に関しては，平均BMIは19.8，直近3～6か月間の体重減少率は5%未満が49.4%，直近5日間の栄養摂取状態は不十分が56.1%であったという．また，スキン-テア保有患者の治療状況では，副腎皮質ステロイド内服薬の使用歴がある患者が27.5%，副腎皮質ステロイド外用薬が11.6%，抗凝固薬が43.3%，抗がん薬・分子標的薬が15.3%，人工透析療法が8.8%，病変部への放射線照射歴が0.7%であった．やはり，抗凝固薬や副腎皮質ステロイドの全身投与を受けている患者はハイリスクと考え，対処が必要であろう．

スキン-テアはどんな患者に好発する？

　スキン-テアは，高齢者の四肢に好発する．摩擦やズレ力などの物理的外力により生ずる創傷であり，表皮のみが傷害され生ずる比較的浅い創と，真皮に及ぶ深い創がある．時に表皮と真皮が分離する結果，あたかも水疱蓋（すいほうがい）のごとく，真皮と分離した表皮が創面上に残存する場合もみられる．通常，周囲には紫斑を伴うことが多い．

　スキン-テアが好発する高齢者の皮膚では，表皮の菲薄化（ひはくか）と表皮突起の平坦化，真皮乳頭層の毛細血管係蹄の消失が観察される（**図2**）．この変化は高齢者においては軽微な外力により，容易に表皮剥離が起こる機序を示唆するものである．

　また，皮脂分泌の減少，セラミドや天然保湿因子の減少が起こり，バリア機能も低下する．

　一方，真皮の老化には，「生理的老化（chronological ageing）」と「光老化（photo ageing）」の2つのメカニズムが存在する．

図3 光老化のメカニズム

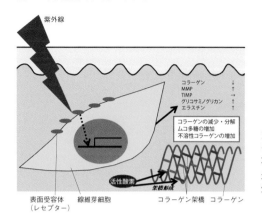

コラーゲンの変性，血管壁の肥厚，プロテオグリカンの増加，弾性線維の増加，不規則な斑状沈着，軽度の血管周囲性の炎症細胞浸潤，ヒアルロン酸などの細胞外基質も減少する.

生理的老化では，真皮は全体として萎縮し，コラーゲンおよび細胞外基質のプロテオグリカンも減少する. さらに，弾性線維も減少もしくは変性する.

光老化ではコラーゲンの変性，血管壁の肥厚，プロテオグリカンの増加や弾性線維の増加や不規則な斑状沈着，軽度の血管周囲性の炎症細胞浸潤がみられる. また，ヒアルロン酸などの細胞外基質も減少する（**図3**）. 細胞レベルにおいても，線維芽細胞を培養した場合，老人由来の細胞では増殖能が低下することが知られている.

これらの事実から，とくに日光曝露が多かった高齢患者には注意が必要であると考えられる.

スキン-テアのアセスメント

スキン-テアに関しては，日本創傷・オストミー・失禁管理学会が熱心に取り組んでおり，『日本語版STARスキン-テア分類システム』を発表している. まずは，その分類を十分に理解し，スキン-テアをみた場合，その分類に従い適切にアセスメントを行うことが重要である.

他方，スキン-テアのリスクに関しては，先述した理由から，入院時に全身，とくに四肢の皮膚を詳細に観察し，表皮の菲薄化の有無をチェックする. それとともに，日光曝露歴を聴取するほか，紫外線により惹起された皮膚変化（項部菱型皮膚，など）の有無を注意深く観察することが重要である.

スキン-テアへの対処法

スキン-テアを発見した場合には，適切な止血処置とともに創面の洗浄を行い，遊離している皮膚を創面において解剖学的に正常な位置に戻すことを試みる. そのうえで，皮膚保護機能を有するドレッシング材を使用する. 具体的には，シリコーンメッシュド

図4 正しい剥離方向を示す矢印を記したドレッシング材

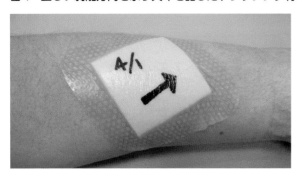

レッシング，多孔性シリコーンゲルシート，ポリウレタンフォーム／ソフトシリコーンなどの非固着性の製品が第1選択となる．これらを用いる場合の注意点として，ドレッシング材交換時において，剥離の方向を明記しておくことが挙げられる．つまり，遊離している皮膚をさらに剥がさないように，正しい剥離方向を示す矢印をドレッシング材に記載，記録し共有する習慣をつけておく（**図4**）．また，外用薬を用いる際には，上皮化を促すため創傷保湿効果を期待して，油脂性軟膏である白色ワセリンやジメチルイソプロピルアズレンを用いる．

　なお，スキン-テア予防に関して，海外では高齢者に乳剤性保湿ローションを1日2回塗布した群では，対照群に比較しスキン-テア発生率が約50％減少したと報告されている．保湿剤の積極的な使用がスキン-テアリスクを軽減させることが示唆される以上，とくに高齢者などでは積極的に使用すべきであろう．この場合，低刺激性で塗布する際の摩擦の少ない油性ローション剤やフォーム剤などを用いるとよい．

　高齢者が多い在宅現場においては，細心の注意を払ってもスキン-テア発生を避けられない場合も多いと思われる．そのような患者をケアする際には，四肢にかかる外力を極力減らす努力が重要である．

　ちなみに，スキン-テア予防に対する乳剤性保湿ローションの有用性を報告されたのは，Keryln Carville先生である．筆者は，日本創傷オストミー失禁管理学会の講演のために来日された先生と直接お目にかかった．しかも，情報交換会では隣席を与えられた．

　満足に英語なんぞ喋れぬ筆者としては心配であったが，ありがたいことに通訳がつくという．そこで安心して出席したのだが，あろうことか通訳は会場内の屋台にヤキソバを取りに行ったきり，一向に着席する気配がない．「海外の招請演者に，よりによってB級グルメのヤキソバをふるまうなど何たることか！」と憤慨したのだが，驚いたことにヤキソバは通訳自らが食べたかったらしく，先生にサービスする様子はない．

　遠路遥々来日された先生を，おもてなししないわけにはいかない．そこで"If I were a bird, I could fly to your country"などと，高校時代に丸暗記した構文などをひねくり出して話しかける有様であった．しかし，とても優しい先生は親切に対応してくださった．これではどちらがおもてなしする立場なのか，てんでわからぬ．案外先生は，筆者を日本の偉い皮膚科医と勘違いしたのかもしれぬ．

外力が関係する創傷の理解
（スキン-テアのアセスメントには必須!!）

先天性表皮水疱症

表皮水疱症は，水疱の形成する部位によって単純型，接合部型，栄養障害型の3型に大別される．四肢末梢や大関節部などの外力を受けやすい部位に，軽微な外力により水疱やびらんを生じる遺伝性疾患である．それぞれ原因となる蛋白が明らかになっている（図5）.

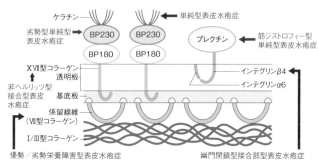

図5　基底膜の構造

単純型と優性栄養障害型では水疱は比較的すみやかに治癒し，単純型は治癒後瘢痕も皮膚萎縮も残さないが，優性栄養障害型は瘢痕を残す．接合部型と劣性栄養障害型は一般に難治である．生下時の臨床所見では鑑別することが難しく，電子顕微鏡，免疫染色，遺伝子診断などで診断する.

尋常性天疱瘡

本症は，表皮細胞間接着因子であるデスモグレインにIgG自己抗体が結合し，その接着機能を阻害するために水疱が誘導される．尋常性天疱瘡，落葉状天疱瘡，その他の3型に大別される．尋常性天疱瘡抗原はデスモグレイン3（Dsg3），落葉状天疱瘡抗原はデスモグレイン1（Dsg1）であり，尋常性天疱瘡はさらに粘膜優位型と粘膜皮膚型が存在する（図6）．粘膜優位型はDsg3に対する自己抗体のみが関与するのに対し，粘膜皮膚型はDsg3およびDsg1の両者に対する自己抗体が検出される.

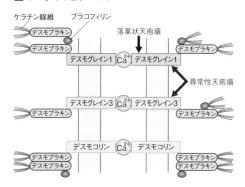

図6　デスモゾーム

水疱性類天疱瘡

水疱性類天疱瘡は，表皮基底膜部構成蛋白であるBP230やBP180（XVⅢ型コラーゲン）に対する自己抗体（IgG）により皮膚および粘膜に紅斑，水疱やびらんを生じる疾患である（図7）．なお，BP230は細胞内接着板構成蛋白であり，BP180は膜貫通蛋白である．病理組織学的に表皮下水疱がみられ，表皮基底膜部に対するIgG自己抗体が沈着する.

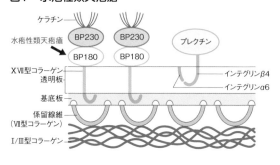

図7　水疱性類天疱瘡

スキン-テアに使える保湿剤

コラージュD
メディパワー保湿ジェル

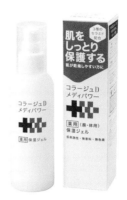

保湿剤にはさまざまな種類があり，患者の好みにより使い分ければよいが，健常な皮膚の保湿因子であるセラミド・皮脂・天然保湿因子を含有したコラージュDメディパワー保湿ジェルなどは有用性が高い．

写真提供：持田ヘルスケア株式会社

スキン-テアの治療に有用な被覆材

ハイドロサイト®ADジェントル

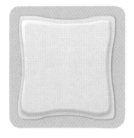

ハイドロサイトに固定用のフィルムを加えた「ハイドロサイトAD」で使用されているアクリル系粘着剤を，剥離時の皮膚損傷リスクが少ないとされている"GENTLE（やさしい）"な粘着剤である，シリコーンゲルへと変更したドレッシング材．

ハイドロサイト® ジェントル 銀

スルファジアジン銀含有の親水性ポリウレタンフォームが滲出液を吸収することにより，銀イオンを放出．ドレッシング内および接面に存在する菌に対して抗菌効果を示し，創傷被覆材貼付部位から菌が拡散するリスクを低減．

写真提供：スミス・アンド・ネフュー株式会社

エスアイエイド®

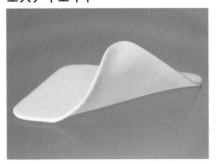

皮膚との接触面に皮膚や創傷面への刺激が少ないシリコーンゲルを採用し，独特の密着性により，貼付時の操作性向上とともに，貼付中のズレを軽減し創傷面の安静維持を実現．また，ドレッシング交換時の創傷や周囲皮膚の組織損傷リスクを低減．

バイオヘッシブ®Ag

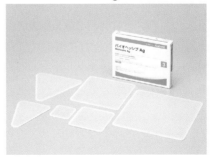

ハイドロコロイドが滲出液を吸収・保持し，創傷治癒に適した湿潤環境を形成するとともに，ハイドロコロイド中に含まれる抗菌薬が創傷面へ抗菌効果を発揮．

写真提供：アルケア株式会社

14. 外陰部のスキンケア ～新たな概念IAD

3 bare essentials

1 IADは失禁患者において，尿や便の化学的刺激により惹起される刺激性接触皮膚炎様皮疹がみられる．

2 皮膚科学的な"皮膚炎"とは一部概念が異なり，あくまで病名ではない．

3 失禁患者において，看護師がとくにケアする病態として理解し，共通アセスメントでケア力を高めることが重要である．

IADとは？

　本概念は，近年看護分野でスキン-テアとともに注目されている概念である．"失禁による皮膚障害"を表す用語であり，「Incontinence-associated dermatitis（IAD）」とよばれる．原文通り訳すと「失禁関連皮膚炎」となるが，「失禁関連皮膚障害」と訳す場合もある．なぜ訳語が問題となるかというと，これは「皮膚炎」の用語の定義が関係するためであり，著者のような皮膚科医からみた場合，診断学的に皮膚科病名とは多少の齟齬が生じる可能性があるためである．

　そもそも，IADは，尿または便への曝露に起因する皮膚損傷を表す用語である．皮膚表面のpHは概ね弱酸性の4.5程度であるが，尿は4.5～7.5，便は8.0～8.6であり，pHの変化だけでも大きな問題となる事実は容易に理解できよう．さらに便失禁においては，排泄物中の酵素・細菌などが皮膚のバリア機能を障害する．とくに，腸管での水分吸収が不十分な水様便は多くの消化酵素を含んでおり，皮膚表面への刺激も強くなる．加えて水様便は，より表面を拡散するため障害される部位も拡大する（**図1**）．

　また，尿失禁があると，尿中の尿素がアンモニアに変化して刺激となるとともに皮膚pHを上昇させる．

図1　水様便による皮膚損傷

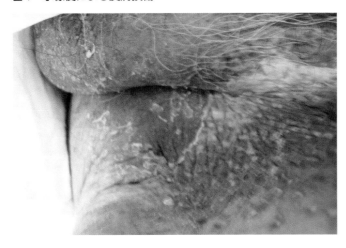

水様便は多くの消化酵素を含んでいるため皮膚表面への刺激も強くなり，さらに皮膚表面に拡散されるため，障害部位も広くなる.

IADという用語の意味

　IADはスキン-テアとともに，『ICD10国際疾病分類10版』には収載されておらず，病名ではない. 注意すべきは，医師に本用語を用いてコミュニケーションをとったところで，あくまで病名ではないので理解されない可能性が少なくないことである. 医師は，保険診療で患者を診察し，治療することがほとんどであるので，ICD10に収載された用語を用いて正しい病名をつけるということが基本中の基本なのである.

　IADと同様の病態は「おむつ皮膚炎（ICD10コード：L22）」として存在するが，これ以外にも「洗剤刺激性接触皮膚炎（L240）」「刺激物質性接触皮膚炎（L249）」「会陰部カンジダ症（B372）」「外陰部カンジダ症（B373）」「外陰真菌症（B373）」という病名が存在し，IADはこれらすべてを包括する概念であると考えられ，保険診療には馴染まない側面がある.

　近年，国際IAD専門家委員会より発表されたベストプラクティスによると，『IADとは，尿または便への曝露による皮膚損傷の意味である』という意が書かれている（著者訳）. また，『IADは，尿便失禁の患者に生ずる刺激性接触皮膚炎（皮膚の炎症）の一型である』とされている. さらに『カンジダ症がIADに伴って多く出現する二次感染』と書かれており，この点は皮膚疾患の病態理論に必ずしも合致しないと考えられる.

　すなわち，IADは「刺激性接触皮膚炎」と書かれており，それが一番多数の要因を占めることは事実であろうが，アレルギー性接触皮膚炎も起こりうる病態であり，その機序が異なることは前述の通りである. 他方，皮膚表在性真菌症の発生機序はまったく異なる.

　しかし，だからといって，著者は本概念を否定する気はさらさらなく，むしろ看護分野では広くこの概念を周知させ，失禁患者ケアの標準化を図っていただきたいと考えている. つまり，あくまで診断名ではなく看護師が広く失禁患者において注意喚起を促し，ケアを推進するための重要な概念であると考えるべきである.

　IADは皮膚科学での"皮膚炎"の概念に合致しない点もある. これは看護学の中での

広義の概念であり，その中に，いわゆる狭義の湿疹・皮膚炎群(おむつ皮膚炎)や，物理化学的皮膚障害，皮膚表在性真菌症が包括されると定義すればよいと考えられる．現在はこの定義のもと，「失禁関連皮膚炎」と訳される．

臨床像

通常，失禁部に一致して，比較的境界明瞭な紅斑を呈する．びらんや潰瘍を有する場合もあり，また紅斑上に小水疱，膿疱を呈する場合がある．紅斑の色調は淡紅色調から暗紫紅色までさまざまである．

なお，カンジダ症が疑われる場合，KOH法による直接検鏡を行い確定診断する．

スキンケア

予防的ケアとしては，皮膚に排泄物が付着しないようにすることが第一である．失禁には，腹圧性，切迫性，溢流性，機能性などのタイプがあり，そのいずれであるのか適切なアセスメントを行う．

実際のケアにおいては，排泄物の性状に応じたパッドを選択する．洗浄は，弱酸性の皮膚洗浄剤を用いて愛護的に洗浄し，水分をよく拭きとった後，撥水性皮膚保護剤(クリームやオイルなど)を塗布する．

接触皮膚炎の症状が高度な場合には副腎皮質ステロイド外用薬を用いるほか，真菌症には抗真菌外用薬を用いる．また，比較的湿潤傾向が少ない場合には，亜鉛華軟膏や亜鉛華単軟膏の古典的外用薬を，湿潤傾向が強い場合には，吸水軟膏を用いるとよい．

IADのケアに使用する製品

リモイス®バリア

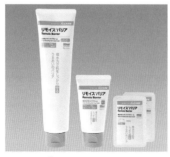

リモイス®バリアは皮膚表面に保護膜を作り，便や尿などの刺激やムレから肌を保護する．

リモイス®コート

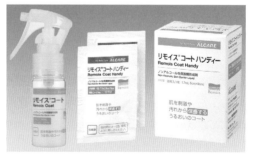

透湿性と撥水性を両立する微粒子構造で，保護膜によるつっぱり感やムレ感を軽減する．ノンアルコール性．

写真提供：アルケア株式会社

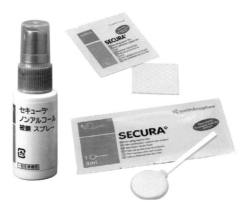

セキューラ®
ノンアルコール 被膜 スプレー

　長時間にわたり撥水性の被膜を形成するため，尿や便失禁，消化液，傷口からの排液，摩擦による刺激等から皮膚を保護できる．

セキューラ® DC

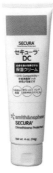

　皮膚の洗浄後に使用することで，皮膚に潤いを与える．撥水効果あり．

セキューラ® PO

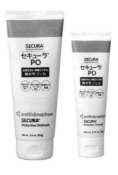

　皮膚の上に撥水性の被膜を形成して汚れから皮膚を保護．ワセリン含有成分が撥水性の被膜を形成し，便などの刺激性の強い汚れから皮膚を保護．

リムーブ

　ストーマ用装具やテープ等の粘着製品の除去用剥離剤．ハイドロコロイドやアクリル系等の粘着剤を皮膚からやさしく剥がしやすくし，皮膚に残った粘着剤のべとつきも除去できる．

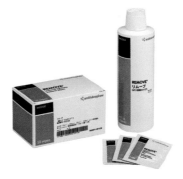

写真提供：スミス・アンド・ネフュー株式会社

TENAフレックス

ウエストに固定したベルトにパッドを留めるだけで，理想的な形に装着可能．人間工学に基づいた設計．ベルトやバックシートに全面通気性素材を採用．ベルトに伸縮性があり，体の動きにフィット．パッドが濡れると，バックシート中心の黄色い線が青に変わり，交換時期を提示.

TENAコンフォート

「フィールドライ」機能と全面通気性でさらさらな着け心地．また，くびれた部分が足のつけ根にやさしくフィットし，下着感覚で装着可能.

　パッドが濡れると，バックシート中心の黄色い線が青に変わり，交換時期を提示.

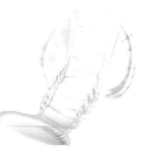

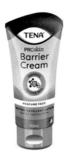

TENAバリアクリーム

　失禁により浸軟しやすい部位などに使用する保護クリーム．ワセリン，グリセリンなどを配合したTENAバリアクリームを清拭時やパッド交換時などに使用.

写真提供：ユニ・チャームメンリッケ株式会社

3M™ キャビロン™
非アルコール性皮膜

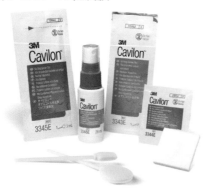

撥水性の皮膜を形成し，便・尿などの汚染やテープ・粘着製品の剥離刺激等から，健常皮膚・赤みや肌荒れのある皮膚を保護．アルコール非含有.

3M™ キャビロン™
皮膚用リムーバー

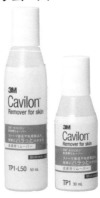

ストーマ装具や粘着製品を簡単にはがすことができる剥離剤．アルコール非含有.

写真提供：スリーエム ジャパン株式会社

下痢の種類とその対処方法

　失禁患者や，下痢が持続する患者のスキンケアは，どの分野の看護師においても必須の知識であろう．下痢の場合，便中の水分含有量は当然増えるため，液状便により常に皮膚に刺激が加わる病態となってしまう．下痢には2日間程度持続する「急性下痢」と，慢性的に継続する「慢性下痢」が存在する．

　①急性下痢：ウイルス感染症などによる感染性のものと，薬剤などによる非感染性のものがある．ありふれた症状であるため，誰しも一度は経験したことがあると思われる．この場合，局所のケアも重要であるが，全身状態をアセスメントすることが重要である．すなわち脱水にならないよう十分注意するほか，消化管出血の有無などについても気を配らねばならない．

　②慢性下痢：悪性腫瘍や過敏性腸症候群，潰瘍性大腸炎などの炎症性腸疾患や患者本人の持続的下剤摂取などにより生ずる．これらの場合，腸内細菌叢を整えるために乳酸菌や食物繊維を摂ることが重要である．また，炎症性腸疾患では，原因の治療とともに，低脂肪食，低残渣食を摂取するように努める．

下痢への対処法

　下痢患者のスキンケアとして，排便が頻回になってしまい，物理的に皮膚を障害しないよう，ウォシュレットや人工清拭剤（表1）などを使用し，過度な物理的刺激を与えないようにしながら保清を図る．洗浄剤を使用する場合には，刺激の少ない弱酸性の製品を使用するようにする．また，水での洗浄が不要な乳化クリームなどを使用するのも有効であろう．在宅などで医療資源が限られる場合には，亜鉛華軟膏などを活用するのもよい方法である．

表1　人工清拭剤

商品名	メーカー	特徴
サニーナ	花王	スクワラン，グアイアズレンが配合されており，油分により便などの汚れを浮かすため，皮膚障害性が少ない．
乳化クリーム，リモイス®クレンズ	アルケア	スクワラン，マカデミアナッツ油，ホホバ油が配合されており，天然オイルで洗浄可能である．さらに保湿成分も配合されている．また，下痢が続くと皮膚は浸軟しやすくなるため撥水性外用薬や被膜剤を使用する．
セキューラ®DC，セキューラ®PO	スミス・アンド・ネフュー	ともに，撥水効果があり，基剤が異なる．セキューラ®DCはシリコンオイルによるクリーム，セキューラ®POはワセリン基剤の軟膏タイプであり，多少べとつくが撥水効果が高い．
リモイス®コート	アルケア	スプレータイプの被膜剤である．シリコンとアクリルの集合体であり，透湿性が高い保護膜をつくることができる．
亜鉛華軟膏と亜鉛華単軟膏	各社	亜鉛華軟膏と亜鉛華単軟膏の配合剤である「酸化亜鉛」は，局所収斂・保護作用とともに，弱い防腐作用もあり，創面または潰瘍に散布すると散布部位が乾燥し，分泌や細菌繁殖を抑制する．「酸化亜鉛」の濃度は大きな問題ではないが，20%の場合は時に刺激感などがみられる患者が存在するので注意したい．亜鉛華軟膏と亜鉛華単軟膏は基剤が異なり，前者は「白色軟膏」，後者は文字通り「単軟膏」である．

活用したい！　日本皮膚科学会認定皮膚疾患ケア看護師

　現代医療においては集学的治療，すなわち各職種がそれぞれの専門領域において高いレベルの技術を涵養し，複数の職種で1人の患者を支えるコンセプトが社会的に求められている．当然医師は，患者との一対一の医療面接を主体として，良好なコミュニケーションをとるべく努力するものである．そこには医師1人ひとりの経験と信念にもとづく高いスキルが存在する．

　しかし，医療現場，とくに皮膚科診療は他科と比較すると，診療報酬の観点からも多くの患者を診ることが求められる構造的問題を有している．その結果として，医師が1人の患者に十分な時間を取ることがむずかしい場合も少なくない．さらに，近年では手術や検査などを行う場合，十分に説明を行い，そのうえで患者の同意を文書で得る必要があり，これらにどうしても時間を割かねばならぬことから，一見余計な会話とも思える雑話によるコミュニケーション，つまり"心をつかむ"対話のための時間を設けることもさらに困難になっているようである．

　臨床医の仕事はあくまでヒト対ヒトであり，泣き叫ぶ患児にアニメの話をし，足繁く通院する高齢患者に天候の話題を投げかけ，不安に苛まれる中年患者にユーモアをもって接しなければ，いくら診断と治療に関し名医であっても100%の患者満足度は得られないであろう．

　このように医師が多忙である現在，良質な医療を提供するためには，多職種がそれぞれの最大限の能力を発揮することが重要であり，その結果，患者満足度が向上する．なかでも，看護師は皮膚科診療において，診療の補助的行為にとどまらず，皮膚科軟膏処置や患者教育などその責務は大きい．とくに診療所においては，多忙な医師に代わって看護師が時間をかけててていねいな処置を行い，きめ細かな患者指導を行うことで，患者の心を掴むことが可能となる．

　当然，患者は医師に言い出しにくい悩みも，笑顔で接する看護師には打ち明けやすいようである．日常臨床現場での何気ない患者のつぶやきを看護師が医師にフィードバックすることで，医師もその患者の理解が進むものである．

　たとえば，難治であるアトピー性皮膚炎患者に，最新治療である低分子キナーゼ阻害薬をお勧めしても，患者は「副作用が心配です…」とか「いつまで続ければいいのかが不安で…」などと乗り気でない場合，医師はその悩みにどう立ち向かうかを思案する．ところが，その後の看護師との会話で，実はあまりに高額なその治療に対し，クレジットカード決済ができるかどうかが知りたかった…という点が最大の悩みであったことなどが明らかになる場合がある．

　冗談のような話であるが，実際，昨今の難治性皮膚疾患の最新治療薬はすこぶる高額であり，せめてクレジットカードで決済することでポイントを貯めようという欲望は，まことにもっともな感情である．筆者も某航空会社のマイレージクラブに入会し，この消費者囲い込み作戦にまんまとはまっている一人である．タクシーに乗る際にもわざわざマイレージがたまるタクシーを探し，そこらあたりをウロウロしているうちに，なんと目的地まで到達してしまう有様である．

　ところで，皮膚科治療法の大黒柱ともいえる外用療法は，使用量だけでなく塗布方法などきめ細かな指導が必要であり，逆にこれらを正確にわかりやすく指導することが"患者の心をつかむための診療術"に直結する．

　リウマチなど他科領域においてはすでに看護師の専門的スキルを向上させる取り組みが始められており，良好な成果を挙げている．そこで近年，日本皮膚科学会においても，皮膚科診療に高い専門性を有

する看護師である"皮膚疾患ケア看護師"の養成を開始し，皮膚科診療レベルを総合的に向上させる取り組みを開始している．本コラムではその概略を概記する．

皮膚疾患ケア看護師とは

　日本皮膚科学会では，皮膚疾患ケア看護師制度委員会を発足させ，さまざまな取り組みを行ってきた．公益社団法人日本皮膚科学会認定皮膚疾患ケア看護師制度は，皮膚疾患のケアに関する優れた看護師を教育，育成することで，日本皮膚科学会認定皮膚科専門医等と連携・協働して医療技術の進歩を図るとともに，皮膚科専門医等および患者等との協力により医療水準の向上を図り，系統的治療により，国民の健康と福祉に貢献することを目的としている．

　具体的には，皮膚疾患ケア看護師は皮膚の解剖生理，皮膚疾患の病態と治療法および検査法，皮膚科で行われる各種処置の意義と正しい方法，科学的根拠に基づくスキンケアなどに長け，適切に実践する能力を有する看護師ということになる．

　筆者が属する診療所では，皮膚科軟膏処置やレーザー処置には看護師の補助が必須であり，看護師のていねいな説明や処置は，確実に患者アドヒアランスを向上させている．看護師のスキルアップにおいては，先輩看護師からの指導はもちろん，看護師独自の勉強会などを行い，診療の質を担保している．しかし，公益社団法人である日本皮膚科学会がそのスキルを担保する資格ができれば，それを患者にアピールすることが可能となる．また患者も，専門性の高い診療を行っている皮膚科医療機関であることを容易に認識することができる．すなわち，よりよい医療を享受しようとするモチベーションが，皮膚科専門医へのアクセスを増加させるのと同じことである．

皮膚疾患ケア看護師になるには

　皮膚疾患ケア看護師の認定は，日本皮膚科学会により行われる．皮膚疾患ケア看護師になるためには一定の要件がある．対象は，日本皮膚科学会認定皮膚疾患ケア看護師研修カリキュラム相当のケアの知識および経験を有し，通算3年以上皮膚疾患ケアに従事している看護師である．具体的には以下の通りである．

①20例の皮膚疾患ケア指導を行っていること．皮膚疾患は炎症性疾患，物理的原因による疾患，感染性疾患，腫瘍性疾患など多岐にわたるため，偏らず幅広い疾患のケア指導の経験が求められる．
②また，それら20例のうち5例に関しては，皮膚疾患ケア指導記録と称されるレポートを記載する必要がある．
③日本皮膚科学会が主催する皮膚科スペシャリティーナース講習会に2回以上出席する．

　以上が概略である．なお，皮膚疾患ケアに関する学術論文あるいは学会発表がある場合には，筆頭者に限り一部を①および②に代用することが可能である．

　皮膚疾患ケア指導は，皮膚科診療所に勤務する看護師や病院でも診療科の異動が比較的少ない施設に勤務する限りは問題なく経験できる．しかし，総合病院や大学病院などの基幹病院においては，定期的

に異動するのが一般的である．このため本制度では疾患を多種経験することを条件に，求められる症例数はさほど多くなく，多数の看護師に利用が可能な制度となっている．

なお，申請書類一式は日本皮膚科学会のホームページ(https://www.dermatol.or.jp/modules/biologics/index.php?content_id=40)からダウンロードが可能である．

皮膚科スペシャリティーナース講習会

皮膚疾患ケア看護師になるために出席が必要な皮膚科スペシャリティーナース講習会は，本制度開始に先立って日本皮膚科学会総会の際に行われてきた．これまでは毎年，総会最終日の午後に2時間程度で開催され，参加者は事前の申し込みが必要であるものの，無料で参加可能な開かれた講習会である．例年大変な人気を博しており，ほぼ会場は満席となる．年によっては当日参加希望者が入場できないこともあった．正確な統計はないものの，著者が知る限り毎年参加される熱心な受講者も少なくなく，遠路，交通宿泊費を自己負担して来場される方も多い(図1)．

内容は当然，皮膚科看護学に関するものであり，おおむね4つのテーマを選定している．テーマは，初回参加者とリピーター両者の存在をふまえ，基礎となる皮膚の構造と機能や外用療法はほぼ毎回講義を行う一方，残る2テーマは実践的な内容を毎回選定している．数年間受講すれば，皮膚科学の一通りの内容を履修できるように工夫されており，本講演会がリピーターに支持される要因となっているのかもしれない．

皮膚科スペシャリティーナース講習会に参加すると，受講証が交付される．従来，日本皮膚科学会総会のみでの開催であったが，受講者の利便性を考え，昨年度より各支部総会においても講習会を受講することになった．ただし，原則として支部総会での講習会は，総会での講習会を録画した映像による講演である．各支部総会での講習会も参加者は多く，皮膚科看護学に対する学習意欲の高さがうかがえる．

◆皮膚科スペシャリティーナース講習会

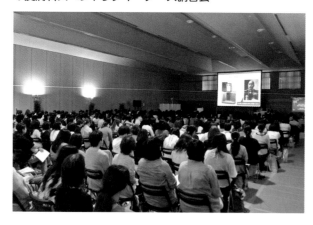

熱心な参加者で会場は満員．

◆皮膚疾患ケア看護師バッジデザイン

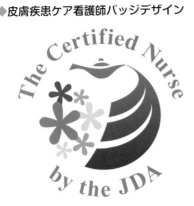

皮膚疾患ケア看護師になると

　前述した要件を満たし，皮膚疾患ケア看護師の資格を得ると，資格証に加えバッジが与えられる．このバッジは白衣に付けて臨床現場で業務をすることが可能であり，患者に直接専門性をアピールできるものとなる．医師は国会議員や弁護士と異なり，あまりバッジに馴染みはないが，看護師の世界では資格を提示する手段として一般的に取られる手法である．

　ちなみに"認定看護師"は日本看護協会が資格制度として設けているものである．認定看護師のうち，皮膚科医に馴染みが深いのは皮膚・排泄ケア認定看護師であろう．日本皮膚科学会認定皮膚疾患ケア看護師制度は，当初，看護師のあいだでこの"認定看護師"との差別化を巡って疑問の声があった．また，日本創傷・オストミー・失禁管理学会においても，皮膚排泄ケア認定看護師ではない一般看護師が，その領域における高齢者のケアにおけるレベル向上を図る目的で"臨床スキンケア看護師"認定制度の取り組みを開始している．

　しかし，本稿で述べたとおり，日本皮膚科学会認定皮膚疾患ケア看護師制度は，あくまでも皮膚科の臨床現場において，皮膚疾患に特化した看護師のスキルアップを目的としており，その他の資格と対象が重複するものではない．わかりやすく言えば，"皮膚疾患ケア看護師"はストーマや排泄ケアというよりは，あくまでもアトピー性皮膚炎や乾癬，皮膚表在性真菌症などの皮膚疾患のケアを得意とする専門性の高い看護師である．

　患者にとっての診療は，受付での事務員との対話に始まり，医師，看護師，薬剤師と多職種により構成されるものである．とくに，外来でてこずる皮膚疾患患者は，長期の受診を継続するため，時としてコミュニケーションが画一化するきらいがある．すべての職種が，そのときどきに応じたきめ細かな対応をするのはもちろんであるが，専門性の高い看護師による愛護的ケアが医師の高い診療スキルと有機的に結びつくことにより，患者満足度は格段に向上し，結果として患者の心をつかむことが可能となる．

＊メモ＊

第2章

外用療法

15. 外用薬とは？

3 bare essentials

1 外用療法には多彩な種類がある！
2 内服薬と異なり，外用薬は過量使用による副作用も出やすい！
3 今後，発達・発展が期待される分野である！

外用療法の種類を知ろう！

　外用薬というと，つい軟膏やクリームを思い浮かべるが，実はさまざまな種類が存在する．経皮的に薬剤を浸透させ，皮膚局所のみならず，全身的治療を行う試みも近年急速に発達しており，さまざまな試みがなされている．

　近年の健康増進法に伴い，街中には禁煙が浸透してきた．筆者は生まれてこの方1度たりともタバコを吸ったことがないが，タバコはリラックス効果がある一方，さまざまな病気の原因となる．

　難治性皮膚疾患の一つである掌蹠膿疱症（しょうせきのうほうしょう）は，文字通り手掌，足底に膿疱が多発する疾患であり，時に関節痛を伴う．扁桃における病巣感染の関与が指摘されており，事実99％の患者は喫煙者である．タバコが扁桃に悪さをするのである．本疾患患者に遭遇した場合「おタバコは1日何本？」と質問すると，時に「なぜタバコを吸っているのがわかるのですか？」と驚嘆する患者に遭遇する．

　申し訳ないが，皮膚科医にとっては「お前のやったことは，全部お見通しだ！（ぜひ，TRICKの仲間由紀恵風に読んでいただきたい！）」であり，軽症の場合，まずはしっかりとした外用療法が基本となる．

　看護師ともども丁寧にしっかりとした外用指導を行うわけだが，あろうことか本症に罹患した某有名女優がテレビのバラエティー番組で「ビオチン内服が著効する」などと発言してしまい，翌日からの外来ではビオチンを求める患者が大挙して現れた．かような発言も患者を外用療法から遠ざけてしまうものである．

　どうでもよい話になってしまったが，禁煙のためにはニコチン含有の貼布剤が禁煙補助薬品として市販されており，これも外用療法である．医療現場では，狭心症に対し，ニトログリセリン含有テープなどが使用され，これまた外用療法である．

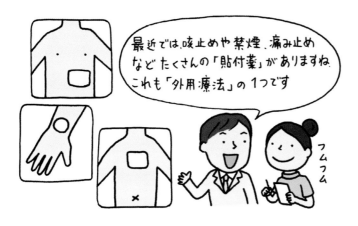

外用療法は使用量がキモ！

　外用療法は内服療法と異なり，患者自身に使用量がわかりにくい問題点がある．処方箋にも「四肢，1日2回塗布」などと漠然と書かれており，その使用量は半ば患者の意思にゆだねられているといっても過言ではない．

　そもそも，薬剤の作用と副作用は紙一重であるといってよい．薬剤の効果が生体にプラスに出れば作用であり，マイナスに出れば副作用である．

　薬剤の作用は，薬剤使用後，比較的短時間で効き目があるかないかがわかり，大部分の人に効果が現れるというものである．例えば「かぶれに副腎皮質ステロイド外用薬を塗布したら痒みが消えた！」といったものである．

　他方，副作用は通常の使用量では，ごくまれにしか起きないか，起きても気にならない程度であることが多いが，例えば「副腎皮質ステロイド外用薬を塗り過ぎたので，患部にカビが生えた」といったものである（**図1**）．

　この点，内服薬においては，治療効果と副作用発現における安全領域はかなり広いが，外用薬の場合，ともすれば患者が多量に外用薬を使用してしまうことから，副作用の発現に常に気を配り，適正に使用するよう心がけるべきであろう．安全域の狭い，抗がん薬のような注意が求められる．実際に，経皮吸収型フェンタニルパッチの不適正使用による死亡例などが大きな社会問題となった．

図1　外用薬のリスク・ベネフィット

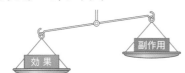

●薬剤使用後，比較的短時間で効き目の有無がわかる
　例えば…かぶれが治って，痒みが消えた

●通常の使用量では，ごくまれにしか起きないか，起きても気にならない程度であることが多い
　例えば…外用薬使用部にカビが生えた

つまり……
●効果がわかりやすい
●大部分の人に効果が現れる

接触皮膚炎って？

　外用療法が主役の接触皮膚炎は，外来物質と接触した後，その刺激またはアレルギー反応により生じる皮膚の限局性炎症性変化である．いわゆる「かぶれ」とよばれる．初回の接触により誰にでも生ずる一次刺激性接触皮膚炎と，感作が成立した場合のみIV型（遅延型）アレルギー機序で生じるアレルギー性接触皮膚炎がある．

全身性接触皮膚炎

　経皮的感作の成立した物質が，吸入や経口などにより循環動態に乗って全身に散布された場合，皮膚感作部位の皮疹増悪とともに，全身に汎発疹が起こる現象．水銀によることが多い．この場合，抗ヒスタミン薬の内服などが必要で，外用療法のみでは治らないことも多い．

なぜ金のピアスでもかぶれるのか？

　一般に金のネックレスやイヤリングはかぶれにくいことが知られている．そのため，ピアスに関しても金は「かぶれないピアス」として売られていることが多い．が，これは大間違い．ピアスを開けた直後に金のピアスを入れると，金は真皮でイオン化して容易に感作が成立することがある．

　このことからわかるとおり，金属はそのままでかぶれることはなく，イオン化することが感作成立には重要なのである．口腔内で唾液により容易にイオン化する歯科金属が，なぜ金属アレルギーを惹起しやすいか理解できる．

図2　ネックレスによるアレルギー性接触皮膚炎

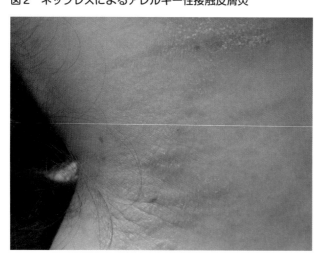

皮疹の形状から原因物質が推定できることもある．写真は慢性期であるが，発症初期の皮疹は漿液性丘疹を伴う浮腫性紅斑を呈する．

16. 外用薬の構造と剤形

3 bare essentials

1 外用薬は配合剤と基剤からなる．配合剤はその薬剤の主成分，つまり薬効であり，基剤はその担体である．

2 界面活性剤を用いて水と油を混ぜた基剤をクリームとよぶ．油中水型と水中油型があり，それぞれ使用感が異なる．

3 近年，ゲルやフォームなど新しい基剤を用いた外用薬が次々と使用可能となり，患者のアドヒアランス向上が図られるようになった．

外用薬の構造

配合剤と基剤を知ろう！

　例えば，サラダにかけるドレッシング．胡麻は身体にいいので中華風を選択する．しかし，胡麻だけをかければ，これはなんのことはないトッピングであり，ドレッシングでもなんでもない．ドレッシングは基本的には液体であり，水と油を混ぜたものの中に胡麻が浮いているのが常である．

　外用薬も同じであり，薬剤を経皮的に作用させるための担体が必要不可欠となる．

　外用薬において薬効を示す物質を**配合剤**とよび，それを保持する物質を**基剤**とよぶ（**図1**）．配合剤をヒトや荷物，基剤は車ととらえるとよい．

　現在，使用されている外用薬にはさまざまな配合剤が用いられ（**表1**），それぞれに多種の基剤が存在する．

　ところで，外用薬には古典的な**軟膏**と**クリーム**，**ローション**があるが，それぞれの違いをご存じだろうか．

　一般に使われる化粧品がクリームやローションであるのは，軟膏に比べ，べとつかず使用感がよいからであり，最近の保湿目的に用いられる外用薬にも各種剤型が存在する．

配合剤

　表1に示すような，薬効成分が単独，もしくは複数配合されている．

図1　軟膏とは？

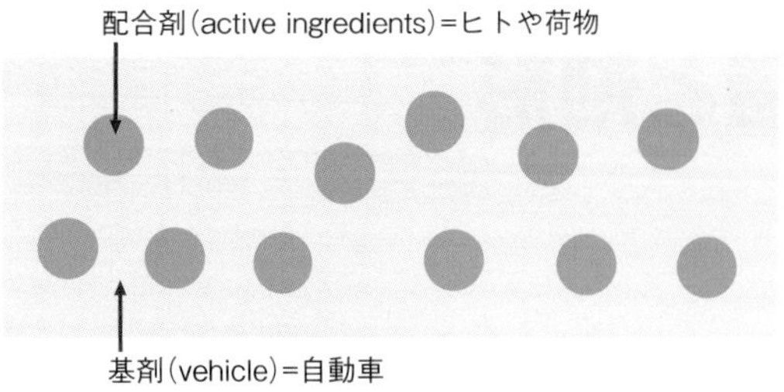

配合剤（active ingredients）＝ヒトや荷物

外用薬において薬効を示す物質を**配合剤**とよび，それを保持する物質を**基剤**とよぶ．配合剤を「荷物」，基剤は「車」ととらえるとわかりやすい．

基剤（vehicle）＝自動車

表1　配合剤の種類

- 副腎皮質ステロイド
- 非ステロイド系消炎鎮痛薬
- 抗ヒスタミン薬
- 抗生物質
- 尿素
- 活性型ビタミンD$_3$
- ビタミンA
- 抗真菌薬
- サリチル酸

・**副腎皮質ステロイド**：主として湿疹・皮膚炎群の治療に用いられる．

・**非ステロイド系消炎鎮痛薬**：主として疼痛（筋肉痛など）に用いられる．

・**抗ヒスタミン薬**：痒みをもたらす皮膚疾患に用いられる．

・**抗生物質**：皮膚表在性細菌感染症に用いられる．

・**活性型ビタミンD$_3$**：角化性皮膚疾患に用いられる．

・**抗真菌薬**：皮膚表在性真菌感染症に用いられる．

　また，配合剤により液滴分散型薬剤とよばれる形状のものがある．これは，配合剤が例えて言うなら小さなカプセルの中に入れられて，基剤の中に存在するものと理解するとよい．活性型ビタミンD$_3$外用薬などがこれにあたり，他剤と混合する際にはこの構造が破壊されることも念頭におく必要がある．

基剤

　軟膏は，ワセリンやパラフィンといった油のみでできており，疎水性基剤とか油脂性基剤とよばれる．塗ったときにベタベタし，当然患者の評判はイマイチである．

　軟膏の種類には，鉱物性のワセリンやプラスチベース，シリコン，パラフィン，白色軟膏や動植物性の単軟膏，植物油，ロウ類，豚油，スクワレンなどがある．

　一方，いわゆる**クリーム**は，水と油を界面活性剤により混合したものであり，乳剤性基剤とよばれる．このうち油が主成分で，その中に水が存在するものを**油中水型**（water in oil W/O型）とよぶ．塗ったときに皮膚表面がヒヤリとするため，コールドクリームとも称される．乾燥性の病変に適しており，比較的塗り心地もよい．

他方，水が主成分でその中に油が存在するものを**水中油型(oil in water O/W型)**とよぶ．バニシングクリームとよばれ，ややべたつくが，加湿効果に優れている．ただし，滲出傾向にある病変には使用不可である．また，ある程度の痒み止めの効果が期待できる．代表的な親水軟膏は，基剤そのものがハンドクリームとして用いられる．

このほか，マクロゴール軟膏に代表される**水溶性基剤**があり，塗布面を乾かす吸水効果がある．さらに，パウダー(散剤)としてアルギン酸ナトリウムなどがある．

コラム

代表的な基剤をみてみよう！

ワセリン

ワセリンは，石油から得た炭化水素類の混合物を精製したもので，水あるいはエタノールにほとんど溶けない．黄色ワセリンとこれを脱色した白色ワセリンがあり，両者とくに区別なく使用してよいが，現在では白色ワセリンの使用頻度が多い．

融点は38～60℃で加温により透明な液となる．中性で刺激がなく，ほとんどすべての薬物と変化なく配合しうるので，種々の軟膏基剤として広く用いられるほか，それ自体でも肉芽形成，表皮再生および創傷治癒促進作用を示す．

また，若干であるが水を吸収する．

プラスチベース

プラスチベースとは，流動パラフィンにポリエチレンを5%の割合で混合し，ゲル化した炭化水素ゲル基剤であり，温度の変化を受けることが少ない．

伸びもよく，重宝する基剤である．

ラノリン

高級アルコールと高級脂肪酸エステルが主成分であり，羊毛に付着する脂肪様分泌物から得られる．

ラノリンは水を吸収することから乳剤性基剤に分類される．

しかし，ラノリンに含まれるラノリンアルコールによる接触皮膚炎がしばしば問題となり，使用時には注意深い観察を心がけたい．

水溶性軟膏

ポリエチレングリコール(マクロゴール軟膏)．分子量により，600以下では液体，1,000以上では固体とさまざまな形態を呈する．特徴として水洗性，吸水性に優れており，抗生物質含有の自家製剤も可能である．

外用薬の剤形

外用薬の剤形のメリット・デメリット

　基剤の発達により，最近はさまざまな剤形の外用薬が使用可能であり，大変便利である．

　例えば，軟膏を塗りたがらず，入浴後の保湿剤塗布を拒否してハダカで逃げ回る子どもも保湿剤を軟膏からスプレーに変えてあげると意外におとなしく使用するようになる．化粧品は最たるもので，クリームで塗り心地を重視した製品が多く，べたつく軟膏など売れるわけがない．

　かように記載すると，べたつく軟膏はさも悪者のように思われるが，各剤形にはそれぞれ一長一短が存在し，塗布してはいけない部位も存在する．

　この点，油性基剤のいわゆる軟膏はどこに塗ってもよく，オールマイティーである．**迷ったら軟膏！**　といわれるゆえんである．

　しかしながら，注意すべきは商品名が忠実に基剤を表さない場合もあることである．

　市販薬で有名な「オロナイン®H軟膏」などは実はクリームであり，時にかぶれる患者が来院する．皮膚潰瘍に用いる「オルセノン®軟膏」はクリーム基剤であり，滲出液が顕著な創面には使ってはならない．

　では，それぞれの剤形のメリット，デメリットをみてみよう（**図2**）．

油脂性基剤（いわゆる軟膏）

　ワセリンや古典的外用薬が，これに属する．とにかくべとつき，塗り心地はイマイチである．また，洗い落としにくく，処置の際に不満が募る．吸水性がないので，滲出液などの除去には不適である．

　しかしながら，安全性は高く，例え潰瘍やびらん面であろうがどこでも塗布が可能である．また，皮膚の柔軟作用，保護作用があるほか，肉芽形成促進作用も有する．

バニシングクリーム（水中油型）：親水クリームなど

　界面活性剤により，水の中に油が存在するものである．水分が蒸発することで冷却するため，バニシングクリームともいわれ，痒み止めの効果も得られる．

　非常に伸びがよいクリームであるが，塗布面に水分を与えてしまうため，湿潤性の病変には用いてはならない．ただし，水が豊富な基剤であるので容易に水洗でき，便利である．

　実際の製品としてはウレパール®クリームや，ケラチナミンコーワクリーム，ゲーベン®クリームなどがこれにあたる．皮膚に生じた乾燥した痂皮などに，ゲーベン®クリームを比較的多量に塗布すると痂皮に水分が与えられ，外科的デブリードマンが容易になる事実を考えれば，理解が容易である．

図2 外用薬のいろいろ

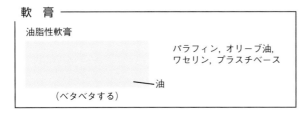

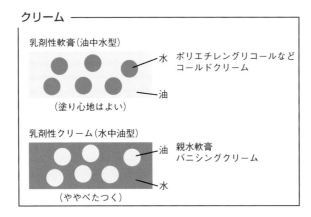

コールドクリーム（油中水型）：吸水クリームなど

　親水クリームとは逆に，界面活性剤により，油の中に水が存在するものである．バニシングクリームと比較すると，油脂性軟膏に近い．塗ったときに冷却感があるため，コールドクリームともよばれ，乾燥性の病変に適している．ややべとつくが，油脂性軟膏より塗り心地はよい．

　実際の製品としてはヒルドイドソフト®軟膏や，パスタロン®ソフト軟膏などがこれにあたる．

水溶性基剤（マクロゴール軟膏など）

　吸水作用があるので，滲出液が多い病変部などに効果を発揮する．褥瘡のほか，初期の熱傷などでも有用性が高い．さらに容易に水で洗い流せ，便利である．

　抗菌薬などを入れた自家製剤を作ることも容易である．吸水作用があるため，当然皮面を乾燥させてしまうことから注意が必要である．

ローション

　ローションといっても，単に基剤を液体にしたものではなく，水溶性と乳剤性，ゾルに分けられる．

　水溶（溶液）性はアルコール類と水を混合したものが一般的で，塗布した部位が目立たず，冷却感があり塗布感がよい．いってみれば「スカッとする！」感覚である．反面，刺激性があり，さらに流れやすいため，ついつい使用量が増えてしまう欠点がある．

一方，乳剤（乳液）性はバニシングクリーム同様，水の中に油が混ざったものである．伸びがよく，水で落としやすい．時に分離してしまうことがあるので，注意を要する．

　ゾルはコロイド製剤であり，粘性がある．塗りやすく，必要以上に流れ出ることがない反面，刺激性が高く塗布面を乾燥させてしまう欠点がある．

ゲル（懸濁性基剤）

　懸濁性基剤は，比較的新しい基剤である．ゲルという用語はイマイチわかりにくいが，要はゼリーのような基剤と理解されたい．つまりコロイド溶液が固まったものであり，ある程度の弾性を有する．

　ゲルは，ヒドロゲル基剤とリオゲル基剤に分類される．

　ヒドロゲルは，無脂肪性で油脂性軟膏のような稠度を持つ．水性分泌物を吸収し，除去する作用が強い．水で洗い流すことができる．ただし，刺激性が強い．

　リオゲルは，ステアリルアルコールをプロピレングリコールに懸濁させてゲル化したもので浸透性に優れ，皮膚を乾燥させる働きがある．

スプレー（エアロゾル）

　スプレーは，水とアルコールなどによる溶解液が基剤であり，噴霧することが可能である．広範囲に使用可能であり，また手軽に使用できるため，手を汚すこともない．

　しかし，その反面過剰に使用してしまう場合があり，可燃性であるので，注意が必要である．

テープ

　密封療法を意図とした剤形である．ポリエチレンフィルムに配合薬が入っており，患部に貼付して使用する．

　実際の密封療法は，副腎皮質ステロイド含有軟膏を塗布した後，ポリエチレン薄膜などで密封する手技であるが，本剤はそれを手軽に行うことが可能である．

17. 外用薬の塗布方法

3 bare essentials

1 まず，外用薬の添付文書を確認し，「塗布」か「塗擦」かを確認する．

2 原則皮膚の溝に沿って，横方向に塗布する！

3 患者には，必ず具体的にわかりやすい塗布方法を優しく笑顔で指導する．

外用薬の正しい塗布方法とは？

　外用薬の塗布方法は，意外と奥が深いものである．軽視しがちであるが，まず外用薬に限らず薬剤を使用する際には，1度でいいから添付文書を熟読することをおすすめする．

　外用薬の塗布方法には「塗布」と「塗擦」がある．ご存知だろうか？　まず，この違いを確認したい．

　塗布とは文字通り皮膚表面に塗る行為であり，愛護的に皮膚表面に外用薬を伸ばすイメージである．

　これに対し，塗擦とは皮膚に擦り込む行為であり，筋肉痛，腰痛など皮膚内部に疾患がある場合に適応となる．

　皮膚疾患に用いる外用薬は，おおむね「塗布」が多いものの，活性型ビタミンD_3外用薬では「塗擦」の場合があり，注意すべきである．

　時にどんな軟膏でも「皮膚に擦り込んでください！」と指導する看護師が存在するが，これは誤りである．むしろ，皮膚科領域の外用薬は「塗布」の場合のほうが多い．

　塗布方法にも種類があり，実際の臨床現場では，①**単純塗布**，②**重層療法**，③**密封療法**，の3つの方法を知っておくとよい．

単純塗布 (図1)

　文字通り外用薬を，ただ塗るだけである．上述した「塗布」と「塗擦」に注意する．外用薬は後述する適量を踏まえ，皮溝に沿い，横方向に塗布する．

図1　単純塗布

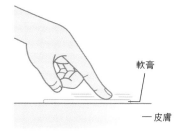

軟膏

一皮膚

塗布と塗擦の違いに注意し，皮溝に沿って横方向へ塗布する．

図2　重層療法

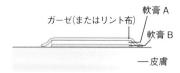

軟膏A

ガーゼ(またはリント布)

軟膏B

一皮膚

軟膏を塗った上に別の種類の軟膏を塗り，ガーゼやリント布で覆う．

図3　亜鉛華軟膏の伸ばし方

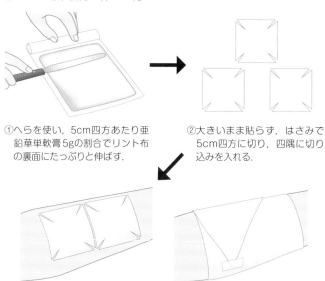

①へらを使い，5cm四方あたり亜鉛華単軟膏5gの割合でリント布の裏面にたっぷりと伸ばす．

②大きいまま貼らず，はさみで5cm四方に切り，四隅に切り込みを入れる．

③滲出液が排出されるよう，1～2mm隙間をあけて貼付し，ガーゼ固定する．

重層療法（図2）

　軟膏を塗った上に，別の種類の軟膏を塗りガーゼで覆う方法．一般に，亜鉛華軟膏や亜鉛華単軟膏をガーゼもしくはリント布に伸ばし，外用薬を単純塗布した上に貼付する場合が多い（図3）．

　痂皮の除去や，びらん面の保護としても有効である．亜鉛華軟膏をリント布に塗布したものがボチシートとして市販されており，手軽であり有用性が高い．ボチシートは1枚が5cm×5cmの範囲に亜鉛華軟膏5gが塗布されており，自作する場合には参考になる．

図4 密封療法

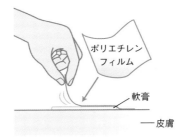

軟膏を塗った上からポリエチレン
薄膜で密封する方法.

図5 フィンガーティップユニット（外用薬の使用量の目安）

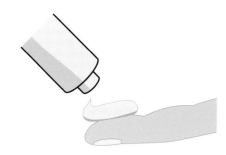

5gチューブは，人差し指で第一関節
までの長さだけ指にとる＝約0.5g.
0.5gで，手掌×2枚分くらいの広さに
塗るのが適量.
5gのチューブ1本で，手掌×20枚分
の面積の皮膚に塗ることができる.

密封療法（図4）

　軟膏を塗った上からポリエチレン薄膜で密封する方法である．報告により異なるが，
副腎皮質ステロイド外用薬の吸収率が6倍程度に上がるとされ，効果が期待できる.
　この点，テープ剤を使用すると手軽に密封療法が実践できる．また，手湿疹の治療と
して，夜間睡眠時のみワセリンをたっぷり塗りラップで覆うなどの工夫も有効である.

外用薬の使用量と塗布方法の関係

　使用量に関して，副腎皮質ステロイド外用療法の患者指導において，有用な概念が
「フィンガーティップユニット（finger tip unit：FTU）」である（**図5**）．1FTUは，チュー
ブ型の軟膏を指の先端から第1関節まで出した量を指し，約0.5gに相当するとされる.
この量を大人の手掌2枚に相当する面積に塗布するのが適量である（**図6**）.
　ローション剤では1円玉の大きさであり，さらに容器に入った外用薬では，おおむね
大豆1個分の形状を呈するので，覚えておくとよい（**図7**）.
　実際には，まず患者の皮膚（患者が観察できる前腕や腹部などがよい）における手掌2
枚分を確認する．その後，実際に患者が用いる軟膏を大豆1個分とり，その範囲に可能
な限り皮溝に沿って軽く擦りこむように指導する（**図8**）.

図6　軟膏の塗り方指導（フィンガーティップユニット）

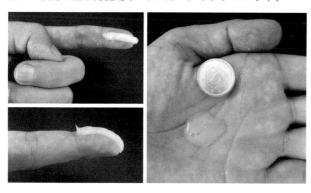

図7　副腎皮質ステロイド薬の目安

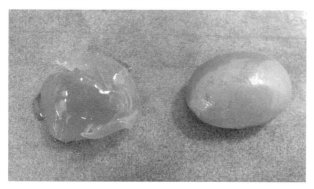

容器に入った副腎皮質ステロイド外用薬では，大豆1個分が1FTUの目安となる.

図8　実際の副腎皮質ステロイド外用薬塗布指導方法

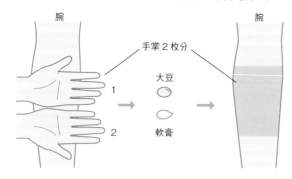

実際に患者の皮膚（患者が観察できる前腕や腹部などがよい）における手掌2枚分を確認する．その後，実際に患者が用いる軟膏を大豆1個分とり，その範囲に可能な限り皮溝に沿って軽く塗り伸ばすように指導する.

図9　実際の保湿剤塗布指導方法①

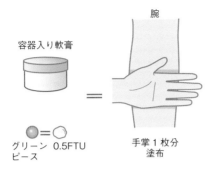

容器入り軟膏

グリーン ＝ 0.5FTU
ピース

手掌1枚分
塗布

腕

容器入りのものでは，軟膏0.3g（つまり0.5FTU）がおおむねグリーンピース1個分の形状に類似するので，この量を手掌1枚分の面積に塗布するように指導する．

図10　実際の保湿剤塗布指導方法②

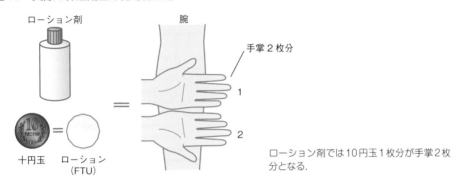

ローション剤

十円玉　ローション
（FTU）

腕

手掌2枚分

1

2

ローション剤では10円玉1枚分が手掌2枚分となる．

　保湿剤として用いられることが多いヘパリン類似物質（ヒルドイド®）に関しては，1FTUより約2〜3割増に相当する量が適量である．つまり，おおむね0.3gを手掌1枚分の面積に塗布することになる．ローション剤では0.6g強が10円玉の大きさである．

　また容器入りのものでは，軟膏0.3g（つまり0.5FTU）がおおむねグリーンピース1個分の形状に類似するので，この量を手掌1枚分の面積に塗布するように指導する（**図9**）．ローション剤では10円玉1枚分が手掌2枚分となる（**図10**）．

　なお，ヒルドイドソフト®軟膏の25gチューブは第2指の先端から第1関節まで出した場合，おおむね0.6g（つまり1FTU）となり，患者指導にも非常に理解しやすい．

　さらに，外用薬を塗布した後の皮膚が少し光って見え，ティッシュペーパーが数秒間付着し，その後ハラリと落ちる程度が適量と補足する．

　また，保湿剤は入浴後10分以内に塗布すると浸透の面から，より効果的である．

18. ワセリン

3 bare essentials

1 ワセリンは安全性が高く，保湿効果も得られる．安価であり在宅医療などでも重宝する．

2 ワセリンの不純物が気になる場合には精製したワセリンであるプロペト®を用いるとよい！

3 ただし，プロペト®は遮光保存する．

ワセリンとプロペト®

　各種軟膏の基剤として用いられる白色ワセリンは安価であり，安全な薬剤である．時にワセリンはべたつき，汗腺を塞ぐことから，皮膚によくないとする考え方があるが，肉眼的にみて明らかに多量のワセリンを塗布するのは問題であるものの，「17. 外用薬の塗布方法(p.115)」で述べた使用量を守る限りは問題がない．

　そもそも，皮膚に大きな問題が出るような基剤であれば，これほど軟膏として頻用されないはずであり，厚生労働省の認可など受けられない．

　ただし，ワセリンには過酸化物などの不純物が含まれており，時に皮膚を刺激する．このため，その不純物を除いたプロペト®を使用するほうがより安全である．

　プロペト®は眼科用軟膏の基剤であり，保険適用として「皮膚保護」が明記されているので保湿剤として使用するのも問題ない．また，薬価もワセリンと大きな違いもなく，塗布しやすいのもメリットである．とくに在宅医療においては安価であり，保湿目的にぜひ利用していただきたい外用薬である．

　ただし，抗酸化物が除去されているため，遮光保存するほうが好ましい．

> オススメしたい！
> この製品

アンテベート®軟膏

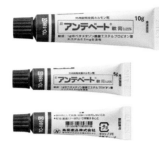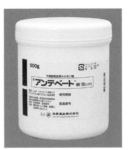

写真提供：鳥居薬品株式会社

　ベタメタゾン酪酸エステルプロピオン酸エステル（0.05％）の副腎皮質ステロイド軟膏．ベリーストロングクラスで，比較的難治性の湿疹皮膚炎群に効果を示す．特徴的なのは基剤であり，ワセリンの不純物を除いたサンホワイト®を使用している．このため，若干高いが安心して使用できる．

　サンホワイト®は白色ワセリンに微量に含まれる芳香族化合物，硫黄化合物などの不純物を除去した高品質の白色ワセリンである．紫外線吸収がほとんどみられず，光酸化の影響もほとんど受けない．化学的に安定な高品質の基剤であり，皮膚刺激性が低いことが知られている．バリア機能が障害されたドライスキンなどに良い適応となる．

　なお，アンテベート®軟膏のジェネリック医薬品には，サンホワイト®を使用していないものがあり注意を要する．

19. 副腎皮質ステロイド外用薬

3 bare essentials

1 副腎皮質ステロイド外用薬は湿疹・皮膚炎群の第一選択薬である.

2 副作用を正しく理解し，最大の効果で，最小の副作用をもたらす薬剤を選択する.

3 強さには5ランクあり，それぞれのクラスで職場にある薬剤を熟知すればよい.

副腎皮質ステロイド外用薬とは？

　副腎皮質ステロイド外用薬は，皮膚科領域で最も重要な外用薬である．主として，湿疹・皮膚炎群に用いられ，誰しも一度は使用したことがある薬剤であると考えられる．

　副腎皮質ステロイドの皮膚への作用は，おおむね以下のとおりである．

・血管収縮作用

・膜透過性抑制作用

・炎症性ケミカルメディエーター遊離抑制作用

・アラキドン酸低下作用

・免疫抑制作用

・細胞分裂抑制作用

　要は，副腎皮質ステロイド外用薬は，「皮膚局所の燃え盛る火事に対する，最強の消防車」と考えればよい．

　副腎皮質ステロイド外用薬は，その強さにより5ランクに分けられる（**表1**）．強さの判定では，主に薬剤を塗布した際の血管収縮の度合いをみることが多い．報告により，同じ薬剤が違うランクに位置づけられることもあるが，極端に異なることはない．

　表1のすべてを記憶する必要はさらさらなく，アナタの職場にある外用薬数種類の強さのレベルを熟知しておけば問題ない．

表1　副腎皮質ステロイド外用薬の強さによる分類

分類	代表的商品名	一般名	濃度	軟膏	クリーム	ローション	テープ
strongest	デルモベート	クロベタゾールプロピオン酸エステル	0.05%	○	○	○(スカルプローション)	
	ダイアコート	ジフロラゾン酢酸エステル	0.05%	○	○		
very strong	アンテベート	ベタメタゾン酪酸エステルプロピオン酸エステル	0.05%	○	○	○	
	マイザー	ジフルプレドナート	0.05%	○	○		
	フルメタ	モメタゾンフランカルボン酸エステル	0.10%	○	○	○	
	トプシム	フルオシオニド	0.05%	○	○	○	
	リンデロン-DP	ベタメタゾンジプロピオン酸エステル	0.06%	○	○		
	ネリゾナ	ジフルコルトロン吉草酸エステル	0.10%	○	○		
	パンデル	酪酸プロピオン酸ヒドロコルチゾン	0.10%	○	○	○	
	メサデルム	デキサメタゾンプロピオン酸エステル	0.10%	○	○	○	
strong	エクラー	デプロドンプロピオン酸エステル	0.30%	○	○	○	○
	リンデロン-V	ベタメタゾン吉草酸エステル	0.12%	○	○	○	
	フルコート	フルオシノロンアセトニド	0.03%	○	○	○	
medium	ロコイド	ヒドロコルチゾン酪酸エステル	0.10%	○	○		
	キンダベート	クロベタゾン酪酸エステル	0.05%	○			
	リドメックス	プレドニゾロン吉草酸エステル酢酸エステル	0.30%	○	○	○	
	レダコート	トリアムシノロンアセトニド	0.10%	○	○		
	アルメタ	アルクロメタゾンプロピオン酸エステル	0.10%	○			
weak	オイラゾン	デキサメタゾン	0.05%, 0.1%		○		
	ドレニゾン	フルドロキシコルチド	$4\,\mu g/cm^2$				○
	スピラゾン ユーメトン	プレドニゾロン吉草酸エステル酢酸エステル	0.30%	○	○	○(スピラゾンのみ)	
合剤	リンデロン-VG	ベタメタゾン吉草酸エステル・ゲンタマイシン硫酸塩	0.12% 0.1%	○	○	○	
	フルコートF	フルオシノロンアセトニド・フラジオマイシン硫酸塩	0.025% 0.35%	○			
	ベトネベートN	ベタメタゾン吉草酸エステル・フラジオマイシン硫酸塩	0.12% 0.35%	○	○		
	テラ・コートリル	オキシテトラサイクリン塩酸塩 ヒドラコルチゾン	3% 1%	○			
	強力レスタミンコーチゾンコーワ	ヒドロコルチゾン酢酸エステル・フラジオマイシン硫酸塩・ジフェンヒドラミン塩酸塩	1% 0.35% 0.1%	○		○	
	エキザルベ	混合死菌浮遊液・ヒドロコルチゾン	0.166mL 0.25%	○			
	オイラックスH	クロタミトン・ヒドロコルチゾン	10% 0.25%		○		
	グリメサゾン	デキサメタゾン・脱脂大豆乾留タール(グリテール)	0.1% 0.2%	○			

レベルによる副腎皮質ステロイド外用薬の使い分け

病変の程度や部位により副腎皮質ステロイド外用薬のレベルを使い分けるべきであるが，初心者にはなかなかわかりにくい場合も多い．大雑把に，以下に示した通り把握しよう．

ストロンゲスト

顔面，陰部以外の高度な接触皮膚炎，湿疹病変など（紅斑が強く，滲出も高度な病変）．

ベリーストロング

顔面，陰部以外の中等度の接触皮膚炎，湿疹病変など（滲出傾向が少ないもの）．

ストロング

顔面，陰部以外の痒みを伴う湿疹病変など（滲出傾向のないアトピー性皮膚炎や皮脂欠乏性湿疹など）．

ミディアム

顔面，陰部の高度な接触皮膚炎，湿疹病変など．
顔面，陰部以外の軽度の痒みを伴う湿疹病変など．

ウイーク

顔面，陰部の軽度の接触皮膚炎，湿疹病変など．
顔面，陰部以外のごく軽度の痒みを伴う湿疹病変など．

副腎皮質ステロイド外用薬の副作用を知ろう！

副腎皮質ステロイド外用薬の副作用は，熟知しておく必要がある．主な副作用を**表2**に示す．

皮膚萎縮や酒さ様皮膚炎，感染症などの副作用を出さないために，症状の軽快とともに，より弱いランクの副腎皮質ステロイド外用薬に適時レベルダウンするべきである．

時に「副腎皮質ステロイド外用薬は副作用があるので，よくなったらすぐに止めて！」などと指導する医療者が存在するが，いきなり止めると皮膚症状は再燃することが多い．徐々に塗布回数を減ずるか，強さをレベルダウンして，患者の皮膚が良好に推移するよう配慮したい．

また，副腎皮質ステロイド外用薬使用時に懸念されるのが，全身性の副作用である（**表3**）．外用は内服に比較し吸収が悪く，下垂体・副腎皮質機能抑制は軽度であると考えられるが，それでも使用する外用薬のレベルにより長期に連用していると副腎機能抑制がかかる．

表2　副腎皮質ステロイド外用薬の主な局所性の副作用

- 皮膚萎縮
- 座瘡
- 酒さ様皮膚炎
- 感染症（細菌・真菌・ウイルス）
- 皮下出血
- 多毛
- 接触皮膚炎
- 口囲皮膚炎
- リバウンド

表3　副腎皮質ステロイド外用薬の主な全身性の副作用

- 続発性副腎機能不全
- 骨粗鬆症
- 緑内障
- 糖尿病
- 感染症
- 中枢神経症状
- 高血圧
- 無菌性骨頭壊死
- 多毛
- 満月様顔貌
- 白血球増多
- 脱毛
- 中心性肥満
- 筋力低下
- 不眠
- 高脂血症
- 消化管潰瘍
- 座瘡
- 精神症状
- 白内障
- 皮下出血

　この点に関しても，全身的副作用を検討したさまざまな報告があるが，最高クラスの
ストロンゲストの副腎皮質ステロイド外用薬においても，成人で1日5g程度の使用であ
ればおおむね問題ないとされる．

　当然，このクラス以下の外用薬であれば，さらに多量塗布が可能であるが，それぞれ
のレベルの外用薬の安全域を記憶するのは至難の業であるので，まずはどのような外用
薬であっても**1日5g以下の使用**とするように記憶すると便利だ．

　ただし，後述するようにアトピー性皮膚炎など，ドライスキンでバリア機能が障害さ
れた皮膚からは，より多くの副腎皮質ステロイドが吸収されるため，注意が必要である．

> ### スキル
>
> ## 副腎皮質ステロイド外用薬の安全使用量の記憶法
>
> 　副腎皮質ステロイド外用薬を安全に使用するには，成人の健常皮膚で1日チューブ1本ま
> で！（わが国の副腎皮質ステロイド外用薬の規格は5gが多い）
>
>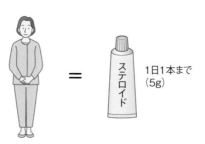

副腎皮質ステロイド外用薬の剤形を知ろう！

　副腎皮質ステロイド外用薬の剤形には，後述する軟膏やクリーム（油中水型，水中油型），ローションなどがある．このうちクリームは軟膏と同等の効果を得られないものがあり，注意を要する．おおむねクリームのほうが軟膏基剤に比較し，強さは弱いとされる．

　基本的には軟膏を選択すべきであり，顔面や頭部などの塗布部位のアドヒアランスを考慮し，クリームやローションを選択する．乾燥病変などにはクリームが有効であるが，刺激作用を有するのでびらん面に用いてはならない．

　ステロイド軟膏外用で十分な効果が得られない場合は，密封療法が有効である．その場合，ステロイド含有テープ剤を用いると簡便である．

ステロイド含有テープ剤による密封療法

　ステロイド含有テープ剤は，密封療法（occlusive dressing therapy：ODT）を簡便に行うことができる，極めて有効性の高い治療手段であり，とくに副腎皮質ステロイド軟膏外用で十分な効果が得られない難治性皮膚炎症性疾患に有用である．しかし，ステロイド密封療法の副作用を熟知し，十分な患者指導と経過観察が必要不可欠である．

密封療法（ODT）

　病変部を密封することにより汗などの水分の蒸散が防止され，そのために角質が軟化してバリア機能が破壊される．さらに毛包内も軟化することでステロイドの浸透が促進されることを利用する方法である．

　実際には，皮疹部にステロイド軟膏を単純塗布後，その部位をポリエチレン薄膜（ラップフィルム）などで密封する（**図1**）．

　しかし，この方法は患者にとって手間がかかる方法であり，結果としてアドヒアランスが低下する場合がある．この点，ステロイド含有テープ剤は，患者自らが簡単に密封療法を行うことができる優れた治療法である．

　なお，褥瘡治療で話題となるいわゆる「ラップ療法」とは，あくまで湿潤環境下による創傷治療を安価に行うためにラップを利用することを指し，副腎皮質ステロイド外用薬のODTとは異なる．

　ステロイド含有テープ剤は，ポリエチレンフィルムを基剤として，配合剤であるステロイドが粘着剤で均等に含有された貼付剤であり，ODTによりステロイドの経皮吸収を促進させる．

　現在，わが国で使用可能な製剤は，エクラー®，ドレニゾン®の3剤である．

　このうち，エクラー®は親水性粘着基剤により貼りかえ時の皮膚損傷が少ないテープ剤であるが，やや剥がれやすい．

　ドレニゾン®は粘着性が良好で，貼付したままの入浴も可能である．さらにテープの

図1　ODTのイメージ

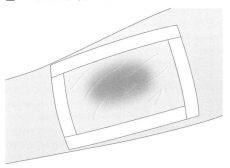

外用薬を塗布した部位をポリエチレン薄膜などで密封する.

上に化粧をすることも可能であり，女性患者に好評である.

　ただし，夏季などは密封による感染症発生の危険も高まるため，注意して使用すべきである.

　実際に筆者は，副腎皮質ステロイド軟膏外用療法に抵抗する患者で，顔面以外の皮疹に対してテープ剤の使用を患者自らが希望した場合に使用している.

　具体的には入浴後貼付し，夜間はそのまま使用した後，朝に除去するように指導し，連用を避けている. 症例により日中は副腎皮質ステロイド軟膏やクリームを使用する. もちろん，テープ剤が整容的な面から有利になる症例ではこの逆でもよい.

　手湿疹の亀裂部に炎症と瘙痒がある場合，短期間のテープ剤の使用は患者に好評である. 時に長期のテープ剤の使用を希望する患者に遭遇するが，絶えず副作用出現の有無をチェックするべきであり，安易に続けるべきではない.

その他の副腎皮質ステロイド外用薬

　口腔粘膜用の副腎皮質ステロイド外用薬には軟膏のほか，テープ剤もあり，難治性口内炎などに有用である（**表4**）.

表4　口腔内用の副腎皮質ステロイド外用薬

分　類	商 品 名	一 般 名	剤 形
strong	サルコート®	ベクロメタゾンプロピオン酸エステル	噴霧用
medium	アフタッチ®	トリアムシノロンアセトニド	貼付剤：0.025mg
weak	アフタゾロン®	デキサメタゾン	軟膏：0.1% 3g, 5g
	デキサルチン®	0.1%デキサメタゾン	軟膏：0.1% 2g, 5g
	デスパ	クロルヘキシジン塩酸塩等配合	クリーム：5g

また，抗菌薬と副腎皮質ステロイド外用薬の合剤も発売されている．とくに皮膚科以外での使用が目立つが，耐性菌の問題などもある．可能な限り診断を確定したうえで，副腎皮質ステロイド外用薬および抗生物質含有軟膏をそれぞれ単剤で使用することを，ぜひおすすめする．

　時に，何をみてもリンデロン®-VG軟膏を使用するヒトがいるが，Gのゲンタマイシン（抗生物質）が本当に必要である場面は意外に少ないものである！

20. 抗真菌外用薬

3 bare essentials

1 白癬や皮膚カンジダ症の表在性真菌症のほとんどは外用療法で治療できる.

2 抗真菌外用薬はクリーム剤が多く, びらんしている病変部での使用は, その刺激性を注意したい.

3 極力診断を確定させたうえで, 使用する. 湿疹と迷う場合は副腎皮質ステロイド外用薬を優先する!

診断プロセスの鉄則を知ろう!

　抗真菌外用薬に関しては, 看護師(とくに在宅現場)が最も迷うことの多い分野である. しかし, 診断が確実であれば, 多くの場合は外用療法で治癒に導くことが可能な疾患でもある.

　抗真菌外用薬も奥は深いが, 通常の治療では覚えるべき外用薬の種類も少なく, 基本を押さえれば確実な治療が可能である. そこでまず, 白癬やカンジダ症の診断プロセスの鉄則を確認したい.

①必ずKOH法による直接鏡検により菌糸を確認し, 診断を確定する(図1〜3).

②病変部の状態に応じた基剤を有する外用薬を選択し, 塗布する

③患者に毎日1日1回必ず外用するよう指導する. この場合, 病変部の保清とともに, 病変部より広い範囲に塗布するように指導したい.

　白癬は爪白癬などを含む角質増殖型を除けば, 外用療法で治癒が期待できる. また, カンジダ症も外用療法がよい適応となる.

図1　苛性カリ(KOH)を用いた直接鏡検法に必要な検査物品

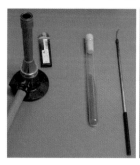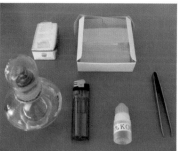

KOHを用いた直接鏡検

方法(図1)

　皮疹部より採取した鱗屑_{りんせつ}，爪片，毛，粘膜などの試料をスライドグラス上に載せ，10〜30%KOHを数滴たらしカバーガラスをかぶせる．この状態で数分間静置する．この間，アルコールランプなどを用いて加温すると時間の短縮が可能である．その後，カバーガラスを軽度圧迫し，顕微鏡で観察する．観察する際には，コンデンサーレンズを絞り込むと，真菌の輪郭がより鮮明となり観察しやすい．まず100倍で観察し，真菌要素を確認した後，400倍で形態を詳しく観察する．

所見

　KOH法が診断に有用であるのは主に浅在性皮膚真菌症の白癬，カンジダ，癜風_{でんぷう}である．

　白癬：比較的スムーズに伸びる菌糸であり，隔壁を有する(**図2**)．しかし，隔壁部でのくびれはない．時に分節胞子が観察され，カンジダとの鑑別に有用な所見である．

　カンジダ：菌糸は隔壁をもたず，屈曲する傾向が見られる．またソーセージ様にくびれた構造が見られる．菌糸から分芽胞子が観察され，時に胞子塊を形成する．

検体の採取における注意点

　皮疹から鱗屑などの検体を採取する場合には，真菌が豊富に存在する部位を推定し検査に供する．

　白癬の場合，皮疹中央部より辺縁部の鱗屑を薄く剝がし，検体とするほうが検出率は高い(**図3**)．

　小水疱を混ずる場合には，小水疱の水疱蓋_{すいほうがい}を切り取り，その水疱蓋を鏡検することで高率に真菌要素が検出できる．爪白癬は爪甲と爪床の間を爪母方向に菌は侵入していく．このため，爪の先端のみではなく，できるだけ爪母側からも検体を採取し，鏡検するとよい．

　頭部白癬の場合には，病巣内に残存する病毛を抜き，皮膚に埋没している部分を鏡検する．

図2 白癬の直接鏡検所見

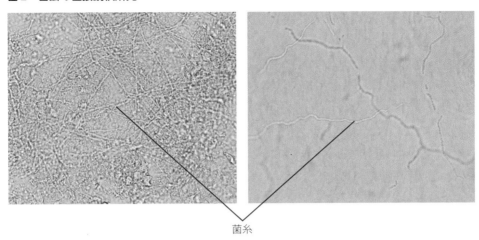

菌糸

図3 検体採取法

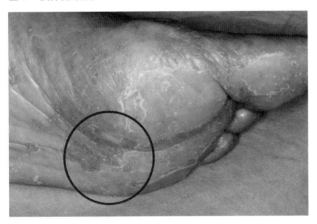

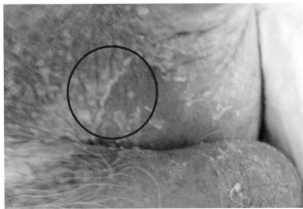

皮疹中央部より辺縁部(○印)の鱗屑を薄く剥がす.

　一方，カンジダでは紅斑を呈することが多いが，この場合でも中央ではなく辺縁部の鱗屑を薄く剥がし，検体とするのがよい．癜風では皮疹をメスで擦ると多量の糀糠様鱗屑が得られ，これを検体とする.

抗真菌外用薬の種類と選択法を知ろう！

　抗真菌外用薬には種々の種類が存在する（**表1**）が，基本イミダゾール系を選択すべきである．抗菌域が広く，白癬のみならず，カンジダ症，癜風にも有効である．

　さらに，比較的新しい薬剤であるアスタット®やルリコン®は白癬への抗菌活性が強化されており，有用性が高い．イミダゾール系以外のゼフナート®やラミシール®も有効であるが，とくにゼフナート®はカンジダ症と癜風には保険適用がない．白癬が確実な場合に用いる．

　塗布は原則1日1回，患部に単純塗布するが，病変部周囲に**比較的広範囲**に塗布するように指導する．使用は入浴後がよいと思われるが，必ずしも必須ではなく患者の使用しやすい時間でよい．要は，1日1回必ず外用してもらうことである．

　抗真菌外用薬の剤形はクリームが一般的である．クリームは使用感に優れているが，びらん面などに塗布する場合，最も安全性が高いのは軟膏である．このほか，液剤は爪白癬などに用いられ，使用感や浸透性に優れるものの，刺激感を伴うことがあり注意を要する．抗真菌外用薬でユニークなのはスプレー剤の存在であり，塗布が簡単である．

　他方，皮膚カンジダ症の場合は，病変部の保清と乾燥を心がける．口腔内カンジダ症の場合にはフロリードゲルを口腔内で数分間全体になじませた後，内服する．また，外陰腟カンジダ症では，腟剤を併用する．癜風では，イミダゾール系抗真菌外用薬を2週間程度塗布する．

　高齢者で多数の内服薬を使用している場合や，肝機能障害がある患者など，抗真菌内服薬が使用できない場合，とくに爪白癬の治療には難渋する．液剤を用いるが，なかなか浸透しない場合もあり，とくに肥厚した爪は治療が難しい．

　この場合，尿素軟膏などで密封療法を行い，抗真菌外用薬を塗布するとよい．手技的には比較的簡単である．

抗真菌外用薬のOTCを知ろう！

　抗真菌外用薬はOTC(over the counter)薬として市販薬も多数存在する．在宅患者など，とくに皮膚科医へのアクセスが困難な場合には，真菌症であるのか，湿疹・皮膚炎群であるのか判断に迷うことも多い．

　この場合，どちらを先に治療すべきか迷うこともあるかと思われるが，優先すべきは断然湿疹・皮膚炎群の治療，すなわち副腎皮質ステロイド外用薬を使用すべきである．

　その理由は，難治で悪化してしまい，皮膚科医にコンサルテーションした場合，先に抗真菌外用薬を使用していると，真菌検査で陽性所見が得られなくなり，正しい診断に至らないためである．

　逆に，副腎皮質ステロイド外用薬を先に使用していれば，その局所免疫抑制作用により，真菌は増殖することから容易に診断に至ることができる．

表1　抗真菌外用薬

	商品名	一般名	剤形	回数	白癬	カンジダ	癜風	脂漏性湿疹
イミダゾール系	エンペシド	クロトリマゾール	クリーム：1%，液：1%	1日2〜3回	○	○	○	
	マイコスポール	ビホナゾール	クリーム：1%，液：1%	1日1回	○	○	○	
	ニゾラール	ケトコナゾール	クリーム：2%，ローション：2%	1日1回	○	○	○	○
	アトラント	ネチコナゾール塩酸塩	軟膏：1%，クリーム：1%，液：1%	1日1回	○	○	○	
	アスタット	ラノコナゾール	軟膏：1%，クリーム：1%，液：1%	1日1回	○	○	○	
	ルリコン	ルリコナゾール	軟膏：1%，クリーム：1%，液：1%	1日1回	○	○	○	
	ルコナック	ルリコナゾール	爪外用液5%	1日1回	○			
チオカルバメート系	ゼフナート	リラナフタート	クリーム：2%　液：2%	1日1回	○			
ベンジルアミン系	メンタックス	ブテナフィン塩酸塩	クリーム：1%，液：1%，スプレー：1%	1日1回	○		○	
モルホリン系	ペキロン	アモロルフィン塩酸塩	クリーム：0.5%	1日1回	○	○	○	
アリルアミン系	ラミシール	テルビナフィン塩酸塩	クリーム：1%，液：1%，スプレー：1%	1日1回	○	○	○	
トリアゾール系	クレナフィン爪外用液	エフィナコナゾール	液：10%	1日1回	○*			

＊適応は「爪白癬」のみ

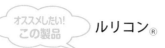 **ルリコン**®

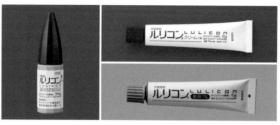

写真提供：サンファーマ株式会社

未だOTC化されていないイミダゾール系抗真菌外用薬.

ルリコナゾールは，ジチオラン骨格を持つ新規イミダゾール系の化合物. 光学活性を持つ初めての外用抗真菌薬である. 広い抗真菌スペクトルを持ち，強い抗真菌活性を示す. とくに，皮膚糸状菌に対しては現在のイミダゾール系外用抗真菌薬の中で最も強い抗真菌活性を持つ.

ルリコン®は，足白癬に対し2週間，生毛部白癬，皮膚カンジダ症，癜風に対しては1週間の薬剤塗布で優れた臨床効果を示した.

 # 抗真菌薬含有の石けん・シャンプー

コラージュフルフル泡石鹸

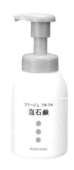 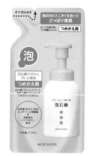

写真提供：持田ヘルスケア株式会社

在宅現場などでは，容易に抗真菌薬を処方して使用することが不可能な場合があり，実際この点を悩む看護師も多い. 当然，医師がきちんと真菌症を診断し，薬剤を処方してくれればいいのであるが，実際は皮膚に無頓着な他科の医師も多いと聞く. このような場合，OTCで有効な製品が，抗真菌薬を含有する製剤である.

コラージュフルフル泡石鹸は，細菌に対しイソプロピルメチルフェノール，真菌に対しミコナゾール硝酸塩を配合した石けんであり，カンジダ感染症を含む陰部洗浄や褥瘡周辺部位の洗浄，その他，フットケア，顔面脂漏性皮膚炎の清潔保持，カンジダ菌・癜風菌・白癬菌感染が考えられる陰部以外全身の清潔保持に使用可能である.

コラージュフルフルネクスト　シャンプー＆リンス

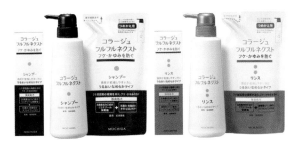

写真提供：持田ヘルスケア株式会社

コラージュフルフルネクストシャンプー＆リンスはフケ・痒みおよび脂漏性皮膚炎，頭部湿疹患者の清潔保持．それに加え，尋常性乾癬患者の清潔保持にも有用性が高い．

実は筆者の専門の1つに乾癬がある．尋常性乾癬とは表皮のターンオーバーがわずか3日間に亢進するという皮膚疾患で難治性であり，整容的観点から患者の生活の質が大きく低下する．本症患者でも，コラージュフルフルネクストシャンプー＆リンスを使用している場合があり，結構好評である．なお，ヤブ医者を自覚している筆者は，少しでも患者の気持ちを知ろうと，自らコラージュフルフルネクストシャンプー＆リンスを愛用している（かようなことを書くと，発売元の持田ヘルスケア株式会社が喜んで，タダでこれらをプレゼントしてくれそうであるが，筆者はそのようなことを期待している訳ではない訳でもない☞冗談です！）．

21. 抗生物質含有外用薬

3 bare essentials

1 現在頻用されている抗生物質含有外用薬には，耐性を有する菌が多い.

2 さらに，二次感染防止などといいながら，不用意に抗生物質含有外用薬を多用することは，自ら耐性菌を生み出すこととなる.

3 皮膚科領域で抗生物質含有外用薬を積極的に用いる疾患は，痤瘡や伝染性膿痂疹などの表在性細菌感染症である.

抗生物質含有外用薬の種類と適応疾患

抗生物質含有外用薬は皮膚科診療においても頻用するが，耐性菌出現防止の意味からも，濫用は慎むべきである. そもそも抗生物質とは，主に微生物から産生されて微量でほかの細胞の発育を阻止する化学物質である.

抗生物質の代表であるペニシリンは，1928年にアレクサンダー・フレミングによりアオカビから発見された. 現在では，バイオテクノロジー技術の発達により，人工的に合成されるが，本来抗生物質は微生物由来であり，細菌のみに選択的に毒性を示す物質である.

このため，完全に人工的に合成されるサルファ剤などは，厳密には抗生物質ではない. 抗生物質の問題点としては，その多用により，薬剤耐性菌が出現することである. とくに皮膚においては，抗生物質を皮面に外用した場合，比較的容易に耐性菌が誘導されることが明らかとなっており，治療が長期間にわたる創傷部などにおいては，原則として抗生物質含有外用薬を使用してはならない.

抗生物質含有外用薬の主な適応疾患として，表在性皮膚感染症，深在性皮膚感染症，慢性膿皮症，外傷・熱傷および手術創等の二次感染などであり，痤瘡の適応を有するものもある(**表1**). なかでもアクアチム®やゼビアックス®は痤瘡に有効性が高い. アクアチム®には軟膏，クリーム，ローション，ゼビアックス®には油性クリーム，ローションがあり，病変と患者の嗜好に合わせて使用する.

抗生物質含有外用薬であるので，実際に毛包炎が起きている部分に用いるべきであり，

表1　主な抗生物質含有外用薬

商 品 名	一 般 名	剤 形
アクアチム	ナジフロキサシン	軟膏：1%，クリーム：1%，ローション：1%
ダラシンT	クリンダマイシンリン酸エステル	ゲル：1%，ローション1%
ゲンタシン	ゲンタマイシン硫酸塩	軟膏：0.1%，クリーム：0.1%
ソフラチュール	フラジオマイシン硫酸塩	貼付薬
バラマイシン	バシトラシン・フラジオマイシン硫酸塩	軟膏：バシトラシン250単位・硫酸フラジオマイシン2mg
フシジンレオ	フシジン酸ナトリウム	軟膏：2%
ゼビアックス	オゼノキサシン	油性クリーム：2%，ローション：2%

炎症が起きていないニキビなどにはアダパレン（ディフェリン®）を用いたい．

　ゲンタシン®は皮膚創傷治療に皮膚科以外で使用されることも多いが，実際には耐性菌が多く，注意すべきである．この点ゼビアックス®はいまだ耐性菌も少なく，有効性が高い．

スキル

伝染性膿痂疹における副腎皮質ステロイドの使用

　伝染性膿痂疹（のうかしん）に対する外用療法において，皮膚科学者でも意見が分かれるのは副腎皮質ステロイド外用薬使用の是非である．細菌感染と湿疹病変が混在する病変であるので，なかなか難しい議論である．

　副腎皮質ステロイド外用薬使用反対派は，伝染性膿痂疹はあくまで感染症であり，局所免疫を低下させてしまう副腎皮質ステロイド外用薬使用は病態に合わないという主張である．

　対する肯定派は，湿疹病変を副腎皮質ステロイド外用薬によりすみやかに治癒させることで病変部は乾燥し，おのずと細菌感染が治癒するとの考え方である．

　ともに，理論的に正しい主張であるが，実際には病変により判断すべきであろう．滲出が多く，明らかな感染局面であれば，抗生物質含有外用薬とともに亜鉛華軟膏の重層療法を，痒みが強い湿疹主体の局面であれば副腎皮質ステロイド外用薬を用いるとよい．むろん，シャワー浴による保清指導なども重要であり，これも広い意味での外用療法である．

22. 潰瘍治療外用薬

3 bare essentials

1 皮膚潰瘍治療外用薬においては，配合剤（つまりその外用薬の作用）のみならず基剤（つまり水を吸うか，与えるか）を考え使用薬剤を決定する．

2 抗菌作用を有する薬剤と抗生物質含有外用薬を混同して使用してはならない．

3 ドレッシング材は数多くあるので，自ら得意とする製剤を数種類熟知しておけばよい．

潰瘍治癒過程と外用薬の使い方

現在，わが国にはさまざまな潰瘍治療用の外用薬が存在する（**表1**）．

これらを使いこなすためには，創傷治癒理論とそれぞれの外用薬の特性を十分に理解して，実際の創傷に最も必要な処置が何であるのかを理解する必要がある．

潰瘍治療薬に関しては多数の書籍が出版されており，詳細は割愛するが，その知識は大きく①感染の制御，②肉芽形成促進，に分けることができる．

しかし，現在の創傷治癒理論は湿潤環境下の創傷治癒がコンセンサスであり，創面を適切な湿潤環境に保つことが求められる．すなわち，配合剤（＝薬剤の作用）だけではなく基剤（＝水を吸うか，与えるか）を考慮して選択する必要がある（**表2**）．

感染の制御

感染創などに対し，抗菌作用を期待する場合などに複数の外用薬を混合することもあるが，混合により配合変化が生じて，有効成分が失活してしまうこともあるため，安易に混合するべきではない．

しかし，酸化亜鉛の重層法など，長年の経験と理論的合理性のある治療法は積極的に活用することが高度な創傷管理のスキルとなる．創傷管理において，抗菌作用を有する薬剤と抗生物質含有外用薬を混同してはならない．

まず，抗菌薬とは細菌などの病原体に対し，殺菌的もしくは静菌的に働く薬剤のことであり，広い意味では抗生物質含有外用薬を含む．

表1 褥瘡・皮膚潰瘍治療薬

目的	商品名	一般名	剤形	使用法
肉芽形成促進・創の縮小	フィブラスト	トラフェルミン	スプレー：250μg，500μg	1日1回．溶解後は10℃以下の冷暗所保存．2週間以内に使用
	オルセノン	トレチノイン トコフェリル	軟膏：0.25%	1日1〜2回
	アクトシン	ブクラデシンナトリウム	軟膏：3%	1日1〜2回
	プロスタンディン	アルプロスタジル アルファデクス	軟膏：0.003%	1日2回
	ソルコセリル	幼牛血液抽出物	軟膏：5%	1日1〜2回
滲出液・感染・壊死物質制御	ゲーベン	スルファジアジン銀	クリーム：1%	1日1回
	ユーパスタ	白糖・ポビドンヨード	軟膏：白糖70%，ポビドンヨード3%	1日1〜2回
	カデックスヨードコート	ヨウ素	軟膏：0.9%，外用散：0.9%（ヨードコートは軟膏のみ）	1日1回
	ブロメライン	ブロメライン	軟膏：5万単位/g	1日1回
	テラジアパスタ	スルファジアジン	軟膏：5%	1日1〜数回
その他	アズノール	ジメチルイソプロピルアズレン	軟膏：0.033%	1日1〜数回
	亜鉛華軟膏	亜鉛華軟膏	軟膏：10%，20%	1日1〜数回

表2 基剤との対照表

疎水性基剤	油脂性基剤		創部の保湿・保護	亜鉛華軟膏 プロスタンディン軟膏
親水性基剤	乳剤性基剤	水中油型	加湿効果	オルセノン軟膏 ゲーベンクリーム
		油中水型	創部の保湿・保護	ソルコセリル軟膏
	水溶性基剤	マクロゴール軟膏	吸水効果	アクトシン軟膏 ヨードコート軟膏 ブロメライン軟膏 ユーパスタコーワ軟膏

ただし，抗菌作用を有する薬剤といえば，通常はポビドンヨードなどのように細菌を化学的機序で死滅させる外用薬を指すことが多い．

このような薬剤は耐性菌選択のリスクが少ないため，外用薬を長期にわたって使用することが多い創傷管理での使用に適している．

では，実際の外用薬をみてみたい．

精製白糖・3％ポビドンヨード（ユーパスタコーワ軟膏，ポビドリン®パスタ軟膏など）

ポビドンヨードと白糖が含有された製剤である．白糖は，高浸透圧により滲出液を減少させるとともに，細菌成長阻害作用とバイオフィルム形成抑制作用を有する．

さらに，線維芽細胞からのコラーゲン合成を促進させることが知られている．

本剤は，ヨウ素過敏の既往がある患者や甲状腺機能異常，腎不全，新生児への使用は十分注意を要する．多種の商品が販売されているが，薬価が大きく異なることも注意すべきであろう．

ポビドンヨード（イソジンゲル®）

吸水性のマクロゴールを基剤とするポビドンヨード製剤である．

本剤も，ヨウ素過敏の既往がある患者や甲状腺機能異常，腎不全，新生児への使用は十分注意を要する．

ヨウ素軟膏（ヨードコート®軟膏），カデキソマー・ヨウ素（カデックス軟膏0.9％，カデックス外用散）

いずれも，ヨウ素の作用により，殺菌作用を発揮する薬剤である．このうち，ヨウ素軟膏は，吸水するとゲル化するという基剤特性を併せ持つため，薬剤交換時の利便性に優れている．

一方，カデキソマー・ヨウ素は基剤にデキストリンポリマーが用いられ，滲出液を吸収することで，創面の清浄化が図られる．ただし，軟膏のほうが，取り扱いが簡単である反面，外用散は吸水機能に優れる．

ヨードホルム（ヨードホルム，ヨードホルムガーゼ）

いずれも，ヨードホルムから遊離するヨウ素の作用により，殺菌作用を発揮する薬剤である．このうち，ヨードホルムガーゼは保険適用がない．

滲出の多い感染創に，とくにヨードホルムガーゼはドレナージ効果の観点からも有効であるが，多量に用いた場合には中毒症状を起こしうるので，十分に注意する．

スルファジアジン銀（ゲーベン®クリーム）

本剤はクリームと名がある通り，水中油型製剤であり，これまでにあげた製剤と異なり，創面に水を与える作用を持つ．

スルファジアジンはサルファ剤であるが，本剤は銀により抗菌効果を発揮すると考えられている．

金属には抗菌活性を持つものがあり，抗菌性金属を各種の無機物担体に担持したものを無機系抗菌剤とよぶ．これら無機系抗菌剤は有機系抗菌剤に比べ一般に安全性が高く，広域な抗菌スペクトルを有し，耐久性，耐熱性に優れていると考えられている．

銀の抗菌メカニズムについて，銀が細胞膜，細胞壁に作用して抗菌活性を発揮するとされるが，その詳細はいまだ不明である．イオン化した銀が-SH基と反応し，細胞膜あるいは細胞内に侵入して各種蛋白を変性させる結果，効果を発揮するという報告や活性酸素に作用するという報告がある．

本剤は，サルファ剤に対し過敏症を有する患者や新生児，低出生体重児には使用してはならないことに注意する．

銀イオン含有創傷被覆・保護材（アクアセル®AG）

カルボキシメチルセルロースナトリウムからなる高吸収性繊維に銀イオンを加えた創傷被覆材である．

高吸収性繊維はゲル化することによって滲出液を保持することで，高い効果が期待できる．

アクリノール含有酸化亜鉛（アクリノール・亜鉛華軟膏）

外用殺菌消毒剤であるアクリノールは，アクリジニウムイオンとなり，細胞の呼吸酸素を阻害することで作用を発揮する．生体組織にほとんど刺激を与えず，血清蛋白質の存在下でも殺菌力は低下しない．

創傷に対しては，主に酸化亜鉛に混合して用いられるが，近年その使用頻度が減り，いわゆる俗称「リバボチ」も通用しなくなってきた．古典的な軟膏であるが，酸化亜鉛の有効性も引き出せることから，有効に用いたい薬剤である．

ブロメライン（ブロメライン軟膏）

抗菌作用ではないが，ブロメラインという蛋白分解酵素により，化学的デブリードマンを目的とした製剤．パイナップルを食すと，舌に刺激を感ずるが，これはパイナップルに含まれる蛋白分解酵素による刺激のためである．

肉芽形成促進

トラフェルミン（フィブラスト®）

トラフェルミンとは，塩基性線維芽細胞増殖因子であり，創傷治癒を強力に促進する増殖因子である．

トラフェルミンは血管新生作用，肉芽形成促進作用等によって創傷治癒を促進する．創傷治癒効果は強いが，スプレータイプのため単剤では創部の湿潤環境を維持しにくく，

他の外用薬やドレッシング材などを併用するとよい.

　また，本剤は局所濃度が有効性に大きく影響することから，外来患者に投与する場合，使用法を十分教育し，理解させる必要がある.

　さらに，白色ワセリンなどの油性基剤軟膏などと併用するなど，湿潤環境を維持するための工夫が必要である.

ブクラデシンナトリウム（アクトシン®）

　ブクラデシンナトリウムは局所血流改善作用，血管新生促進作用，肉芽形成促進作用，表皮形成促進作用などにより創傷治癒を促進する. 基剤のマクロゴールが吸湿性を有するため，滲出液過多の創面や浮腫の強い創面に使用する.

　一方，滲出液の少ない創では乾燥を招くことがあるので注意を必要する. 上皮化を促す際には経験的に乾燥傾向のほうが，治癒が早いことが知られており，有効性が高い.

アルプロスタジル アルファデクス（プロスタンディン®）

　アルプロスタジルアルファデクスは皮膚血流増加作用，血管新生促進作用により，創傷治癒を促進する.

　また，線維芽細胞にも作用して増殖を促進し，さらに線維芽細胞からの増殖因子を増加させることで，角化細胞の増殖をも促進する.

　油脂性のプラスチベースが基剤として用いられているので，滲出液量が適正ないし少ない創に適しており，滲出液の多い創面や浮腫の強い創面には向かない.

トレチノイン トコフェリル（オルセノン®）

　トレチノイントコフェリルは線維芽細胞をはじめとする細胞の遊走能を促進する作用や，細胞増殖促進作用などにより肉芽形成促進作用および血管新生促進作用を発揮する. 基剤として水分を70％含む乳剤性基剤を用いているため，乾燥傾向の強い創面に適しており，滲出液の多い創面や浮腫の強い創面には向かない.

　商品名ではオルセノン®軟膏となっているが，"クリーム"であり，注意したい！

ドレッシング材

　湿潤環境が創傷治癒を促進することはすでにコンセンサスが得られており，さまざまなドレッシング材が臨床現場で多用されるのもこの理論に基づいている.

　それぞれのドレッシング材には特徴があり，局所感染に十分注意することを前提として，創面および創周囲皮膚の状態や，患者の全身状態を考慮しながら，ドレッシング材の種類と使用時期を選択する必要がある.

　また，ドレッシング材では湿潤環境の保持とともに，免荷や局所保護作用も期待できる. さらに，実際に処置を行う看護師などの負担軽減も可能であり有用性も大きい.

ハイドロコロイド

　本材は創部に固着することなく湿潤環境を維持する．創部の乾燥によって生じる痂皮の形成を防ぐ．創部の湿潤環境によって表皮細胞の遊走を促進し，治癒を促す．

　また，ハイドロコロイドは創部を閉鎖し，露出した神経末端が空気に曝されることを防ぐ．これによって，浅い創傷に特有なヒリヒリする疼痛を軽減する．

ハイドロジェル

　本材は湿潤環境を維持して肉芽や上皮の形成を促進するとともに，すみやかな冷却効果により炎症を軽減して疼痛を軽減する．

　また，透明なので創面の観察が可能である．

ポリウレタンフォーム

　本材は自重の約10倍の滲出液を吸収し，適切な湿潤環境を維持して肉芽や上皮の形成を促進する．ドレッシング材の溶解や剥落による創部の残渣がない．

　また，創部接触面は非固着性ポリウレタンネットのため，創面からずれても形成された上皮の剥離を起こしにくい．

アルギン酸塩

　本材は自重の10〜20倍の吸収力がある．多量の滲出液を吸収しゲル化し，創面に湿潤環境を維持することにより治癒を促進する．

　また，創部との接触面でアルギン酸塩中のカルシウムイオンと血液・体液中のナトリウムイオンの交換が起こり，カルシウムイオンは濃度勾配により毛細血管内に拡散する．これにより止血作用が得られる．

ハイドロファイバー

　本材は，自重の約30倍の吸収力がある．アルギン酸塩の約2倍の水分保持力を持ち，治癒に最適な湿潤環境を長期間維持し，肉芽形成を促進する．吸収した滲出液の横方向への広がりを抑え，創周囲の健常皮膚の浸軟を防止する．

　また，銀含有ハイドロファイバーは細菌などを含む滲出液を内部に閉じ込め，創部への逆戻りを抑える．この状態で銀イオンが放出されるので，滲出液に含まれた細菌を迅速かつ効率的に抗菌することが可能である．

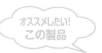

ヨードコート®軟膏

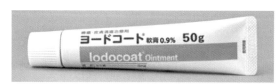

写真提供：帝國製薬株式会社

　一般的にヨウ素製剤は，有効成分のヨウ素が殺菌作用を有するため，慢性期の深い褥瘡では滲出液の多い感染期を中心に使用されることが多い．なかでもヨードコート®軟膏0.9％（以下ヨードコート軟膏）の基剤は水溶性であり，外用薬としては最も高い吸水能を有するため，過剰な滲出液を吸収する．また，褥瘡の局所治療は，有効性や安全性の高さに加え，実際の処置施行の負担軽減の観点も重要な評価項目であり，処置が簡便で短時間で終了することなどが望まれる．褥瘡治療外用薬としては，「塗り広げやすい」「薬剤が創から除去しやすく，洗い流しやすい」ものが「使いやすい」薬剤である．また，とくにヨウ素製剤が適応される時期では，滲出液による頻回のガーゼ交換が必要となるため，「滲出液による衣類やシーツの汚れが少ない」ことも重要である．

　筆者はヨウ素製剤を用いた褥瘡処置に携わる看護師を対象としたアンケート調査を行ったが，その結果ヨードコート軟膏は他のヨウ素製剤と比較し，ゲル化する点や，取扱いの容易さが看護師に高く評価されていた．感染制御時にはとくに考慮したい点である．

ソーブサン

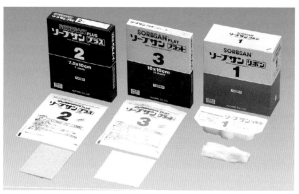

写真提供：アルケア株式会社

　ソーブサンは，海草のコンブから抽出されたアルギン酸塩を繊維状にして不織布にしたものであり，さまざまな形態を呈するのが特徴である．アルギン酸塩は自重の15～20倍の水分を吸収し，滲出液のナトリウムイオンを含む水分を吸収するとゲル化する．このゲルが創面の湿潤環境を保つ．また，極めて強力な止血効果を有し，診療室に常備してあると便利である．

23. その他の外用薬

3 bare essentials

1 古典的外用薬は"古い薬剤で有効性が低い"と誤解されることがあるが，安価で安全性も高く，積極的に使用したい薬剤である．

2 亜鉛華軟膏と亜鉛華単軟膏はほぼ同じものととらえ，どちらを使用しても差し支えはない．

3 近年，新たな薬剤も次々と開発されており，従来外用療法が困難であった疾患についても治療できるようになった．

用途が広い古典的外用薬

　近年，さまざまな副腎皮質ステロイド外用薬が開発され，さらに基剤も大きな進歩を遂げた．これにより，従来から用いられてきた外用薬は，いわゆる「古典的外用薬」と称され，あまり用いられなくなる傾向にある．代表的な古典的外用薬に亜鉛華軟膏や亜鉛華単軟膏があり，現在でも「ボチ」の通称で親しまれている．

　実は「ボチ」とはホウ酸亜鉛華軟膏の通称であり，現在ホウ酸亜鉛華軟膏は製造中止となったため，厳密な意味では「ボチ」という呼び名は誤りなのであるが，単に亜鉛華軟膏を示す意味で，その名称は脈々と存在している．

　最近では「ボチなどは，もう過去の軟膏であり使うべきではない」と主張する若手医師（←筆者も気持ちの上では若手と思っているのであるが，悲しいかな寄る年波には勝てぬ！）も存在するが，実は「古典的外用薬」を使いこなすことこそ外用療法の極意であり，さらに在宅医療を担っている医療従事者にとっては，安価で安全性の高い「古典的軟膏」は強い味方なのである．

　亜鉛華軟膏と亜鉛華単軟膏は，しばしば混同されてしまう．もともと「酸化亜鉛」は，無味無臭で白色の無晶性粉末である．局所収斂・保護作用とともに，弱い防腐作用もあり，創面または潰瘍に散布すると散布部位が乾燥し，分泌や細菌繁殖を抑制する．

　以前は殺菌作用を持たせるために「ホウ酸」が入った「ホウ酸亜鉛華軟膏」が用いられたが，「ホウ酸」の毒性の問題から製造中止となり，亜鉛華軟膏がその代用品として用いられるようになった．

臨床的には効能・効果が同じであり，亜鉛華軟膏と亜鉛華単軟膏のどちらを使用してもよいが，軟膏の性質上若干の違いがあり，知っておくと便利である．

また，薬価も亜鉛華単軟膏に比較し，亜鉛華軟膏のほうが若干安い．両者の違いについて，記憶しておくと便利なのは以下の3点である．

- 亜鉛華軟膏は水を吸うが，亜鉛華単軟膏は水を吸わない．
  （記憶法「亜鉛華単軟膏は単なる作用のみ！」）
- 亜鉛華単軟膏は臭い!!　亜鉛華軟膏は光沢を持つ！
- 酸化亜鉛の濃度は，亜鉛華軟膏は20％だが，亜鉛華単軟膏は10％．ただし，「サトウザルベ」は亜鉛華単軟膏だが，20％含有．

「酸化亜鉛」の濃度は大きな問題ではないが，20％の場合，稀に刺激感などがみられる患者が存在するので注意したい．そもそも亜鉛華軟膏と亜鉛華単軟膏は基剤が異なり，前者は「白色軟膏」，後者は文字通り「単軟膏」である．

最初に使ってみたい古典的外用薬

数ある古典的軟膏であるが，まず最初に使ってみたいおすすめは以下の4つである．

亜鉛華軟膏と亜鉛華単軟膏は単独でも用いられるほか，副腎皮質ステロイド軟膏とともに用いられることも多い．「カチリ」は水痘などに有用であり，「リバボチ」は褥瘡などの皮膚潰瘍の治療現場で役に立つ．いずれも比較的安価である．

亜鉛華軟膏
適応疾患：外傷，熱傷，凍傷，湿疹，皮膚炎，肛門瘙痒症，白癬，面皰，せつ，よう，その他の皮膚疾患によるびらん・潰瘍・湿潤面（なにせ，昔はコレしかなかったのであるから，適応が広いのだ！）．白色軟膏を基剤として，流動パラフィン3％，酸化亜鉛20％が含有されている．

亜鉛華単軟膏
適応疾患：外傷，熱傷，凍傷，湿疹，皮膚炎，肛門瘙痒症，白癬，面皰，せつ，よう，その他の皮膚疾患によるびらん・潰瘍・湿潤面（亜鉛華軟膏とまったく同じ!!）．単軟膏を基剤として酸化亜鉛10％が含有されている．

フェノール・亜鉛華リニメント（カチリ）
適応疾患：皮膚瘙痒症，汗疹，じん麻疹，小児ストロフルス，虫さされ．通称，「カチリ」ともよばれるが，最近では使用頻度が減っている古典的軟膏．酸化亜鉛とともに，防腐，消毒，鎮痒作用のあるフェノールが含有されている．

水痘は近年，優れた抗ウイルス薬が開発され，全身投与が行われる場合，局所には抗ウイルス外用薬は必ずしも必要ではない．この場合，「カチリ」は大変重宝する．

アクリノール・亜鉛華単軟膏

適応疾患：切傷，すり傷，さし傷，かき傷，靴ずれ，創傷面の殺菌・消毒．亜鉛華単軟膏にアクリノール0.5〜1%を混ぜたもの．

これまた近年お目にかからなくなった軟膏であるが，通称「リバボチ」とよばれる．在宅褥瘡診療では，痂皮などの保護にも極めて有用である．

ボチシート

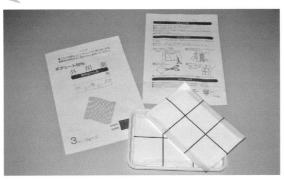

写真提供：帝國製薬株式会社

亜鉛華軟膏を重層療法する際に取り扱いやすいよう，貼付剤型にした亜鉛華軟膏．看護師がいちいちリント布やガーゼに伸ばす必要がなく便利である．

ボチシート1枚中（10cm×15cm）に亜鉛華軟膏30gが塗布されている．使用時は患部の大きさに合わせてカットして貼付することができ，面倒な重層療法も，比較的容易に行うことができる．

新しい外用薬

外用薬の進歩は目覚ましく，現在では前がん病変である日光角化症なども手術ではなく，外用療法で治癒が可能となった．

イミキモド（ベセルナ）

イミキモド（ベセルナ）は病変部における免疫システムに作用し，抗ウイルス効果や抗腫瘍効果を惹起させる薬剤である．ウイルス感染細胞や腫瘍細胞に直接作用するのではなく，それを攻撃する免疫を活性化するという薬剤であるため，一見関係のない疾患に有効性がある．

つまり，理論上は尋常性疣贅（ゆうぜい）などにも効果があるはずであるが，現在のところ保険適用がない．

アダパレン（ディフェリン®）

　尋常性痤瘡治療薬のアダパレン（ディフェリン®ゲル）は，ビタミンAの誘導体であるレチノイド外用薬であり，毛包の角化を正常化させるほか，抗炎症作用などがあり，ピーリング効果もあるとされている．

　副作用として刺激症状や乾燥は必発であり，患者に十分説明しておかなければ，患者自らが使用を中止してしまうことが多い．しかし，使用を継続していくことにより皮膚刺激感は改善していく．

　また，乾燥が大きな問題となる場合には，保湿剤との併用をすすめる．本剤は就寝前などの洗顔後に1日1回塗布させる．保湿剤は本剤使用前に外用するように指導する．効果は徐々に現れることから少なくとも2～3か月の使用を促す．

過酸化ベンゾイル（ベピオ®）

　尋常性痤瘡治療薬の過酸化ベンゾイルは，皮膚に吸収された後に分解され，酸化ベンゾイルラジカルやフェニルラジカルなどのフリーラジカルとよばれる物質を生じる．フリーラジカルにはアクネ菌やブドウ球菌など細菌の膜構造やDNA・代謝などを阻害する作用があり，この結果，これらの菌の増殖を抑えることで効果を表す．さらに，フリーラジカルは角質のタンパク質を変性させることで角質細胞どうしの結合をゆるめて角層の剥離を促すほか，毛包上部での角質の詰まりを解消することから，尋常性痤瘡への効果を発揮する．

　現在，わが国における過酸化ベンゾイル製剤には，過酸化ベンゾイルのみの製剤（ベピオ®）に加え，抗菌薬であるクリンダマイシンを配合したもの（デュアック®）や，アダパレンとの合剤（エピデュオ®）も存在する．

クロベタゾールプロピオン酸エステル シャンプー（コムクロ®）

　クロベタゾールプロピオン酸エステルを0.05％含有する頭部の湿疹皮膚炎，尋常性乾癬治療に有効なシャンプー剤である．使用法は，乾いた状態の頭部に塗布し，そのまま15分待つ．その後，水か湯で泡立ててシャワーで洗い落とす，短時間接触療法というものである．これにより薬剤の有効性を維持し，副作用発現を抑えることが可能となる．なお，洗い落とす方法は通常のシャンプーと同様であり，必要に応じて市販のトリートメントを使用する．

タクロリムス水和物（プロトピック®）

　タクロリムス水和物含有軟膏であるプロトピック®軟膏は，アトピー性皮膚炎に適応を有する外用薬である．アトピー性皮膚炎患者の，とくに顔面や頸部の皮疹に有効であり，ストロングクラスのステロイド外用薬と同等の効果を発揮する．分子量が約800と大きいため，バリア機能が障害された病変部では皮膚に吸収され効果を発揮するが，正常化するにつれ過剰な吸収がなくなる．

本剤は外用時刺激性があるが，連用することで徐々に慣れてくることが多い．成人用と濃度が低い小児用がある．

デルゴシチニブ（コレクチム®）

　デルゴシチニブを含有するコレクチム®軟膏は，日本で開発されたアトピー性皮膚炎外用治療薬である．世界初の非ステロイド・外用ヤヌスキナーゼ（JAK）阻害薬として，今後さらなる期待が寄せられる薬剤である．デルゴシチニブは，細胞内の免疫活性化シグナル伝達に重要な役割を果たすJAKの働きを非特異的に阻害することで，アトピー性皮膚炎の発症に重要なタイプ2免疫反応を抑え，抗炎症効果および瘙痒抑制によりアトピー性皮膚炎の皮疹を改善する．

　内服JAK阻害薬もアトピー性皮膚炎に有効であるが，幅広く免疫反応を抑えるため副作用発現の懸念が残る．しかし本薬は外用薬であるためその懸念は少なく，安全に使用できることが期待される．現在0.5%と0.25%の2剤形があり，小児にも使用可能である．

ソフピロニウム臭化物（エクロック®）

　エクロック®ゲルは，原発性腋窩多汗症，いわゆる，わき汗治療に対してわが国で初めて保険適用となった外用薬である．わき汗は，温熱や精神的負荷の有無にかかわらず腋窩に大量の汗を生じ，衣服の選択が制限され，頻繁な衣服の交換やシャワーが必要になるなど日常生活への影響や制限も多く，患者の大きな悩みである．

　多汗症の原因となる汗は，エクリン汗腺から分泌される．エクリン汗腺は交感神経支配であり，アセチルコリンがエクリン汗腺のムスカリン受容体サブタイプ3を刺激することにより発汗を誘発する．ソフピロニウム臭化物は，抗コリン作用を有する新規化合物であり，ムスカリン受容体サブタイプ3を介したコリン作動性反応を阻害することで効果を発揮する．使用方法は，1日1回塗布具（アプリケーター）を用い，手に触れないように塗布する．

リドカイン・プロピトカイン配合クリーム（エムラ®）

　密封療法を行う外用薬も存在する．皮膚レーザー照射療法時に疼痛緩和目的で使用されるリドカイン・プロピトカイン配合クリームである．通常，成人には，レーザー照射予定部位に10cm²あたり本剤1gを，密封療法（occlusive dressing technique：ODT．p.117参照）により60分間塗布する．

　また，塗布時間は120分を超えてはならない．

＊

　今後さまざまな使用法の外用薬が市販される可能性があり，看護師の役割はさらに高まるといえる．

　現在，世界で新しい機序の外用薬が多数開発中である．今後の展開が期待される．

従来からの外用薬

従来から使われる外用薬は，当然長年の使用経験から安全性が高いと考えられるが，思わぬ副作用が出現することがあり，注意を要する.

クロラムフェニコール・フラジオマイシン硫酸塩軟膏（クロマイ®-P軟膏）

クロラムフェニコール・フラジオマイシン硫酸塩軟膏（クロマイ®-P軟膏）による再生不良性貧血や非ステロイド外用薬による上部消化管出血や腎障害などが報告されている.

副腎皮質ステロイド軟膏

妊娠中の副腎皮質ステロイド軟膏使用による外用療法では，催奇形性に関する問題はこれまで起きていないものの，強いレベルの副腎皮質ステロイド外用薬を長期に使用する際には十分注意する.

抗ヒスタミン外用薬（レスタミン）

副腎皮質ステロイド外用薬に比較し止痒効果は低いが，副作用も少ないので小児・高齢者などに用いてもよい. 時に本薬の熱烈的なファンの患者が存在する.

トコフェロール・ビタミンA油（ユベラ®軟膏）

凍瘡にも有効であるが，ハンドクリーム代わりに用いてもよい.

アズレン（アズノール®）

今でも多用される外用薬である. 青色を呈し，基剤には精製ラノリンが用いられている.
アズレンによる抗炎症作用が期待できるが，接触皮膚炎の発生には十分注意したい.

アシクロビル（ゾビラックス®），ビダラビン（アラセナ-A）

ヘルペスなどの抗ウイルス外用薬として，わが国ではアシクロビル（ゾビラックス®）とビダラビン（アラセナ-A）がある. 両者とも軟膏とクリームがある.
帯状疱疹の多くの場合，全身投与が選択されるので使用頻度は少ないものの，高齢者などで外用療法が選択されることもある. なお，帯状疱疹に関して，全身療法がすでに行われている場合には，局所に抗ウイルス外用薬を併用する必要はない. 局所はなんでもいいと言っては言いすぎであろうが，亜鉛華軟膏やカチリ，抗生物質含有軟膏など基剤の働きも期待できるものを選択すべきである.

スピール膏

スピール膏はサリチル酸による貼付剤である. 鶏眼，胼胝に貼付し，数日ごとに貼り替える. 病変部が軟化した際に，メスや安全カミソリで軟化した角質を除去するとよい.

第3章

褥瘡ケア

24. 褥瘡診療はなぜ難しいのか？

3 bare essentials

1. 褥瘡はとにかく皮膚局所で栄養と酸素が欠乏することで生ずる.
2. 地球上で生活する限り，避けられない疾患である.
3. アナタにだって，褥瘡はすぐにできる.

褥瘡は，どうして起こる？

　褥瘡発症を理解するうえで近道となるのは，夜，自分が寝ている様子を想像することである.

　地球上で生活するわれわれは，常に重力によって地面に接している. ニュートンが木から落ちるリンゴをみて重力を発見したとの逸話があるが，実はこれは真っ赤なウソであるらしく，さらにMr.マリックがスプーンを空中に浮遊させることで人々が驚くのは，すべて地球上に存在する万物は重力により地表に落ちるという事実を知るがゆえんである.

　実は筆者は高所恐怖症であり，観覧車など誰が金を払って乗るものか！　と思っているが，そもそもこれは観覧車がなんらかの事故により地上に激突するさまを空想するためであり，やはり重力の産物である. だったら, なぜ飛行機に乗るのか？　と聞かれるが，そもそも筆者は飛行機に乗るたびに死を覚悟しており，「ただいま気流の悪いところを通過中ですが，安全運行にはなんら問題ございません」などという気休めなどまったく信じてはいない. 今のところ毎回生還しているが，僥倖が続いているだけであり，読者も飛行機に乗られる際はそのように理解されたい.

　ちなみに，飛行機に乗っているとだしぬけに機長からの挨拶なんぞが流れてくる. しかしこの挨拶，時々機長に代わって副操縦士が行っている場合がある. 筆者は，これはその便に副操縦士の身内などが搭乗しており，機長が副操縦士に花を持たせようとする配慮か何かではないかと想像していた.

　あるとき搭乗した便が空席だらけだったので，余裕のありそうな客室乗務員に尋ねてみた.「ときどき副操縦士が挨拶されますが，あれは副操縦士の知り合いなどが搭乗している際の機長の配慮ですか？」

図1　同じ姿勢は5分ととれない!?

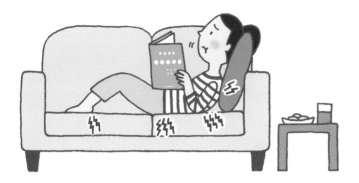

図2　人は無意識に姿勢を変える！

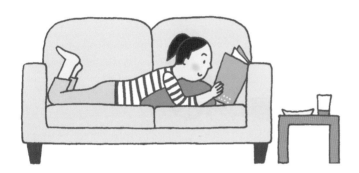

　するとその客室乗務員は，ニコリともせずこう答えた.「それは機長がパニクっているときです」．断じてこれは実話である…．

　それ以上に，国際線など長時間飛行機に乗る際には，どのような乗客も褥瘡発生のリスクを有するのである．その重力は，今まさに本書を読んでいる最中のアナタにも，複雑な力学的ベクトルで作用している．

　例えば，夜勤明けでソファーに寝そべって，ポテトチップを頬張りながら本書を読んでいると，どんなに座り心地のよい高級ソファーであったとしても，なんとなく腰が痛くなったり，踵が痺れたり，手が痛くなったりして，5分としないうちに姿勢を変化させているに違いない（**図1**）．

　それでも褥瘡ができないのは，誰もが心地よいソファーで寝そべっていたとしても，無意識に絶えず姿勢を変化させ，皮膚に加わる力を一点に集中させないようにしているからである（**図2**）．

　そもそも勉強するとき，われわれはいかなる姿勢で臨んでいたであろうか？　どんな大金持ちのハナタレ小僧が通う小学校でも，教室ではソファーで授業を受けるなどあり得ないであろう．学校は木製の椅子であり，座面と背もたれがほぼ直角である．

　担任の老教師が「姿勢を正して！」とたびたび激を飛ばしたと思われるが，「アンタの猫

図3　圧分散に適した姿勢

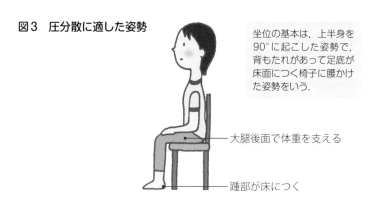

坐位の基本は，上半身を90°に起こした姿勢で，背もたれがあって足底が床面につく椅子に腰かけた姿勢をいう．

大腿後面で体重を支える

踵部が床につく

図4　褥瘡のある患者の理想的なケア

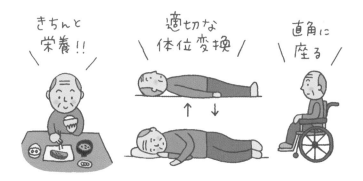

きちんと栄養!!

適切な体位変換

直角に座る

背はいいのか？」との突っ込みを入れるまでもなく，これは勉強に対する姿勢とともに，直角に座ることこそが，皮膚にかかる圧分散に非常に合目的であるからである（**図3**）．

　ほとんどの読者は，日々の激務に疲弊していたとしても健康体を維持しているであろう．多少の好き嫌いはあったとしても，栄養状態は悪くないに違いない．とくに女性は，まったく太っていなくとも，ダイエットなどを試みる傾向にあるが，そもそも解剖学的に女性は皮下脂肪が男性より厚いわけで，気にし過ぎるきらいがある．そのような健康体である読者には褥瘡はない………．

　翻って，褥瘡を持つ患者はどうであろうか？　ベッドに寝たきりで，栄養状態が悪く，自分では寝返りもうてないのではないか？　起き上がったときにも直角の坐位を保てていないのではないだろうか？

　このような患者に対し，褥瘡ケアはどうすればよいのであろう？

　答えは1つ，**可能な限りアナタと同じような日常を整えてあげればよいのである**．きちんと栄養を摂取させ，他力ではあるが適切に寝返りをうたせ，昼間は直角に座らせておく………（**図4**）．まず，**褥瘡診療は"たくましい想像力"から始まる！**　のである．

褥瘡の定義

　そもそも褥瘡とは，「骨突出部に強い圧力を短時間，あるいは弱い圧力を長時間加える

図5　体圧って？

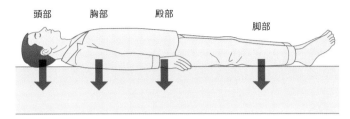

頭部　　胸部　　殿部

脚部

患者の体重などにより，体表接触面において生じる垂直方向の力のうち，重力によるものを指す．

ことにより，皮膚および皮膚組織，骨隆起を覆う筋肉などの虚血性障害とそれに続く壊死」と定義することができる．

　骨突出部に圧が加わると，当然血管が破綻し，虚血が起こり，酸素と栄養が局所皮膚に届かなくなる．このため皮膚は死んでしまい，褥瘡に至るわけである．

　なんら難しく考えることはない．褥瘡の好発部位は骨突出部であることが容易に理解できる．

褥瘡の原因

　あまねくこの世に存在する外部の硬い物体と，骨との間に挟まれた皮膚が動かせなくなる状態で，褥瘡は発症する．

- 麻痺性褥瘡：脳血管障害，脳神経障害，脊髄障害などによる体動困難
- 非麻痺性褥瘡：低栄養，ギプスによる長期固定，長期臥床による栄養障害

体圧と応力

　これまで，「皮膚にかかる圧」という言葉を使ってきたが，ここで「体圧」と「応力」という言葉について学んでおこう．臨床現場では「体圧分散寝具」などという用語でおなじみであるが，きちんと定義を理解して使用したい．

　「体圧」とは，患者の体重などにより，体表接触面において生ずる垂直方向の力のうち，重力により生ずるものを指す用語である（**図5**）．当然，人間が地球上に生活するうえにおいて，臥位をとった場合は避けられない力であるといえる．

　一方，われわれ人間の身体は立方体ではなく，例えばCT画像では楕円形に似る形態をとる．この場合，体圧が加わることで，さまざまな方向への力が働くこととなる．いってみればこれが「応力」である．

　応力の詳細は，筆者を含め専門家でなければ，中学校で学んだ物理を考えると理解しやすい．高校の物理となると難解であり，「物体Aが斜面に垂れ下がっている…（中略）…ただし，滑車と糸の重さはなく，斜面の摩擦もないものとする」などというおおよそ非

図6 応力って？

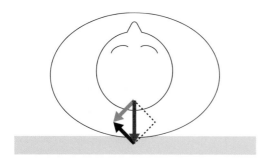

人間の体は楕円形であることで，垂直方向の力がかかってもさまざまな方向へ力が働く．

図7 圧縮応力・引っ張り応力・せん断応力

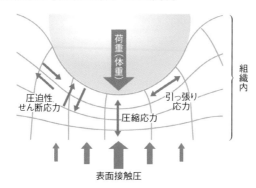

圧縮応力・引っ張り応力・せん断応力をいかに防御するかで，褥瘡は予防できる．

高橋誠著：生体工学から見た減圧，除圧―褥瘡予防マットレスの体圧分散―．
STOMA：Wound & Continence，9(1)：1，1999.を元に作成

現実的な世界であるため中学校の物理としたい．

　垂直方向の力がかかっても，身体が楕円形であれば，その接線方向に力が生ずることが平行四辺形で作図することにより理解できる（**図6**）．応力はその性質により，垂直方向にかかる「圧縮応力」と接触面にかかる「引っ張り応力」，さらに体圧に拮抗し，皮膚が元に戻ろうとする「せん断応力」の3つが存在する（**図7**）．

　すなわち，この3つをいかに防御するかにより褥瘡は予防できることとなる．

皮膚の解剖（**図8**）

　では，なぜ「体圧」ではなく，「応力」が褥瘡発生に重要なのか？　ここには皮膚の解剖に大きな秘密が隠されている．ここでは，皮膚の解剖をもう一度見てみよう．

　表皮は例えると，ブロック塀を想像するとよい．ブロック塀は頑丈なコンクリート製のブロック同士がセメントでしっかり固められて外敵から家を守っている．表皮のブロックにあたるものは角化細胞とよばれる．角化細胞は，下から順に基底層，有棘層，顆粒層，角層と4種に分けられる（**図9**）．

図8　皮膚の解剖

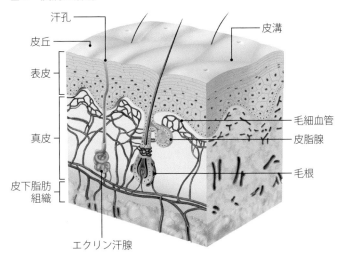

汗孔
皮丘
表皮
真皮
皮下脂肪
組織
エクリン汗腺
皮溝
毛細血管
皮脂腺
毛根

図9　表皮の構造

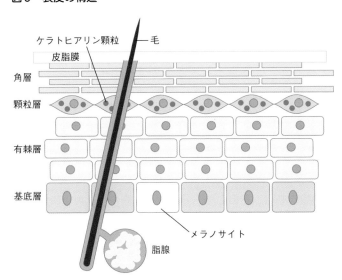

ケラトヒアリン顆粒
毛
皮脂膜
角層
顆粒層
有棘層
基底層
メラノサイト
脂腺

　真皮は乳頭層（にゅうとうそう），乳頭下層（にゅうとうかそう），網状層（もうじょうそう）に分けられる．乳頭層は表皮との間に食い込んでいる部分（表皮が延長している部分を表皮突起とよぶ）で，毛細血管や知覚神経終末が存在する．その直下を乳頭下層とよび，ここまでは比較的線維成分が少ない．その下から皮下脂肪組織までを網状層とよぶ．真皮の大部分を占めており，線維成分が多い．

図10　真皮の構造と構成する成分

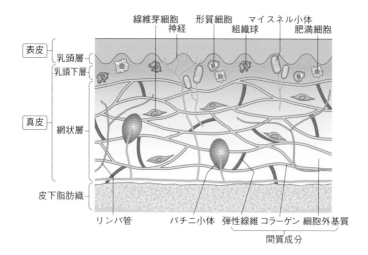

細胞成分

　真皮の細胞成分として重要なものに，**線維芽細胞，組織球（マクロファージ），肥満細胞，形質細胞**がある（**図10**）.

　線維芽細胞は真皮の構成要素であるコラーゲン，弾性線維やムコ多糖を産生する細長い紡錘形の細胞であり，真皮の工場と捉えたい.「シワ予防にはビタミンC！」という宣伝は間違いではなく，実験レベルで線維芽細胞にビタミンCを作用させると，コラーゲン産生が増強することが知られている. しかし，むろんシワ予防をうたう各種補助食品には，眉唾なシロモノも多々あることから注意したい.

　組織球は，真皮の免疫担当細胞である. さらに蛋白分解酵素も産生し，真皮の組織修復にも関与する.

　肥満細胞は，太っている意味の「肥満」とはまったく関係がない. ヒスタミンやヘパリンなどの化学伝達物質を多量に含んでおり，主にⅠ型アレルギー反応に関与する細胞である.

　近年では，それ以外に真皮の組織修復などにも関与することが明らかとなってきた（何を隠そう，筆者の論文である！　筆者のすべてがいい加減な仕事と思っている読者は大マチガイである！）.

　形質細胞はBリンパ球が抗原刺激を受けて分化したものであり，抗体を産生し免疫に関与する.

線維成分と基質

　真皮の大部分を占めるのが**コラーゲン**であり，その他に**弾性線維，細胞外基質**がある.

　コラーゲンは煮るとゼラチンを生ずることから膠原線維ともよばれる. 極めて強靭な線維であり線維走行に沿う力に強い. 乳頭層では垂直方向に，乳頭下層と網状層では水平および垂直方向に走行する. HE染色ではピンク色に染まる（**図11**）.

図11　真皮の組織学的所見

コラーゲン　　　　　　　線維芽細胞

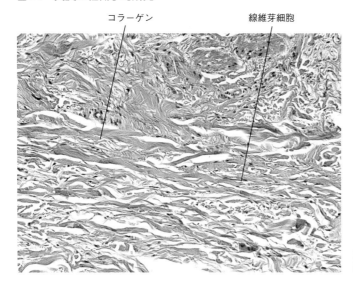

コラーゲンは真皮の大部分を占めている.

　コラーゲンは20種類が存在するが，真皮に存在するコラーゲンの約8割はⅠ型コラーゲンである．次いでⅢ型コラーゲン（細網線維ともよばれる），Ⅴ型コラーゲンが多い.

　弾性線維はエラスチンとよばれる蛋白からなり，皮膚の弾力性を規定する.

　細胞外基質とは，真皮において細胞や線維の間を満たす糖蛋白やプロテオグリカンからなるゲル状の成分である．糖蛋白は水分保持や線維成分と結合することで，その安定化を図る.

　プロテオグリカンは，蛋白とムコ多糖が多数結合した巨大な分子であり，**ヒアルロン酸やデルマタン硫酸**などが存在する．前者は水分保持に，後者は線維成分安定化に寄与する．スポンジのイメージがおわかりいただけるであろうか？

脈管系

　血管は，**真皮浅層と深層の2カ所で表皮に平行した網工を形成する**．動脈はまず，真皮深層で網工を形成した後，さらに垂直方向に上行して乳頭下層で網工を形成する.

　さらに小動脈が乳頭層中を上行し係蹄を構成した後，小静脈に移行して下行し乳頭下層の網工に至る.

　静脈は，さらに垂直に下行して真皮深層で網工を形成する.

　真皮内で血管が垂直に走る解剖学的特徴は，そのレベルで**応力が発生した際に容易に表皮と真皮上層が虚血に至ってしまう**ことから，皮膚潰瘍発症機序において極めて重要である．これで，褥瘡発症になぜ「応力」が重要なのかが理解できるであろう！

　これ以外の毛包脂腺と汗腺を合わせて付属器とよぶ.

図12 毛包の構造

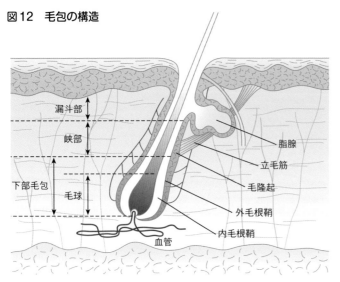

毛包は表面から順に，漏斗部，峡部，下部毛包に分けられる.

付属器

毛器官

　毛とそれを取り囲む毛包から構成される.

　毛包（**図12**）は表面から順に，漏斗部，峡部，下部毛包に分けられる. 峡部には毛隆起があり，立毛筋が付着する. この部位には表皮の幹細胞が存在しており，創傷治癒に重要な役割を有する.

　すなわち，創傷において，その深さによりこの部分が残存するか否かにより，創傷部は正常に復するか瘢痕治癒するかが決まる.

脂腺

　脂腺は皮脂を作る腺であり，毛漏斗部に開口する. 皮脂は中性脂肪，スクアレン，コレステロールなどからなり，毛包から表面に出る.

　一部の脂腺は毛漏斗部ではなく，直接表皮に開口し，独立脂腺とよばれる.

エクリン汗腺

　エクリン汗腺は，いわゆる汗を作る腺であり，全身にくまなく分布している.

　汗は1日に700〜900mLも作られているとされる.

アポクリン汗腺

　いわゆる動物でいうフェロモンを作る腺である. 腋窩，乳輪，外陰部など限られた部位に存在する.

　腋臭は時に周囲の人間を不幸に陥れるため，ぜひ皮膚科受診をおすすめしたい.

25. 褥瘡の好発部位

3 bare essentials

1 褥瘡は皮膚に外力が加わり，虚血に至る機序（局所的原因）とともに，患者の基礎疾患，日常生活活動性，栄養状態や心理状態が発症要因となる（全身的原因）

2 患者が置かれた社会環境や経済力も，褥瘡発症に大きくかかわる因子（社会的原因）である．とくに在宅患者においては，その対策が急務である．

3 痩せた人の骨突出部位は要注意である．

褥瘡発症の要因とは？

褥瘡患者を少しずつ経験するにつれ，患者の共通項に気づくようになるだろう．

おおむね「痩せた」「自ら体動困難な高齢者の」「皮膚表面が突出した部位」に発症する（図1）．

もちろん，褥瘡は単に皮膚に力が加わり，虚血状態によって起こるだけではなく，基礎疾患や栄養状態などの何らかの創傷治癒阻害因子（これがなければ傷はすみやかに治

図1 褥瘡のある患者の共通項

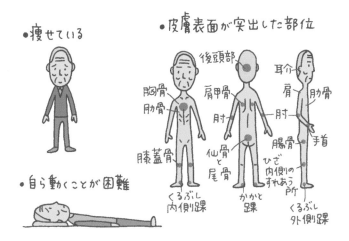

るのだ！）により創傷治癒の働きが弱くなった結果，皮膚の傷が治りにくくなった状態において発症する.

　その背景は，褥瘡患者が有する基礎疾患，日常生活の活動性，栄養状態から患者の心理状態までもが左右する.

　褥瘡ケアにおいては，その患者が有するさまざまな要因が複雑に関与するため，治療計画においては，個々の患者が持つ問題点を抽出したうえで，それぞれに適切な介入を行い，治癒に導くべきである.

　しかし，初心者はこのすべてをアセスメントし，問題を解決することは甚だ困難であり，例え褥瘡のエキスパートであっても，すべてを1人で完璧に遂行することは無理というものである.

　自らの専門分野において，そのスキルをいかんなく発揮し，多職種みんなで協力し治療・ケアにあたるべきであろう.

　本項では褥瘡発症における，①局所的要因，②全身的要因，③社会的要因，の3つを学ぼう.

局所的要因

　局所的要因は，先に記したごとく皮膚の解剖と生理からくる問題である．さらに高齢者になった場合，皮膚そのものの加齢による変化についても考えなければならない.

　高齢者の皮膚においては，表皮の菲薄化と表皮突起の平坦化，真皮乳頭層の毛細血管係蹄の消失が観察される（**図2**）．この状態は臨床的に**脆弱^{ぜいじゃく}な皮膚**と表現される．このため，高齢者では軽微な外力により，容易に皮内の出血が生じたり，表皮剥離が起こる（**図3**）.

　また，皮脂分泌の減少，セラミドや天然保湿因子の減少が起こり，バリア機能が低下する（**図4**）.

　一方，真皮の老化には，生理的老化（chronological ageing）と光老化（photoageing）の2つのメカニズムが存在する．当然，生理的老化は年齢には勝てぬので予防は難しいが，光老化はサンスクリーンなどを適切に使用することで，ある程度予防することも可能である！

　生理的老化では，真皮は全体として萎縮し，コラーゲンおよび細胞外基質のプロテオグリカンも減少する．また，弾性線維も減少もしくは変性する.

　一方，光老化ではコラーゲンの変性，血管壁の肥厚，プロテオグリカンの増加や弾性線維の増加や不規則な斑状沈着，軽度の血管周囲性の炎症細胞浸潤がみられる．また，ヒアルロン酸などの細胞外基質も減少する_{（p.90 図3「光老化のメカニズム」参照）}.

　このような脆弱な皮膚は，ある程度ではあるが，保湿剤塗布などによるスキンケアにより回避することが可能であり，ここに褥瘡診療におけるスキンケアの重要性が理解できる.

　さらに，褥瘡創面はもちろんのこと，周囲の皮膚の感染や過剰な滲出液による浸軟などは，正常な創傷治癒過程を阻害することとなる.

図2　高齢者の皮膚の特徴①

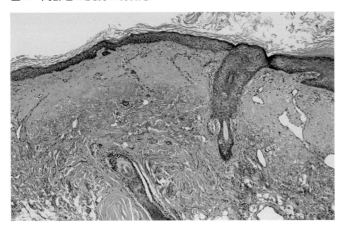

表皮の菲薄化と表皮突起の平坦化，真皮乳頭層の毛細血管係蹄の消失が観察される．

図3　高齢者の皮膚の特徴②

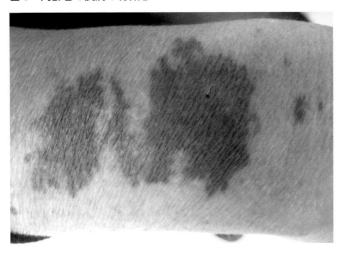

高齢者では軽微な外力により，容易に出血が生じたり，表皮剥離が起こる．

　例えば，感染創では生体側は細菌を処理するため，好中球などの炎症細胞が多数病変部に出現する．この場合，好中球はさまざまな蛋白質を分解する化学物質を産生するため，創傷治癒に悪影響を及ぼす（**図5**）．

　この事実からも，創面のみならず周囲皮膚のスキンケアは極めて重要な褥瘡ケアであることが理解できる．

全身的要因

　褥瘡は，自力での体動が困難な高齢者の骨突出部位に好発する．例えば仰臥位では仙骨部，側臥位では大転子部などである．

　高齢者においても，とくにクッションとなる脂肪組織が少ない痩せた患者に多い．摂食できない患者に生じた褥瘡が，栄養状態の改善とともに急速に治癒していく場合も多く，褥瘡治療において栄養学の重要性は論をまたない．

図4　皮膚バリア機能の低下

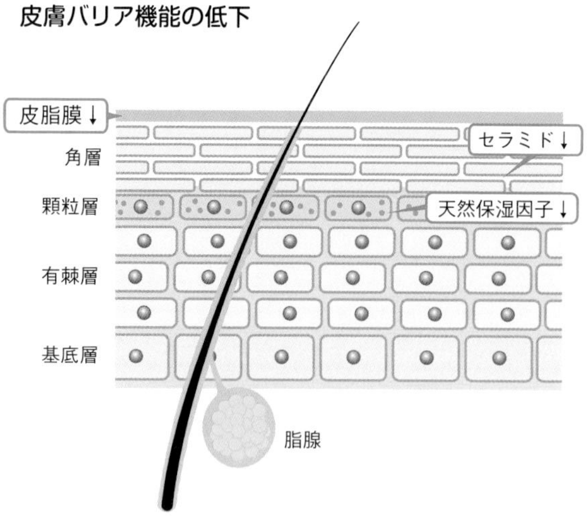

皮脂膜↓

角層

セラミド↓

顆粒層

天然保湿因子↓

有棘層

基底層

脂腺

皮脂分泌の減少，セラミドや天然保湿因子の減少が起こり，バリア機能が低下する．

図5　創面での炎症細胞

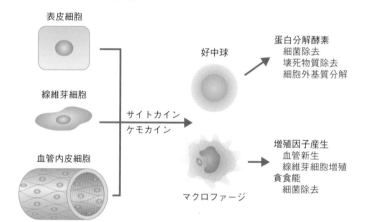

表皮細胞

線維芽細胞

血管内皮細胞

サイトカイン
ケモカイン

好中球

蛋白分解酵素
　細菌除去
　壊死物質除去
　細胞外基質分解

マクロファージ

増殖因子産生
　血管新生
　線維芽細胞増殖
貪食能
　細菌除去

好中球などの炎症細胞が多数創傷部に出現すると，好中球はさまざまな蛋白質を分解する化学物質を産生することで，創傷治癒に悪影響を及ぼす場合がある．

　蛋白質・エネルギー低栄養状態（protein energy malnutrition：PEM）という概念を理解する必要がある（**表1**）．PEMでは生体ではクッションの役割を有する脂肪組織が減少する．

　また，筋蛋白異化亢進が進み，筋萎縮がみられる．このため，骨突出が顕著となる．さらにPEMでは，組織の浮腫を招くことにより皮膚は傷つきやすく，かつ治癒が遷延する．

　末梢血リンパ球数の減少やリンパ球幼若化反応などの免疫力のパラメーターも悪化する．高齢者の実に40%はPEMの状態であるといわれ，患者のPEMを把握するには血清アルブミン値（血清総蛋白値）や体重変化率が有用である．

　血清アルブミン値は，3.0g/dL以下，1か月で5.0%以上の体重減少がみられたときにPEMと判断する．

　さらに，患者に拘縮があると，骨突出はより大きな問題となる．このような場合，リ

表1　蛋白質・エネルギー低栄養状態（PEM）の指標

1) 体重減少	1か月で5%以上
2) 血清アルブミン	3.0g/dL以下
3) BMI	19.8以下
4) ヘモグロビン値	11.0g/dL以下
5) ヘマトクリット	男：40%，女：34%以下
6) 総コレステロール値	160mg/dL以下
7) TLC	1,200/mm^{3}未満

＊TLC：total lymphocyte count，総リンパ球数

ハビリテーションにより，少しでも拘縮が改善するように努めることが重要である．

社会的要因

　創傷治療学の発達に加え，医療保険制度の改正により，近年，褥瘡は医療者の大きな関心事となった．その結果，とくに急性期病院の褥瘡発症率は減少し，最近では医療関連機器による圧迫創（医療関連機器圧迫創傷）が注目を集めている．

　しかし，在宅の現場においては，いまだ褥瘡は大きな問題であることに変わりはない．2000年より介護保険制度がスタートした．これにより在宅高齢者においても，介護認定が受けられれば各種の在宅サービスやショートステイ，また介護保険施設の利用が可能となった．褥瘡についても，その範囲内でのサービスが受けられるようになったほか，場合によっては医師による訪問診療が受けられるようになった．

　しかし，実際の医療現場では，看護・介護職員の人手不足や，創傷に関する専門的知識を有する医師・看護師の不在，さらに高齢者社会の到来と核家族化により，1人暮らしの高齢者が増え，満足のいく医療および介護サービスが受けられない高齢者（経済的困窮者）が，いまだに多く存在する．

　2014年の介護保険制度改定で，医師，看護師，管理栄養士が同時に在宅訪問診療を行うなどの一定条件を満たすと保険点数加算が可能となったが，実際問題として医療スタッフの人件費までは賄えるとは思えず今後の推移が注目される．

　しかしながら，在宅診療においても看護師が大きなキーマンとなることは間違いなく，家族やケアマネジャーそして栄養士とともに適切なアセスメントとケアを提供する期待を負っているのである．

　このように褥瘡発症には，局所的要因に加え，患者の全身的要因，患者の置かれた社会的要因が複雑に関与することが，褥瘡治療を一層複雑にしている．

26. 創傷治癒過程

3 bare essentials

1 擦り傷などの健常者の小さな創はすみやかに治癒する.

2 褥瘡は，何らかの要因により，すみやかに治る創傷治癒のメカニズムがうまく働かない状態である.

3 創傷治癒促進要因を加えたり，創傷治癒阻害要因を取り除くことが褥瘡をすみやかに治癒に導くコツである.

創傷治癒のメカニズム

例えば，アナタが料理中，包丁で軽度の切り傷を負ったとしても，その創はすみやかに治癒することは容易に想像できる. 近年は医療用に用いられるドレッシング材に類似する絆創膏様の治療薬も市販され,「絆創膏でもあてておけば治るよ！」というセリフは,その辺の素人ものたまっている.

ただし，素人には創傷治癒のメカニズムの知識など，確固たるバックグラウンドはない. 医療従事者は当然素人では困るので，ここでは健常者における創傷治癒のメカニズムをみてみよう.

皮膚創傷治癒過程は大きく分けて，**①血液凝固期**，**②炎症期**，**③(細胞)増殖期**，**④再構築期(成熟期)** の4期に分けられる(**図1**). この現象は子どもでも知っており，血が出て,止まって，固まって，赤くなって，肉が盛り上がって，白くなって治ると誰もが理解している.

健常者においては，これらがスムースに進行することで，すみやかに創傷は治癒する.この一連の流れを急性創傷とよぶ.

しかし，褥瘡などにおいては，患者の基礎疾患や栄養状態などのなんらかの創傷治癒阻害因子により創傷治癒機転が働きにくくなった状態となっており，創傷治癒は遷延する.これを慢性創傷とよぶ. その場合，適切な修復因子を用いて治癒を促進する必要がある.

創傷治癒過程の各時期ではさまざまな細胞の機能発現と抑制，形態の変化が起こり,それに関係する各種増殖因子や酵素が複雑に関与する. それらの機序を理解することは,適切な修復因子を選択するうえで極めて重要である.

図1　皮膚創傷治癒過程

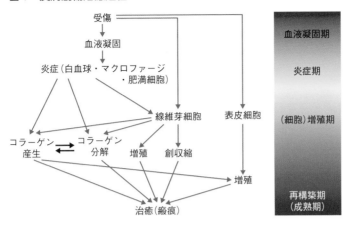

創傷の治癒過程は大きく,
①血液凝固期, ②炎症期,
③(細胞)増殖期, ④再構築
期(成熟期)の4期に分けら
れる.

血液凝固期(図2)

　血液凝固期は, 受傷直後より数時間以内である. 皮膚に創傷が生ずると, 創面は出血
による血液で満たされ, 血液中に存在する血小板が活性化し凝集することで止血がなさ
れる. さらに, フィブリノーゲンの働きにより創面は血塊で覆われ, 創面は外界から遮
断される.

　血小板は血小板由来増殖因子(platelet derived growth factor : PDGF)とよばれ
る蛋白質を放出することで, すみやかに血管新生や線維芽細胞の増殖や遊走を促進する
(図2).

図2　血液凝固期

血小板

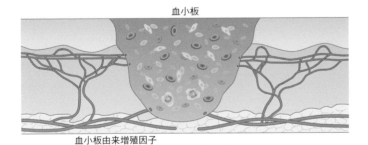

血小板由来増殖因子
Platelet derived growth factor (PDGF)

血小板は血小板由来増殖因
子(PDGF)という蛋白質を
放出することで, すみやか
に血管新生や線維芽細胞の
増殖や遊走を促進する.

炎症期(図3)

　炎症期は受傷数時間後より約3日間程度続く．まず，血小板から放出されるフィブリン分解産物やPDGF，形質転換増殖因子(transforming growth factor：TGF)などの蛋白質や炎症惹起物質が創面に放出され，毛細血管の透過性が亢進する．さらに好中球やマクロファージが創内に出現する．

　マクロファージは貪食能を有するのみでなく，線維芽細胞増殖因子(fibroblast growth factor：FGF)，上皮増殖因子(epidermal growth factor：EGF)などの各種細胞増殖因子を産生分泌する(**図3**)．

図3　炎症期

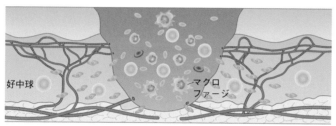

好中球　　　　　　　　　　　　マクロファージ

上皮増殖因子　　　　　　　　線維芽細胞増殖因子
Epidermal growth factor(EGF)　Fibroblast growth factor(FGF)

マクロファージは，貪食能のみでなく，線維芽細胞(FGF)や上皮増殖因子(EGF)などの細胞増殖因子を産生分泌する．

コラム

血小板由来増殖因子(PDGF)

　分子量約30kDaの2本鎖ポリペプチド．血小板以外にもマクロファージ，血管内皮細胞，平滑筋細胞などからも分泌される．線維芽細胞，平滑筋細胞，単核球や好中球の遊走を刺激し，線維芽細胞に対しては増殖も促進させる．

　すでに米国では糖尿病性潰瘍に対する治療薬として臨床応用されており，高い効果を発揮している．

線維芽細胞増殖因子(FGF)

　ヘパリン結合能を有する分子量約18〜25kDaの一本鎖ポリペプチド．フィブラスト®スプレーは，代表的な塩基性FGF(bFGF)であり，褥瘡に高い効果を発揮する．

　本薬は，わが国において開発された薬剤であり，わが国の製薬企業の開発力の高さを実感する薬剤である．

（細胞）増殖期（図4〜6）

　受傷3日後からは本格的に組織欠損部の補充・修復が開始される．創傷周囲に存在する血管内皮細胞や線維芽細胞は，前述した各種の蛋白質により活性化され，次第に組織欠損部へ遊走する．道路工事においても，まずは工事用車両が通過する仮設の道ができるが，創部においてもまず細い血管が開通し，栄養や酸素の供給が開始される（**図4**）．

　それにより，十分に栄養を得た線維芽細胞は真皮細胞外基質の主要構成成分であるⅠ型コラーゲンをはじめ，プロテオグリカン，フィブロネクチン，エラスチンなどを産生し肉芽形成を促進する（**図5**）．

図4　増殖期①

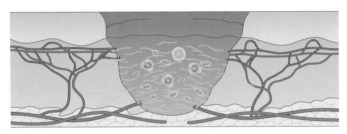

血管内皮細胞

PDGF，TGF，FGF，EGFなどの蛋白質により，血管内皮細胞や線維芽細胞が活性化され，創部において血管が開通し，栄養や酸素を供給する．

図5　増殖期②

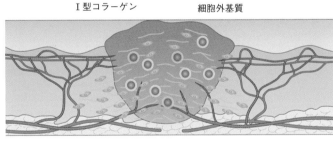

Ⅰ型コラーゲン　　　　細胞外基質

線維芽細胞

さらに肉芽形成が促進される．

図6　増殖期③

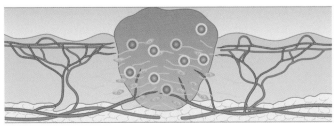

筋線維芽細胞

肉芽組織が形成され，ある程度創傷欠損部が充填されると創収縮が起こり，創面積は縮小する．

さらに，血管新生も酸素および栄養素確保の観点から組織修復においては不可欠である．創傷部位では持続的な低酸素状態となることから，周囲の微小血管系から血管内皮細胞が組織欠損部に遊走し，その後管腔を形成する．

このようにして肉芽組織が形成され，ある程度創傷欠損部が充填されると，創収縮が起こり創面積は縮小する（**図6**）．この創収縮には一般に筋線維芽細胞が関与するとされる．

創収縮は創傷治癒過程において極めて重要であるが，周囲の支持組織が脆弱であると，かえって創収縮が過剰となり，瘢痕拘縮をきたすこともある．

増殖期の最終段階は上皮化である．良好な下床が形成されている場合には，比較的創傷発生後短時間で再上皮化が開始されるが，肉芽形成が乏しいもしくは不良肉芽が主体である創傷では再上皮化が遷延する．

良好な肉芽組織の表面には，コラーゲンやフィブロネクチンが豊富に存在し，創周辺部や毛隆起から角化細胞が創中央部にめがけて移動を開始する．

再構築期（図7）

創傷治癒の最終段階であり，この時期は時に年余にわたって続くこともある極めて緩徐な変化である．

この時期において，瘢痕形成および創収縮機転がうまく働かないと，創部は肥厚性瘢痕やケロイドとなり，患者に整容的な問題を残すこととなる（**図7**）．

図7　再構築期

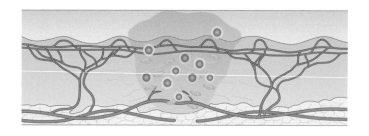

再構築期に，瘢痕形成および創収縮機転がうまく働かないと，創部は肥厚性瘢痕やケロイドとなる．

27. 褥瘡をどう診断する？

3 bare essentials

1 まず皮疹が褥瘡好発部位に存在するかを考える.

2 皮膚症状を正しくアセスメントし，褥瘡に間違いないか？　褥瘡であればどの程度なのかをアセスメントする.

3 その際，必ず鑑別診断を思い浮かべ，絶えず褥瘡に間違いないかどうかを自問自答する. さらに必ず定期的に臨床写真を撮り，記録することで，自らのアセスメントと照らし合わせ軌道修正する.

皮膚を"読める"ようになろう！

　褥瘡好発部位および好発患者を理解すれば，一見褥瘡の診断は容易に思える. しかし，そこが初心者のピットフォールであり，まず正しく褥瘡の診断をつけることが第1である. 例えば，仙骨部には時に皮膚表在性真菌症が発症する. 下腿には静脈性下腿潰瘍が発症する. 文字で書けば診断を間違えるわけがない！　と思いがちであるが，実際の臨床現場ではしばしば誤診されている患者が存在する.

　褥瘡であるか否かを考えるうえにおいて，皮膚症状の正しい把握は基本中の基本である. 褥瘡診断の難しいところは，発症初期には明らかな潰瘍が見られないところであろう.

　一見，表面が正常であっても，真皮の奥深くに壊死が生ずるdeep tissue injury（DTI）などが生ずる場合もあり，一筋縄ではいかない.

　しかし，逆に皮膚に現れた変化を読み取ることによって，現在おかれた褥瘡の状態を読み取り，先取りのケアを施すことが可能となる.

　看護師には，なかなか馴染みのない分野かもしれないが，皮膚を読めるようになることこそ，最も差別化を図れるスキルとなるといっても過言ではないだろう.

　皮膚科領域においては，皮膚に現れる色調変化を**発疹学**として定義している. これは単に色調変化を表したものではなく，組織学的変化を踏まえたものであり，その発症機序を類推することが可能となる.

　まずは，以下の10の症状についてのキーワードを記憶し，使いこなせるように努めたい.

発疹は①**原発疹**と②**続発疹**に分けられる．それぞれ褥瘡診療にはコレ！　というもの
をそれぞれ5つずつあげる．

原発疹（図1〜5）

原発疹とは，最初に現れる発疹である．

図1　紅斑（こうはん）

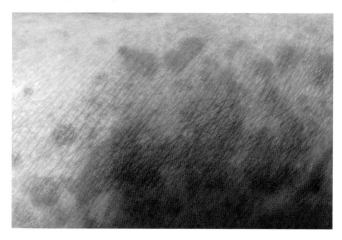

真皮乳頭層の血管拡張や充血に
より起こる紅色の斑である．ガ
ラス板で押すと紅斑は消える．

図2　紫斑（しはん）

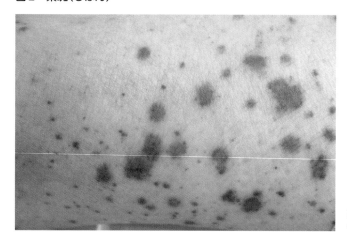

皮内出血による紫色の斑．硝子
板で押しても紫斑は消えない．

図3　白斑（はくはん）

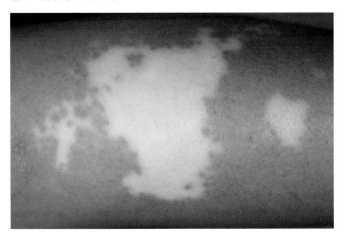

色素脱失や局所の貧血により生じた白色の斑.

図4　色素斑（しきそはん）

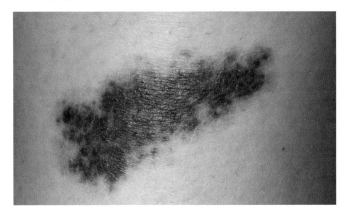

メラニンやヘモジデリンなどによる黒褐色の斑.　ガラス板で押しても斑は消えない.

図5　水疱（すいほう）

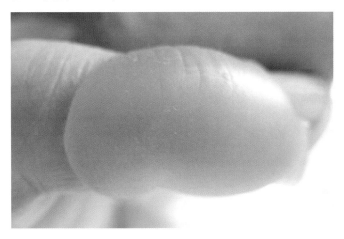

透明な内容物を有する隆起性皮疹.

続発疹（図6〜10）
原発疹や他の続発疹に次いで出てくる発疹である.

図6 鱗屑（りんせつ）

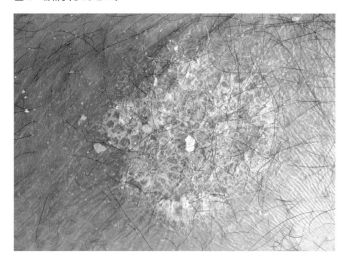

角層が蓄積した結果，白色のいわゆる"フケ"様物質が付着した状態．皮膚が乾燥した場合にもみられる.

図7 表皮剥離（ひょうひはくり）

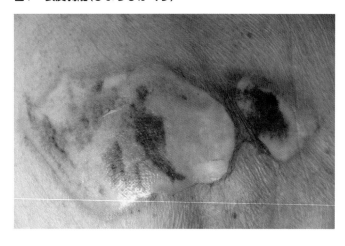

表皮の一部が欠損した状態.

図8　びらん

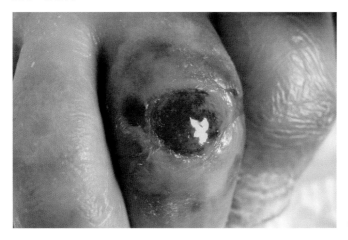

表皮のほぼ全層が欠損したもの.

図9　潰瘍(かいよう)

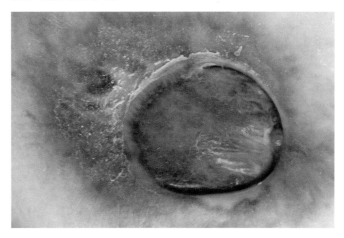

真皮またはそれより深層に及ぶ欠損.

図10　瘢痕(はんこん)

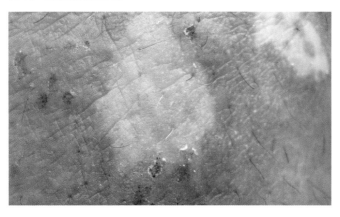

1度欠損した皮膚が,結合組織を主とする肉芽組織の増生により修復されたもの.

褥瘡を診断するためには，これらの用語を駆使して皮膚をアセスメントする．従来の成書では，褥瘡の深達度でどのような皮疹が出現するか？　という観点で書かれているものが多いが，本書では，逆にどのような皮疹が出てきた場合，どう解釈するかについて記載したい．臨床現場では当然，**皮膚症状から褥瘡を解釈するため**である．

スキル

「発赤」と「紅斑」

　看護領域では，「発赤」という用語が多用されている．もちろん間違いではなく，使用してもまったく問題ない．しかし，用語は英訳すると"redness"となり，文字どおり皮膚表面が赤色の状態を指す．

　そこで，一歩進めて「紅斑」「紫斑」などのテクニカルタームを用いると，皮膚のアセスメントがより病態を表すようになる．

　「紅斑」はあくまで上述した定義であるため，皮膚科医はあえてその前に色をつけて，例えば「鮮紅色の紅斑」や「紫紅色の紫斑」などと表現する．

　褥瘡ケアで用いられる米国褥瘡諮問委員会（National Pressure Ulcer Advisory Panel：NPUAP）の深さによる分類では，ステージⅠが以前「紅斑（圧迫しても蒼白にならない）」と和訳されていたが，筆者は踊り出さんばかりに驚いた．

　なお，これ以外にも皮疹を表現する用語は多数あり，習得すればあなたのアセスメント能力は格段にアップする．

コラム

紅斑は硝子板で押すと消える〜硝子圧法

　紅斑を硝子板で押すと消える．これを硝子圧法（**図11**）とよび，スライドガラスを押し当てても同様に確認することができる．硝子圧法で発赤が消えれば紅斑，消えなければ紫斑と判断できる．

図11　硝子圧法

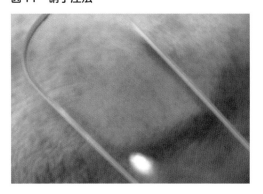

皮膚の色からの解釈と対応

①紅斑のみ

解釈

　くどいようであるが，紅斑は押して消える発赤である．この場合には，皮膚表面に炎症が存在するが，血管の破綻がないと判断する．血管は真皮にのみ存在するため，病変は表皮のみもしくは，あっても真皮上層に軽度に存在するのみである．

対応

　まず湿疹など，他疾患との鑑別を行う．そして極めて初期の褥瘡であれば，手厚いケアにより，十分回復可能であるため，ポジショニング，とくに皮膚のズレに注意し，体位変換を行うとよい．

②紅斑と紫斑の混在

解釈

　くどいようであるが，押して消える発赤（紅斑）と，押して消えない発赤（紫斑）の混在である．この場合，炎症の存在とともに，血管の破綻があると判断する．血管は真皮に存在するため，真皮において，応力により血管が破綻しており，そのため十分な栄養と酸素が行きわたらなくなり褥瘡になっていると解釈する．

対応

　色を確認した次は，表面を触れてみよう．柔らかく触れれば，それは比較的表面の変化である．紅斑のみと同様，ポジショニング，とくに皮膚のズレに注意し体位変換を行うとよい．

　しかし，硬ければ比較的深い部位の変化と解釈する．潰瘍にはなっていないのでdeep tissue injury（DTI）を疑う大きな根拠となる．

　ただし，この時点で潰瘍化していない場合には，DTIに十分気を配りながら経過観察をすればよく，いきなり医師に頼んでデブリードマンなどを行う必要はない．体位変換を十分行いながら，皮膚が潰瘍化しないかどうか，注意深い観察を続ける．

> ### ▶ス キ ル◀
>
> # Deep tissue injury(DTI)とは？
>
> 　図12は，一見軽度の褥瘡に見えても，深部で広範囲な損傷が生じているため，実は高度な病変である状態である．皮膚症状からは，わかりにくいことが多く，必ず触診を行い評価していく．超音波による画像診断が有力な手掛かりとなる．
>
> ### 図12　Deep tissue injury(DTI)
>
>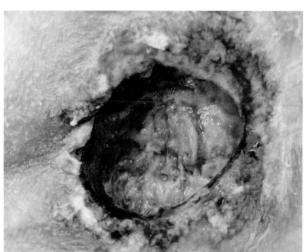
>
> 深部で広範囲に損傷が生じている状態．

③紅斑とびらん・表皮剝離のみ

解釈

　びらん・表皮剝離とも真皮への病変は見られない．この場合には，皮膚表面に炎症が存在するが，血管の破綻がないと判断する．

対応

　表皮形成能を有する外用薬もしくはドレッシング材を使用し，引き続き体位変換に努める．

④紅斑と潰瘍のみ

解釈

　紅斑と潰瘍のみは，あまり見られない組み合わせである．というのは，潰瘍は真皮レベルでの欠損を指すため，紫斑を伴っているのが通常であるからである．

　しかし，血管破綻部がすべて潰瘍化しており，その周囲に紅斑のみが見られる事態は当然想定できる．

対応

潰瘍周囲に炎症が存在することを示唆する．創傷治癒においても炎症期は存在するため，即感染とはいえないものの，表面を触り熱感があるなど，感染徴候があった場合には感染制御のための外用薬を選択する．

また，ポケット形成が起こっている可能性もあり，ゾンデなどで評価する．

⑤紅斑と紫斑，びらん・表皮剥離の混在

解釈

びらん・表皮剥離とも，真皮への病変は見られない．この場合には，皮膚表面に炎症が存在するとともに，血管の破綻ありと判断する．つまり，真皮レベルへの皮膚損傷を念頭におく．

対応

表皮形成能を有する外用薬，もしくはドレッシング材を使用し，引き続き体位変換に努める．

また，褥瘡の深度化が起こらないか十分に経過観察を行う．

⑥紅斑と紫斑，潰瘍の混在

解釈

最も多い組み合わせである．紫斑が見られるということは，創周囲の真皮にもいまだ皮膚障害が及んでいるということであり，褥瘡の拡大の可能性を考えるべきである．

対応

潰瘍周囲に真皮の障害に加え，炎症が存在することを示唆する．創傷治癒においても炎症期は存在するため，即感染とはいえないものの，表面を触り熱感がある，創面からの滲出液が多い，悪臭がするなど，感染徴候があった場合には感染制御のための外用薬を選択する．

また，ポケット形成が起こっている可能性もあり，ゾンデなどで評価する．

次に，①～⑥の状態にかかわらず，下記⑦～⑪に示した皮疹が存在する際の解釈を覚えよう．

⑦色素沈着の存在

解釈

色素沈着の原因はメラニンに加え，出血によるヘモジデリンの沈着による．ヘモジデリンは，赤血球の中にあるヘモグロビンが変化したものであり，表面からは茶色に見える．褥瘡の周囲や褥瘡が過去に存在して，治癒後に色素沈着が見られる場合には，炎症が起こった後と解釈するとよい．つまり「火事の焼け跡」と解釈する．

対応

少なくとも以前に皮膚障害が起こった証拠であるので，褥瘡好発部位と判断したい．そのため，再発をきたさないように注意深く観察するとともに，体位変換やスキンケアなどを積極的に行う．

⑧白斑の存在

解釈

白斑はメラニンがない状態である．ということは，メラニンを産生するメラノサイトがない皮膚ということになる．

現在のところ，創傷治癒において，すべての皮膚の細胞に分化が可能な幹細胞は毛包の毛隆起という部分に存在すると考えられている．ということは，白斑の存在は褥瘡が治る過程でメラノサイトがない創傷治癒，つまり少なくともその褥瘡は，真皮中層以下まで達していたということが理解できる．

対応

毛包が存在しない創面で起こる創傷治癒は，肉芽形成とともに上皮化が起こるものの，毛包脂腺系が存在しない創傷治癒となり，これを瘢痕治癒とよぶ．

毛包脂腺系が存在しないということは，少なくとも皮膚表面に脂腺由来の皮脂膜に量的変化が起こるため，バリア機能に問題のある皮膚となる．

すなわち，白斑の存在は同部が褥瘡の過去存在部位であったことを示すため，再発防止に努めるとともに，スキンケアを励行することで健やかな皮膚を維持するケアが必要となる．

⑨水疱の存在

解釈

水疱の発生には次の3つが想定される．
①表皮細胞がばらばらになり，その部分に水がたまる．
②表皮・真皮境界部が剥がれ，その裂隙に水がたまる．
③真皮上層の血管やリンパ管から血漿成分が漏れることで水がたまる．
いずれも，応力などズレ力により生ずる．比較的表皮に近い浅いレベルの変化である．

対応

ガイドラインに沿うと，水疱は潰さずドレッシング材を貼付するとされ，おおむねそのように対処する．

しかしながら，あまりに巨大な水疱の場合，針で水疱蓋に孔をあけ内部に貯留した液体を除去してもよい．水疱蓋は天然のドレッシング材となるため，みすみす外力で剥がしてしまうより，水を除いて利用するほうがよいと考えられる．

⑩鱗屑の存在

解釈

鱗屑は皮膚表面に十分な水分が存在していない状態であり，いわゆるドライスキンと考えてよい．なお，時に落屑を鱗屑同様に用いる人がいるがこれは誤りであり，鱗屑が剥がれ落ちたものが落屑である．

対応

ドライスキンは皮膚のバリア機能が破綻しかけた状態であり，保湿のスキンケアに努める．

⑪瘢痕の存在

解釈

創傷治癒の不均衡によって生ずる．過剰な膠原線維の産生や，白斑と同様に瘢痕治癒による．

対応

瘢痕治癒は，バリア機能に問題のある皮膚と理解する．すなわち，瘢痕の存在は同部が褥瘡の好発部位であることを示すため，再発防止に努めるとともに，スキンケアを励行することで健やかな皮膚を維持するケアが必要となる．

28. 褥瘡ケアにおけるリスクの評価

3 bare essentials

1 褥瘡診療計画書にリスク要因があった場合，看護計画立案が必要となる．

2 ブレーデンスケールは優れた褥瘡リスク評価ツールであるが，初心者には若干煩雑である．

3 臨床現場では，簡便に評価が可能であるOHスケールの有用性が高い．

褥瘡ケアにおけるリスク評価を知ろう！

褥瘡ケアにおいて，その患者のリスク評価は極めて重要である．わが国では，褥瘡対策未実施減算制度が開始されて以来，褥瘡対策に関する診療計画書（**表1**）が作成されるようになった．

その中で危険因子は以下の6項目で評価するようになっており，1つ以上でも「あり」や「できない」があった場合には，看護計画を立案するとされている．つまり，日常の臨床現場においても，常にこれらの項目に注意して診療に臨む必要がある．

表1　褥瘡対策に関する診療計画書における危険因子の評価

項目1　基本的動作能力：できる，できない
　※この項目はベッド上での自力体位変換と，椅子上での坐位姿勢の保持，除圧の両項目について判定する．
項目2　病的骨突出：あり，なし
項目3　関節拘縮：あり，なし
項目4　栄養状態低下：あり，なし
項目5　皮膚湿潤：あり，なし
　※この項目は，皮膚における多汗，尿便失禁を評価する．
項目6　皮膚の脆弱性（浮腫）：あり，なし
　※この項目は局所以外の部位である．
項目7　皮膚の脆弱性（スキン-テアの保有，既往）：あり，なし

また，日常診療において，この他，褥瘡発生リスクをアセスメントする指標として，有名なブレーデンスケールがある(**図1**).

図1 ブレーデンスケール

知覚の認知 圧迫による不快感に対して適切に対応できる能力	**1. 全く知覚なし** 痛みに対する反応(うめく,避ける,つかむ等)なし.この反応は,意識レベルの低下や鎮静による.あるいは体のおおよそ全体にわたり痛覚の障害がある.	**2. 重度の障害あり** 痛みにのみ反応する.不快感を伝える時には,うめくことや身の置き場なく動くことしかできない.あるいは,知覚障害があり,体の1/2以上にわたり痛みや不快感の感じ方が完全ではない.	**3. 軽度の障害あり** 呼びかけに反応する.しかし,不快感や体位変換のニードを伝えることが,いつもできるとは限らない.あるいは,いくぶん知覚障害があり,四肢の1, 2本において痛みや不快感の感じ方が完全でない部位がある.	**4. 障害なし** 呼びかけに反応する.知覚欠損はなく,痛みや不快感を訴えることができる.
湿潤 皮膚が湿潤にさらされる程度	**1. 常に湿っている** 皮膚は汗や尿などのために,ほとんどいつも湿っている.患者を移動したり,体位変換するごとに湿気が認められる.	**2. たいてい湿っている** 皮膚はいつもではないが,しばしば湿っている.各勤務時間中に少なくとも1回は寝衣寝具を交換しなければならない.	**3. 時々湿っている** 皮膚は時々湿っている.定期的な交換以外に,1日1回程度,寝衣寝具を追加して交換する必要がある.	**4. めったに湿っていない** 皮膚は通常乾燥している.定期的に寝衣寝具を交換すればよい.
活動性 行動の範囲	**1. 臥床** 寝たきりの状態である.	**2. 座位可能** ほとんど,または全く歩けない.自力で体重を支えられなかったり,椅子や車椅子に座るときは,介助が必要であったりする.	**3. 時々歩行可能** 介助の有無にかかわらず,日中時々歩くが,非常に短い距離に限られる.各勤務時間中にほとんどの時間を床上で過ごす.	**4. 歩行可能** 起きている間は少なくとも1日2回は部屋の外を歩く.そして少なくとも2時間に1回は室内を歩く.
可動性 体位を変えたり整えたりできる能力	**1. 全く体動なし** 介助なしでは,体幹または四肢を少しも動かさない.	**2. 非常に限られる** 時々体幹または四肢を少し動かす.しかし,しばしば自力で動かしたり,または有効な(圧迫を除去するような)体動はしない.	**3. やや限られる** 少しの動きではあるが,しばしば自力で体幹または四肢を動かす.	**4. 自由に体動する** 介助なしで頻回にかつ適切な(体位を変えるような)体動をする.
栄養状態 普段の食事摂取状況	**1. 不良** 決して全量摂取しない.めったに出された食事の1/3以上を食べない.蛋白質・乳製品は1日2皿(カップ)分以下の摂取である.水分摂取が不足している.消化態栄養剤(半消化態,経腸栄養剤)の補充はない.あるいは,絶食であったり,透明な流動食(お茶,ジュース等)なら摂取したりする.または,末梢点滴を5日間以上続けている.	**2. やや不良** めったに全量摂取しない.普段は出された食事の約1/2しか食べない.蛋白質・乳製品は1日3皿(カップ)分の摂取である.時々消化態栄養剤(半消化態,経腸栄養剤)を摂取することもある.あるいは,流動食や経管栄養を受けているが,その量は1日必要摂取量以下である.	**3. 良好** たいていは1日3回以上食事をし,1食につき半分以上は食べる.蛋白質・乳製品を1日4皿(カップ)分摂取する.時々食事を拒否することもあるが,勧めれば通常補食する.あるいは,栄養的におおよそ整った経管栄養や高カロリー輸液を受けている.	**4. 非常に良好** 毎食おおよそ食べる.通常は蛋白質・乳製品を1日4皿(カップ)分以上摂取する.時々間食(おやつ)を食べる.補食する必要はない.
摩擦とずれ	**1. 問題あり** 移動のためには,中等度から最大限の介助を要する.シーツでこすれず体を移動することは不可能である.しばしば床上や椅子の上でずり落ち,全面介助で何度も元の位置に戻すことが必要となる.痙攣,拘縮,振戦は持続的に摩擦を引き起こす.	**2. 潜在的に問題あり** 弱々しく動く.または最小限の介助が必要である.移動時皮膚は,ある程度シーツや椅子,抑制帯,補助具などにこすれている可能性がある.たいがいの時間は,椅子や床上で比較的良い体位を保つことができる.	**3. 問題なし** 自力で椅子や床上を動き,移動中十分に体を支える筋力を備えている.いつでも,椅子や床上で良い体位を保つことができる.	

＊©Braden and Bergstrom. 1988　訳：真田弘美(東京大学大学院医学系研究科)／大岡みち子(North West Community Hospital. IL. U.S.A.)

表2 OHスケール

①自力体位変換能力
　動ける：0点　どちらでもない：1.5点　動けない：3点
②病的骨突出
　なし：0点　軽度・中程度：1.5点　高度：3点
③浮腫（むくみ）
　なし：0点　あり：3点
④関節拘縮
　なし：0点　あり：1点

＊OHスケール：大浦・堀田スケール

　これは看護師が観察する，6項目からなる点数評価するツールである．しかし，若干評価が煩雑であるため，初心者にはなじまないかもしれない．

　ブレーデンスケールより評価項目がよりシンプルな指標が，わが国で開発されたOHスケールである．評価項目も4つに絞られており，初心者にも極めてわかりやすい．評価項目は**表2**の通りであり，実用性が高い．

　これらをスコア化し，合計した点数により危険度が規定される．危険度は1〜3点が軽度，4〜6点が中等度，7〜10点が高度となる．患者ごとにOHスケールを算定し，看護ケアを立案し，実行する．

29. 褥瘡をどう評価する？

3 bare essentials

1 褥瘡の評価はDESIGN-R®2020 で行う.

2 ただし，初心者はよりシンプルな創面の色分類を用いると理解しやすい.

3 このほか，NPUAP分類やTIMEによるアセスメントが可能である. 自分の使いやすい評価法を用いるとよい.

褥瘡評価は，まずは"色"で！

　褥瘡をケアして治療するためには，その時点の創面の状態を適切に評価しなければならない. 近年，DESIGN-R®分類やTIME理論など優れた評価ツールが用いられるようになり，患者ごとによりきめ細かな対応が可能となった.

DESIGN-R®分類

　DESIGN-R®分類は，日本褥瘡学会が開発した国際的にも通用する優れた評価ツールであり，褥瘡経過が評価できるだけでなく，重症度の予測が可能である. おそらくわが国のほとんどの施設で，褥瘡評価に用いられていると考えられる.

　以前のDESIGN分類では患者間の評価が不可能であったが，各項目の重みづけが十分検討され，DESIGN-R®分類では患者間での比較が可能となり，より普遍化された評価尺度となった.

　しかし，そのためスコアは単純に数値が増えていくものではなくなったため，記憶しにくくなった. 間違いを防止するためにも，評価シートを見ながらアセスメントするとよい.

　DESIGN-R®2020(**表1**)では，深さ(Depth)，滲出液(Exudate)，大きさ(Size)，炎症・感染(Inflammation/Infection)，肉芽組織(Granulation tissue)，壊死組織(Necrotic tissue)の6項目で構成され，これにポケット(Pocket)を必要により加える.

　創面の評価とともに，重症度分類では重度の場合，それぞれアルファベットの大文字として記載する工夫がなされており実用性が高い. つまり大文字の項目に着目して治療を選択することが可能である.

表1　DESIGN-R®2020褥瘡経過評価表

Depth[*1] 深さ　創内の一番深い部分で評価し，改善に伴い創底が浅くなった場合，これと相応の深さとして評価する

d	0	皮膚損傷・発赤なし	D	3	皮下組織までの損傷
	1	持続する発赤		4	皮下組織を超える損傷
				5	関節腔，体腔に至る損傷
	2	真皮までの損傷		DTI	深部損傷褥瘡(DTI)疑い[*2]
				U	壊死組織で覆われ深さの判定が不能

Exudate 滲出液

e	0	なし	E	6	多量：1日2回以上のドレッシング交換を要する
	1	少量：毎日のドレッシング交換を要しない			
	3	中等量：1日1回のドレッシング交換を要する			

Size 大きさ　皮膚損傷範囲を測定：[長径(cm)×短径[*3](cm)][*4]

s	0	皮膚損傷なし	S	15	100以上
	3	4未満			
	6	4以上　16未満			
	8	16以上　36未満			
	9	36以上　64未満			
	12	64以上　100未満			

サイズ

Inflammation/Infection 炎症/感染

i	0	局所の炎症徴候なし	I	3C[*5]	臨界的定着疑い(創面にぬめりがあり，滲出液が多い．肉芽があれば，浮腫性で脆弱など)
	1	局所の炎症徴候あり(創周囲の発赤，腫脹，熱感，疼痛)		3[*5]	局所の明らかな感染徴候あり(炎症徴候，膿，悪臭など)
				9	全身的影響あり(発熱など)

Granulation 肉芽組織

g	0	創が治癒した場合，創の浅い場合，深部損傷褥瘡(DTI)疑いの場合	G	4	良性肉芽が創面の10%以上50%未満を占める
	1	良性肉芽が創面の90%以上を占める		5	良性肉芽が創面の10%未満を占める
	3	良性肉芽が創面の50%以上90%未満を占める		6	良性肉芽が全く形成されていない

Necrotic tissue 壊死組織　混在している場合は全体的に多い病態をもって評価する

n	0	壊死組織なし	N	3	柔らかい壊死組織あり
				6	硬く厚い密着した壊死組織あり

Pocket ポケット　毎回同じ体位で，ポケット全周(潰瘍面も含め)[長径(cm)×短径[*3](cm)]から潰瘍の大きさを差し引いたもの

p	0	ポケットなし	P	6	4未満
				9	4以上16未満
				12	16以上36未満
				24	36以上

ポケット

部位　[仙骨部，坐骨部，大転子部，踵骨部，その他(　　　　　　)]

*1　深さ(Depth：d/D)の点数は合計には加えない
*2　深部損傷褥瘡(DTI)疑いは，視診・触診，補助データ(発生経緯，血液検査，画像診断等)から判断する
*3　"短径"とは，"長径と直交する最大径"である
*4　持続する発赤の場合も皮膚損傷に準じて評価する
*5　"3C"あるいは"3"のいずれかを記載する．いずれの場合も点数は3点とする

©日本褥瘡学会
http://www.jspu.org/jpn/member/pdf/design-r2020.pdf

※写真は内藤亜由美先生(東京医療保健大学)のご厚意により提供いただいた．

表2 TIME-Principles of Wound Bed Preparation

臨床的観察	病態生理	Wound Bed Preparation の臨床的介入	介入の効果	アウトカム
Tissue non-viable or deficient 活性のない組織 または 組織の損傷	マトリックスの損傷と細胞残屑による治療の遅延	デブリードマン(一時的または継続的) ●自己融解的,外科的,酵素的,機械的,バイオロジカル的 ●生物	創底の回復 細胞外マトリックスプロテインの機能回復	創底の活性化
Infection or inflammation 感染 または 炎症	バクテリアの増加または炎症期の遷延 炎症性サイトカイン↑ プロテアーゼ活性↑ 成長因子活性↓	感染巣の除去(局所/全身) ●抗菌 ●抗炎症 ●プロテアーゼ抑制	バクテリア数の減少または炎症のコントロール 炎症性サイトカイン↓ プロテアーゼ活性↓ 成長因子活性↑	バクテリアのバランスと炎症の軽減
Moisture imbalance 湿潤のアンバランス	乾燥により表皮細胞の遊走の遅延・過剰な滲出液による創縁の浸軟	適度な湿潤バランスをもたらすドレッシング剤の使用 ●圧迫,陰圧,その他の方法による滲出液の除去	表皮細胞遊走の回復,乾燥の予防,浮腫や過剰な滲出液のコントロール,創縁の浸軟防止	湿潤バランス
Edge of wound-non advancing or undermined 創辺縁の治癒遅延 または 潜蝕(ポケット)化	表皮細胞の遊走がない.細胞外マトリックスにおける反応性創傷細胞の不在と異常,あるいは異常なプロテアーゼ活性	原因の再評価または正しい治療の検討 ●デブリードマン ●バイオロジカル製品 ●補助療法など	表皮細胞と反応性創傷細胞の遊走 適切なプロテアーゼプロフィールの回復	創辺縁の(治療)促進

TIME理論

　TIME理論とは,湿潤療法において,創傷治癒阻害要因をT(組織),I(感染または炎症),M(湿潤),E(創縁)の4項目から問題点を抽出するツールである(**表2**).この評価法では,それぞれの問題点に対する臨床的介入法と,その結果が示されており,どのような治療法を選択すべきかが明らかとなる.

　理想的にはそれぞれの褥瘡をDESIGN-R®2020で正しくアセスメントし,TIME理論で介入法を検討するのがよいと思われるが,実際時間の限られた臨床現場では煩雑であり,実用的ではない.

　一方,創面の色調による分類は,初心者にも理解しやすく,極めて実用的である(**図1**).それぞれの段階が治癒段階を反映するため,治療方針決定に有用である.まずは,この4段階を十分に理解し,創傷治癒過程のアセスメントの基礎を養いたい.

図1 創面の色調による分類

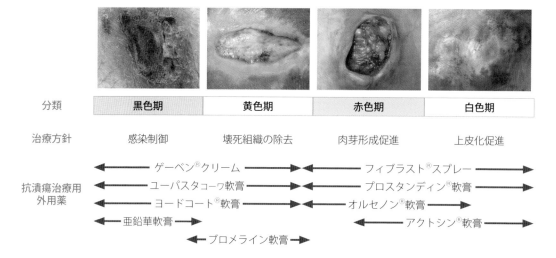

分類	黒色期	黄色期	赤色期	白色期
治療方針	感染制御	壊死組織の除去	肉芽形成促進	上皮化促進

抗潰瘍治療用外用薬

← ゲーベン®クリーム → ← フィブラスト®スプレー →
← ユーパスタコーワ軟膏 → ← プロスタンディン®軟膏 →
← ヨードコート®軟膏 → ← オルセノン®軟膏 →
← 亜鉛華軟膏 → ← アクトシン®軟膏 →
← ブロメライン軟膏 →

創面の色調による分類

黒色期

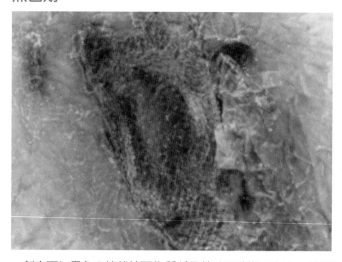

　創表面に黒色の塊状壊死物質が固着する時期である．外科的デブリードマンが必要となる．ただし，壊死物質と健常部の境界が不明瞭な場合には，まず抗菌作用を持つ外用薬を使用するとよい．

　外用薬としては，ゲーベン®クリームが多用されるが，これは抗菌作用とともに水分を豊富に持つ水中油型乳剤性軟膏であるため，固着した壊死物質に水分を与えることで軟化・融解が促進されるためである．

　また，古典的軟膏である亜鉛華軟膏は安価であり，リント布に厚く塗布し創面に貼付すると有効な場合がある．

　黒色期を漫然と放置すると創傷治癒が遅延するばかりか，感染をより深部にまで促すことになるので注意すべきである．

黄色期

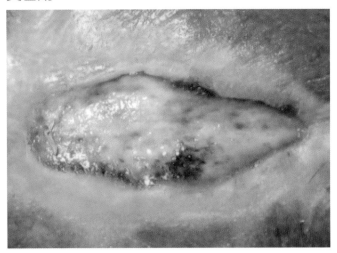

　塊状壊死物質が除去された後，脂肪組織レベルの壊死組織が全体として黄〜黄白色に見える時期であり，滲出液も比較的多い．この時期が赤く見えないのは血流がないためであり，肉芽を形成するための栄養や酸素の不足を反映する．

　この状態では外科的もしくは化学的デブリードマンを行い，抗菌作用を持つ外用薬を使用する．感染が制御され壊死物質が除去されると，周囲から血管新生が惹起される．ある程度肉芽が形成された適切な時期に，赤色期の治療に変更する．

　このタイミングの判断は慣れるまで極めて難しいが，創面の約8割が赤色になった時点で切り替えるとよい．

赤色期

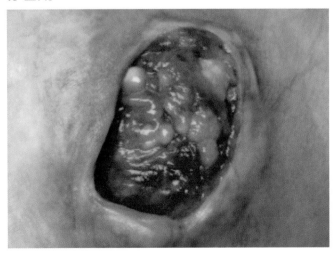

　良好な肉芽組織により，創面が赤く見える時期である．血流も豊富であり，感染のリスクが少なくなる（ゼロではないことに注意！）ため，肉芽形成促進薬で治癒を加速させる．

　この時期に適する薬剤は多数あるが，その特性を十分理解して選択することが重要で

ある．例えば，オルセノン®軟膏は水中油型乳剤性軟膏であるため，浮腫性の肉芽ができやすい．

　肉芽が周囲皮面を超えた場合などには，水溶性基剤のアクトシン®軟膏などに変更し，水分を除去するなどの工夫が必要である．

　また，この時期は滲出液の程度により，ハイドロコロイドドレッシング材などの創傷被覆材も適応となる．

白色期

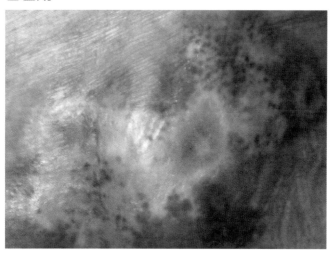

　肉芽組織が成熟し，創収縮が起こると同時に創面は周囲から上皮化し白色調を呈する．創周囲の表皮細胞は，肉芽組織の表面に存在するコラーゲンやインテグリンなどの蛋白を足場として遊走する．

　この時期は表皮細胞に作用する治療法が望ましく，アクトシン®軟膏やハイドロコロイドドレッシング材などの創傷被覆材を用いる．

30. 褥瘡における
適切な外用薬の選択は？

3 bare essentials

1 外用薬は，薬効を示す物質を「配合剤」と，それを保持する「基剤」からなる．

2 褥瘡治療においては，「配合剤」の働きとともに，「基剤」の滲出液制御への効果を鑑み選択する．

3 ただし，商品名が正確に基剤を表していない場合があり注意を要する．

褥瘡治療における外用薬を知ろう！

外用薬には古典的な**軟膏**と**クリーム**，**ローション**がある．一般に使われる化粧品がクリームやローションであるのは，軟膏に比べてべとつかず，使用感がよいからである．

外用薬において薬効を示す物質を配合剤とよび，それを保持する物質を基剤とよぶ．軟膏・クリームなど剤形の違いは，この基剤の違いである．

褥瘡治療における外用薬の選択は，まず配合剤の違いにより，肉芽形成促進作用を持つものなのか，抗菌作用・化学的デブリードマンに用いるものなのかを選択する．そのうえで，創面の滲出液の状態を鑑み，基剤が水分を創面に付与するのか，影響を与えないのか，それとも吸水性なのかを踏まえ判断する．

軟膏は，ワセリンやパラフィンといった油のみでできており，塗ったときにベタベタする．油脂性軟膏とよばれ，創面には水も与えず，吸うこともない．

クリームは，水と油を界面活性剤により混合したものである．このうち油が主成分で，その中に水が存在するものを油中水型とよぶ．

他方，水が主成分でその中に油が存在するものを水中油型とよび，加湿効果に優れており，創面に水分を与える．

代表的な親水クリームは，ゲーベン®クリームの基剤として用いられており，乾固した壊死物質に水分を与え，外科的デブリードマンを容易にする．

このほか，マクロゴール軟膏に代表される水溶性基剤があり，創面を乾かす吸水効果がある．

ただし，オルセノン®軟膏がクリーム基剤であるなど，必ずしも商品名は基剤を正確に示しておらず，注意が必要である．

褥瘡を有する患者は高齢者が多い．高齢者は生理的変化としてドライスキンに向かいやすくなっており，バリア機能が低下する場合が多い．この場合，褥瘡周囲だけでなく，全身の保湿指導が重要となる．

オススメしたい！この製品　保湿に効果的な製品

コラージュDメディパワー保湿ジェル
コラージュDメディパワー保湿入浴剤

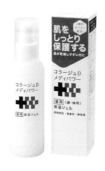

保湿ジェルは，高圧乳化法によりトコフェロール酢酸エステル，コメヌカスフィンゴ糖脂質などの油性成分をナノ粒子化した製品．皮膚にすばやく馴染むことで角質へ浸透する．

入浴剤は，グリチルリチン酸ジカリウム，コメ胚芽油，セラミドMD，スクワランなどが配合されており．200Lの湯に，入浴剤を20mL入れて入浴する．入浴後シャワーや上がり湯で洗い流さないほうが効果的である．

滑りやすくなるので転倒事故に注意する．

写真提供：持田ヘルスケア株式会社

TENA バリアクリーム

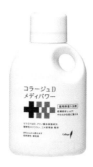

失禁により浸軟しやすい部位などに使用する保護クリーム．ワセリン，グリセリンなどを配合したTENAバリアクリームを清拭時やパッド交換時などに使用．

写真提供：ユニ・チャーム メンリッケ株式会社

リモイス®パッド

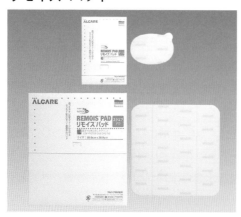

最近では，スキンケア製品として貼付するタイプの製材が多数開発されており，圧分散の観点から褥瘡予防的効果も高い．ただし，ドレッシング材ではないため，創面に使うものではない．例えばリモイス®パッドは，基材の高すべり性とハイドロコロイド材の皮膚保護性を組み合わせた局所用粘着パッドであり，ヒト型セラミドを含有することで，皮膚の生理機能回復の効果に優れている．ドレッシング材とは区別して使用したい．

写真提供：アルケア株式会社

31. 抗菌作用と抗生剤の違いは？

3 bare essentials

1 「抗生剤」と「抗菌作用のある薬剤」を混同してはならない.

2 「抗生剤」の安易な乱用は耐性菌を誘導することとなるため，厳に慎むべきである.

3 「クリティカルコロナイゼーション」の場合にも，消毒やポビドンヨード製剤，銀製剤などで原則対処すべきである.

抗菌作用のある薬と抗生剤を混同しない！

抗菌薬・抗生剤は創傷管理においても有用性の高い薬剤であるが，耐性菌出現防止の意味からも濫用は慎むべきである.

褥瘡の医療現場では，時として「抗菌作用のある薬剤」と「抗生剤」を混同して使用する場面がみられる．これは大きな間違いである！

本項では，創傷管理において重要性の高い局所抗菌治療薬を解説した後，抗菌薬の全身療法について簡単に触れる.

創傷部への外用抗生物質は使用不可！

創傷管理において，「抗菌薬」と「抗生剤」を混同してはならない.

抗菌薬とは，細菌などの病原体に対し，殺菌的もしくは静菌的に働く薬剤のことである.

抗生剤とは，抗生物質のことであり，主に微生物から産生されて，微量で他の細胞の発育を阻止する化学物質である.

抗生物質の代表であるペニシリンは，1928年にアレクサンダー・フレミングによりアオカビから発見された.

現在では，バイオテクノロジー技術の発達により，人工的に合成されるが，本来，抗生物質は微生物由来で細菌のみに選択的に毒性を示す物質である.

そのため，完全に人工的に合成されるサルファ剤などは，厳密には抗生物質ではない．抗生物質の問題点としては，その多様により，薬剤耐性菌が出現することである.

とくに皮膚においては，抗生物質を皮面に外用した場合，比較的容易に耐性菌が誘導

されることが明らかとなっており，治療が長期間にわたる創傷部においては，原則として外用抗生物質を使用してはならない.

これに対し，ポビドンヨードなどの細菌を化学的機序で死滅させる消毒薬は抗菌薬に包括される．使用による耐性菌選択のリスクが少ないので，創傷管理での使用に適している.

現在，わが国にはさまざまな潰瘍治療用の外用薬が存在する．とくに抗菌作用を期待する場合，複数の外用薬を混合することもあるが，混合により配合変化が生じて，有効成分が失活してしまうこともあるため，安易に混合するべきではない.

しかし，酸化亜鉛の重層法など，長年の経験と理論的合理性のある治療法は積極的に活用することが高度な創傷管理のスキルとなる.

創傷管理に比較的よく用いられる薬剤を知ろう！

創傷管理に比較的よく用いられる薬剤を概説する.

精製白糖・3%ポビドンヨード（ユーパスタコーワ軟膏，ポビドリン®パスタなど）

ポビドンヨードは，ヨウ素と1-ビニル-2-ピロリドン重合物の複合体からなる医薬品である．その機序は，ポビドンヨードからヨウ素が遊離し，その酸化作用により，最近の蛋白質合成を阻害することで強力な殺菌作用を有する.

本剤は人体毒性が低く，かつ一部の芽胞菌にも有効であり，10%水溶液などは外用消毒薬として使用される．ただし，ポビドンヨードは血漿などの有機物と接触することで，殺菌作用が著しく低下するため，注意が必要である.

一方，精製白糖は，高浸透圧により滲出液を減少させるとともに，細菌成長阻害作用とバイオフィルム形成抑制作用を有する．さらに，線維芽細胞からのコラーゲン合成を促進させることが知られている.

本剤は，ヨウ素過敏の既往がある患者や，甲状腺機能異常，腎不全，新生児への使用は十分注意を要する.

多種の商品が販売されているが，薬価が大きく異なることも注意すべきであろう.

ポビドンヨード（イソジン®ゲル，ネオヨジン®ゲルなど）

吸水性のマクロゴールを基剤とする，ポビドンヨード製剤である.

本剤も，ヨウ素過敏の既往がある患者や甲状腺機能異常，腎不全，新生児への使用は十分注意を要する.

ヨウ素軟膏（ヨードコート®軟膏），カデキソマー・ヨウ素（カデックス軟膏0.9%，カデックス外用散）

いずれも，ヨウ素の作用により，殺菌作用を発揮する薬剤である．このうち，ヨウ素

軟膏は，吸水するとゲル化するという基剤特性を併せ持つため，薬剤交換時の利便性に優れている．

一方，カデキソマー・ヨウ素は基剤にデキストリンポリマーが用いられ，滲出液を吸収することで，創面の清浄化が図られる．ただし，軟膏のほうが，取り扱いが簡単である反面，外用散は吸水機能に優れる．

ヨードホルム（ヨードホルム，ヨードホルムガーゼ）

いずれも，ヨードホルムから遊離するヨウ素の作用により，殺菌作用を発揮する薬剤である．このうち，ヨードホルムガーゼは保険適用がない．

滲出の多い感染創には，とくにヨードホルムガーゼはドレナージ効果の観点からも有効であるが，多量に用いた場合には中毒症状を起こしうるので，十分に注意する．

スルファジアジン銀（ゲーベン®クリーム）

スルファジアジンはサルファ剤であるが，本剤は銀により抗菌効果を発揮すると考えられている．金属には抗菌活性を持つものがあり，抗菌性金属を各種の無機物担体に担持したものを無機系抗菌剤とよぶ．これら無機系抗菌剤は有機系抗菌剤に比べ一般に安全性が高く，広域な抗菌スペクトルを有し，耐久性，耐熱性に優れていると考えられている．

銀の抗菌メカニズムについて，銀が細胞膜，細胞壁に作用して抗菌活性を発揮するとされるが，その詳細はいまだ不明である．イオン化した銀が-SH基と反応し，細胞膜あるいは細胞内に侵入して各種蛋白を変性させる結果，効果を発揮するという報告や，活性酸素に作用するという報告がある．

本剤は，サルファ剤に対し過敏症を有する患者や，新生児，低出生体重児には使用してはならないことに注意する．

銀イオン含有創傷被覆・保護材（アクアセル®AG）

本剤は，カルボキシメチルセルロースナトリウムからなる高吸収性繊維に銀イオンを加えた創傷被覆材である．

高吸収性繊維はゲル化して滲出液を保持することで，高い効果が期待できる．

内服薬・注射薬

創傷管理においても抗生物質の全身投与を行う場合もある．主なものを表1にあげる．

最近では，MRSAをはじめとした薬剤耐性菌が創傷を含めた皮膚細菌感染症の原因となることが多い．可能な限り培養検査をして無意味な投薬は慎むべきである．

また，PK（Pharmacokinetics，薬物動態）/PD（Pharmacodynamics，薬力学）理論により，抗菌薬のより有効かつ安全な投与方法を設計することが可能となっており，その理解が望まれる．

表1　全身投与が可能な抗生物質

商品名	一般名	略語	剤形	投与回数	特徴
ペニシリン系					
サワシリン®	アモキシシリン水和物	AMPC	錠：250mg，カプセル：125mg，250mg，細粒：10%	1日3〜4回	グラム陽性菌及びグラム陰性菌に対し抗菌作用を示す．作用は殺菌的であり，殺菌作用はアンピシリンより強い
ユナシン®	スルタミシリントシル酸塩水和物	SBTPC	錠：375mg，細粒小児用：10%	1日2〜3回	βラクタマーゼ阻害薬のスルバクタムとアンピシリンをエステル結合させた化合物で，生体内では，アンピシリンおよびスルバクタムとなる
ペントシリン®	ピペラシリンナトリウム	PIPC	注射：1g，2g	1日2〜4回	細菌の細胞壁合成を阻害し，強力な殺菌作用を有する．緑膿菌産生のペニシリナーゼに対してアンピシリンおよびカルベニシリンより安定
βラクタマーゼ阻害薬拮抗剤					
ユナシン®-S	アンピシリンナトリウム・スルバクタムナトリウム		注射：0.75g，1.5g，3g	1日2回	アンピシリン耐性菌にも抗菌力を示す．アンピシリンは，細菌のペプチドグリカン架橋形成を強く阻害して細胞壁合成を妨げ，殺菌的に作用する
オーグメンチン	アモキシシリン水和物・クラブラン酸カリウム		錠：125mg，250mg	1日3〜4回	βラクタマーゼ産生耐性菌に対して，CVAがβラクタマーゼに不可逆的に結合・阻害し，AMPCは失活されず感性菌に対するのと同様に強力な殺菌力を示す
スルペラゾン®	セフォペラゾンナトリウム・スルバクタムナトリウム		注射：0.5g，1g	1日1〜2回	セフォペラゾン耐性菌にも抗菌力を示す．セフォペラゾンは，細胞増殖期の細胞壁合成系のうちペプチドグリカン架橋形成を強く阻害し，殺菌的に作用する
経口セフェム					
ケフラール®	セファクロル	CCL	カプセル：250mg，細粒小児用：10%	1日3回	細菌の細胞壁合成を阻害することにより抗菌作用を発揮．セファレキシンより低濃度・短時間で殺菌に至らしめる
オラセフ	セフロキシム アキセチル	CXM-AX	錠：250mg	1日3回	ペニシリン結合蛋白に対する結合親和性が高く，細菌細胞壁合成阻害による細菌作用を示す
セフゾン®	セフジニル	CFDN	カプセル：50mg，100mg，細粒小児用：10%	1日3回	細菌細胞壁の合成阻害であり，その作用点は菌種により異なるが，ペニシリン結合蛋白（PBP）の1（1a，1bs），2，3に親和性が高い
メイアクトMS®	セフジトレン ピボキシル	CDTR-PI	錠：100mg	1日3回	プロドラッグ製剤であり，代謝を受けセフジトレンとなり，抗菌力を示す
セフスパン®	セフィキシム水和物	CFIX	カプセル：50mg，100mg，細粒：5%	1日2回	βラクタマーゼに安定で，とくにグラム陰性桿菌に対し優れた抗菌作用を発揮し，その作用は殺菌的である
バナン®	セフポドキシム プロキセチル	CPDX-PR	錠：100mg，ドライシロップ：5%	1日2回	腸管壁で代謝され，セフポドキシムとなり細菌細胞壁の合成阻害によって殺菌作用を示す
フロモックス®	セフカペン ピボキシル塩酸塩水和物	CFPN-PI	錠：75mg，100mg，小児用細粒：10%	1日3回	細菌の細胞壁合成を阻害することにより殺菌的作用を発揮する．黄色ブドウ球菌では致死標的といわれているPBP（ペニシリン結合蛋白）1，2，3のすべてに高結合親和性を示す
注射用セフェム					
パンスポリン®	セフォチアム塩酸塩	CTM	注射：250mg，500mg，1g	1日2〜4回	細菌細胞壁の合成を阻害．抗菌作用は殺菌的で，最小発育阻止濃度でも殺菌作用を示す
フルマリン®	フロモキセフナトリウム	FMOX	注射：500mg，1g（キット：1g）	1日2〜4回	MRSAに対しても抗菌力を有している

商 品 名	一 般 名	略 語	剤 形	投与回数	特 徴
ベストコール®	セフメノキシム塩酸塩	CMX	注射：500mg，1g	1日2回	細菌細胞壁の合成阻害．作用は殺菌的である
モダシン	セフタジジム水和物	CAZ	注射：500mg，1g	1日2回	細菌の細胞壁合成（細胞壁ペプチドグリカン架橋形成）を阻害する
ファーストシン®	塩酸セフォゾプラン	CZOP	注射：500mg，1g（キット：1g）	1日2回	細菌細胞壁の合成阻害による．βラクタマーゼに安定であり，ペニシリン結合蛋白質に対する親和性が高いため細胞壁ペプチドグリカン架橋形成阻害作用が強い
カルバペネム					
チエナム®	イミペネム水和物・シラスタチンナトリウム	IPM/CS	注射：500mg（キット：500mg）	1日2〜3回	細菌のペプチドグリカン細胞壁の特異的合成阻害により強力な殺菌作用を有する
カルベニン®	パニペネム・ベタミプロン	PAPM/BP	注射：250mg，500mg	1日2回	ベタミプロンは有機アニオン輸送系への親和性が高く，パニペネムの腎への移行を抑制しパニペネムの腎毒性を抑制する
メロペン®	メロペネム水和物	MEPM	注射：250mg，500mg（キット：500mg）	1日2〜3回	ペニシリン結合蛋白に高い親和性を示し，細菌の細胞壁合成を阻害する
モノバクタム系					
アザクタム®	アズトレオナム	AZT	注射：500mg，1g	1日1〜2回	感受性細菌のペニシリン結合蛋白（PBP）のうち，とくにPBP3に高い結合親和性を有し，細胞壁合成阻害により強い殺菌作用を示す
ペネム系					
ファロム®	ファロペネムナトリウム水和物	FRPM	錠：150mg，200mg，ドライシロップ小児用：10%	1日3回	細菌の細胞壁合成阻害により殺菌作用を示す．各種ペニシリン結合蛋白質（PBPs）との親和性は高く，G11とくに細菌の増殖に必須である高分子PBPとの親和性が高い
アミノグリコシド系					
カナマイシン	カナマイシン硫酸塩	KM	カプセル：250mg，シロップ：50mg/mL，ドライシロップ：20%	1日4回	細菌の蛋白合成を阻害することにより細胞分裂の増殖のプロセスを阻止し，殺菌的に作用する
パニマイシン®	ジベカシン硫酸塩	DKB	注射：50mg，100mg	1日1〜2回	多剤抵抗性の緑膿菌に強い抗菌作用を示す．細菌の蛋白合成を阻害することにより抗菌作用を示し，その作用は殺菌的である
ハベカシン®	アルベカシン硫酸塩	ABK	注射：25mg，75mg，100mg，200mg	1日2回	細菌の蛋白合成阻害作用があり，MRSAの産出する各種不活化酵素に安定で殺菌的に作用する
マクロライド系（14員環系）					
クラリス・クラリシッド®	クラリスロマイシン	CAM	錠：50mg（小児用），200mgドライシロップ小児用：10%	1日2回	エリスロマイシンのラクトン環の6位水酸基をo-メチル化した半合成マクロライド系抗生物質であり，酸に対して安定で胃酸によって分解されにくい
ルリッド®	ロキシスロマイシン	RXM	錠：150mg	1日2回	細菌のリボソームに作用し，蛋白の合成を阻害することにより抗菌作用を示す
マクロライド系（15員環系）					
ジスロマック®	アジスロマイシン水和物	AZM	錠：250mg，600mg成人用ドライシロップ：2gカプセル小児用：100mg細粒小児用：10%注射：500mg	1日1回（3日間）	細菌の70Sリボソームの50Sサブユニットと結合し，蛋白合成を阻害する

商品名	一般名	略語	剤形	投与回数	特徴
リンコマイシン系					
ダラシン®	クリンダマイシン塩酸塩	CLDM	カプセル：75mg，150mg	1日3〜4回	リボソーム50Sサブユニットに作用し，ペプチド転移酵素反応を阻止し蛋白合成を阻害する
テトラサイクリン系					
ビブラマイシン®	ドキシサイクリン塩酸塩水和物	DOXY	錠：50mg，100mg	1日1〜2回	腎不全があっても投与量を変更する必要のない，唯一のテトラサイクリン系の薬剤
ミノマイシン®	ミノサイクリン塩酸塩	MINO	錠：50mg，100mg，カプセル：50mg，100mg，顆粒：2%，注射：100mg	1日1〜2回	細菌の蛋白合成系において，aminoacyl t-RNAがm-RNA・リボソーム複合物と結合するのを妨げ，蛋白合成を阻止させることにより抗菌作用を発揮
ホスホマイシン系					
ホスミシン®	ホスホマイシンカルシウム水和物	FOM	錠：250mg，500mg，ドライシロップ：20%，40%	1日3〜4回	細胞質膜の能動輸送系によってホスホマイシンが効率的に菌体内に取り込まれ，細胞壁ペプチドグリカンの生合成を初期段階で阻害する
ペプチド系					
タゴシッド®	テイコプラニン	TEIC	注射：200mg	1日1〜2回	MRSAに対して優れた抗菌力を有し，グラム陰性菌に対しては抗菌力は示さない
ニューキノロン系					
バクシダール®	ノルフロキサシン	NFLX	錠：50mg（小児用），100mg，200mg	1日3〜4回	DNAの高次構造を変換するDNAジャイレースに作用し，DNA複製を阻害することにより殺菌的に作用する
タリビッド®	オフロキサシン	OFLX	錠：100mg	1日2〜3回	細菌のDNAジャイレースおよびトポイソメレースIVに作用し，DNA複製を阻害する
クラビット®	レボフロキサシン水和物	LVFX	錠：250mg，500mg 細粒：10% 点滴静注：バッグ 500mg/100mL，500mg/20mL	1日2〜3回	ラセミ体であるオフロキサシンの一方の光学活性S-(-)体のレボフロキサシンを含有するニューキノロン系経口抗菌製剤であり，細菌のDNAジャイレースおよびトポイソメレースIVに作用しDNA複製を阻害する
シプロキサン®	シプロフロキサシン塩酸塩	CPFX	錠：100mg，200mg	1日2〜3回	DNAジャイレースに作用し，DNA合成を阻害する
配合剤					
バクタ®	スルファメトキサゾール・トリメトプリム		配合錠：スルファメトキサゾール400mg，トリメトプリム80mg含有，配合顆粒：1g＝1錠	1日2回	スルファメトキサゾールは微生物体内での葉酸生合成を阻害し，トリメトプリムは葉酸の活性化を阻害して抗菌作用を示す

32. 褥瘡をどう治療する？

3 bare essentials

1 褥瘡の局所治療には外用薬とドレッシング材が存在する.

2 褥瘡初心者は，まずガイドラインに従って使用することをおすすめする.

3 外用薬やドレッシング材には，それぞれの特徴がある．とくに外用薬は，効能に加え水分を吸収するのか，付与するのか，影響がないのかを理解する必要がある.

褥瘡の治療とは

　現在，わが国にはさまざまな抗潰瘍治療用外用薬が存在するが，それらを使いこなすためには創傷治癒理論とそれぞれの抗潰瘍治療用外用薬の特性を十分に理解し，今その創に最も必要な処置が何であるのかを明らかにする必要がある.

　例えば，フィブラスト®スプレーの使用法は，線維芽細胞に対するその細胞生物学的理論に準拠したものであり，我流での使用は慎むべきである.

　多目的に使用するために，複数の外用薬を混合する場面もみられるが，時に理論的整合性に欠ける組み合わせもある．混合によりむしろ配合変化が生じ，失活してしまう場合もあるため十分注意すべきである．むろん，酸化亜鉛の重層法など，経験豊富で理論的合理性のある治療法は積極的に活用すべきである.

　近年，DESIGN-R®分類やTIMEなど優れた評価ツールが用いられるようになり，患者ごとに，よりきめ細かなアセスメントが可能となった．褥瘡の局所治療は日本褥瘡学会による「褥瘡局所治療ガイドライン」に従って治療するのが原則である.

　日常臨床でも褥瘡評価に広く用いられているDESIGN-R®分類に準拠しており，理解も容易である.

　表1に各種潰瘍治療用外用薬に関するガイドラインの推奨度を示す．創面の適切な水分量の保持が創傷治癒に重要であることはいうまでもなく，抗潰瘍治療用外用薬を選択するうえにおいては，配合薬のみで判断するのではなく基剤による特性を十分考慮する必要がある.

近年，日本皮膚科学会の創傷・熱傷ガイドライン委員会からも「褥瘡診療ガイドライン」が発表された．外用薬については，滲出液などについてより詳細な記載がなされている項目もあり，実際の診療に大変有用である．

本項では，DESIGN-R®2020に準拠しそれぞれの項目について，日本褥瘡学会による「褥瘡局所治療ガイドライン」（以下，日本褥瘡学会ガイドライン）に沿って外用薬の使い方を解説するが，日本皮膚科学会のガイドライン（以下，日皮会ガイドライン）において同様と考えられる記載も追記することで，理解を深めたい．

むろん，ガイドラインは優劣を有するものではない．日常診療で広く外用療法に精通した皮膚科医が作成するガイドラインを知ることが，さらなるスキルアップを可能とす

表1　日本褥瘡学会編「褥瘡局所治療ガイドライン」に基づいた抗潰瘍治療用外用薬選択法のまとめ

	ジメチルイソプロピルアズレン	酸化亜鉛	白色ワセリン	ブクラデシンナトリウム	アルプロスタジルアルファデクス	カデキソマーヨウ素	デキストラノマー	
浅い褥瘡（DESIGN分類でd）								
発赤・紫斑	C1		C1					
水疱		C1	C1					
びらん・浅い潰瘍	C1	C1		C1	C1			
深い褥瘡								
壊死組織除去（DESIGN分類でN）						C1	C1	
肉芽形成促進（DESIGN分類でG）					C1			
肉芽形成促進・臨界的定着が疑われるとき（DESIGN分類でG）						C1		
肉芽形成促進（DESIGN分類でG）					C1			
創の縮小（DESIGN分類でS）	C1	C1			B			
感染・炎症（DESIGN分類でI）						B		
滲出液の制御・多い場合（DESIGN分類でE）						B	C1	
滲出液の制御・少ない場合（DESIGN分類でE）								
ポケットの解消（DESIGN分類でP）								

B：根拠があり，行うようすすめられる　　　C1：根拠は限られているが，行ってもよい

るのである.

　本項では「浅い褥瘡」と「深い褥瘡」における外用療法について解説する．ドレッシング材については別項(p.225「37. ドレッシング材の使い方」)を参照されたい.

「浅い褥瘡」の外用療法

　DESIGN-R®2020における「浅い褥瘡d」とは，褥瘡の深さが真皮までにとどまる褥瘡を指す．この時期は，創傷治癒理論における「増殖期」にあたり，創傷治癒機転が比較的すみやかに遂行する状態である.

	ブロメライン	スルファジアジン銀	アルミニウムクロロヒドロキシアラントイネート	トレチノイントコフェリル	トラフェルミン	ブクラデシンナトリウム	幼牛血液抽出物	ポビドンヨード・シュガー	ヨウ素軟膏	ポビドンヨード	ヨードホルム
	C1	C1						C1			
			B	B	B	C1		B			
		C1						C1	C1		
			B	B	C1	C1	C1				
			B		B	B	C1				
		B						B	C1	C1	C1
								B	C1		
		C1 (感染創)		C1(非感染創)							
				C1	C1			C1			

「浅い褥瘡d」では創傷周囲に線維芽細胞が豊富に存在する．増殖因子によって線維芽細胞が活性化されると，線維芽細胞は組織欠損部へ遊走し，真皮の細胞外基質蛋白を産生する．

ある程度創傷欠損部が充填されると，創収縮が起こり創面積は縮小し，さらに治癒が促進され，最終的に表皮角化細胞が表面を覆う．

「浅い褥瘡d」の治療の基本

「浅い褥瘡d」の治療の基本は，創面の保護と適切な湿潤環境を保持することで，線維芽細胞や血管内皮細胞の活性化を促すことである．この場合の治療には，ドレッシング材や創面保護効果を有する油脂性基剤の外用薬が最も適している．

難治な「浅い褥瘡」とは

難治な「浅い褥瘡d」においては，深い褥瘡と同様に，患者の基礎疾患や栄養状態など何らかの創傷治癒阻害因子が存在する(慢性創傷)可能性を考える．

問題点を抽出し，それを取り除き，すみやかに創傷治癒機転が働く状態(急性創傷)へと導くことが重要である．浅いからといって軽症と軽んじることなく，経時的アセスメントが重要である．

治療

日本褥瘡学会ガイドライン

浅い褥瘡は原則として保険適用を有するドレッシング材が第一選択とされる．発赤と水疱に対しては，外用薬のアズノール®軟膏と亜鉛華軟膏がC1(行うことを考慮してもよいが，十分な根拠がない)とされる．

水疱は原則として水疱蓋を破らない．巨大な水疱の場合には水疱蓋を穿刺し内容液を除去する場合もある．

水疱の場合，ゲンタシン®軟膏が用いられる場合があるが，耐性菌の問題から推奨できない．また，びらん・浅い潰瘍には，アズノール®軟膏や亜鉛華軟膏に加え，上皮形成促進効果を持つアクトシン®軟膏，プロスタンディン®軟膏がC1に加わる．

アズノール®軟膏は，抗炎症効果は弱く，むしろ基剤の創面保護作用が主作用であると考えられる．亜鉛華軟膏は，あらかじめリント布に塗布された製剤(ボチシート)もあり便利である．

日皮会ガイドライン

白色ワセリン，亜鉛華軟膏，アズノール®軟膏，アクトシン®軟膏，プロスタンディン®軟膏がC1(良質な根拠はないが，選択肢の1つとして推奨する)とされている．

実際，アクトシン®軟膏とプロスタンディン®軟膏は，優れた上皮形成促進効果を有し，有用であるが，基剤を踏まえて使い分けたい．

「深い褥瘡」の外用療法

　DESIGN-R®2020における「深い褥瘡D」とは，褥瘡の深さが皮下組織から深部に至る褥瘡を指す．当然，治療に難渋する．この場合，壊死組織の存在や，不良肉芽形成，巨大な創面積，感染による過剰な滲出液，さらにポケット形成など，慢性創傷のさまざまな問題を包括する創面となる．

　DESIGN-R®2020により創面を適切にアセスメントし，優先される問題点を外用薬により解決する．

N→n（壊死組織の除去）

　壊死組織除去作用を有するカデックス軟膏，ブロメライン軟膏，ゲーベン®クリームを用いる．

日本褥瘡学会ガイドライン

　すべての薬剤の推奨度は，C1であるが，外科的デブリードマンを適時併用しながら用いることで優れた効果を発揮する．

　カデックス軟膏は，デキストリンポリマーによる滲出液や細菌などの吸収作用で創面を清浄化し，壊死組織を除去する．

　ブロメライン軟膏は蛋白分解酵素を含有する外用薬で，線維性滲出物の溶解や滲出液の粘稠度を下げる働きを持つ．

　ゲーベン®クリームは水分に富んだ基剤であり，乾固した壊死組織の軟化と融解を促すことで外科的デブリードマンが容易になる．

日皮会ガイドライン

　推奨度はカデックス軟膏がB（行うようすすめられる），ブロメライン軟膏がC1である．

G→g（肉芽形成の促進）

日本褥瘡学会ガイドライン

　褥瘡学会ガイドラインの推奨度がB（行うようすすめられる）の薬剤，アルキサ®軟膏，オルセノン®軟膏を用いる．

　また，C1である塩化リゾチーム，フィブラスト®スプレー，アクトシン®軟膏，プロスタンディン®軟膏，幼牛血液抽出物を用いてもよい．オルセノン®軟膏は，線維芽細胞の遊走能亢進作用，細胞増殖促進作用などを有し，肉芽形成を促進する．ただし，基剤がクリームであることに注意する．

　推奨度が低くても臨床現場で頻用される薬剤は多い．例えば，フィブラスト®スプレーは初の増殖因子製剤であり，塩基性線維芽細胞増殖因子が血管新生，肉芽形成促進に作用する．

アクトシン®軟膏は局所血管新生促進作用，肉芽形成促進作用，表皮形成促進作用を有し，水溶性のマクロゴールを基剤に持つ．

プロスタンディン®軟膏は皮膚血流増加作用，血管新生促進作用，表皮形成促進作用を有する油性基剤である．

日皮会ガイドライン

日皮会ガイドラインでは，「赤色期～白色期褥瘡の局所処置にはどのような外用薬を用いればよいのか？」というclinical question（CQ）において，より詳細に記載がある．

滲出液が適正から少ない創面にはフィブラスト®スプレー，プロスタンディン®軟膏．滲出液が少ない創面には，オルセノン®軟膏．滲出液が過剰または浮腫が強い創面にはアクトシン®軟膏の使用がBとして推奨している．

また，滲出液が適正から少ない創面には，幼牛血液抽出物，白色ワセリン，亜鉛華軟膏，アズノール®軟膏など．滲出液が過剰または浮腫が強い創面には，アルミニウムクロロヒドロキシアラントイネートの使用がC1とされている．

S→s（創の縮小）

日本褥瘡学会ガイドライン

褥瘡学会ガイドラインの推奨度がB（行うようすすめられる）の薬剤，アルキサ®軟膏，フィブラスト®スプレー，アクトシン®軟膏，プロスタンディン®軟膏を用いる．

また，C1であるアズノール®軟膏，亜鉛華軟膏，幼牛血液抽出物を用いてもよい．

日皮会ガイドライン

日皮会ガイドラインでの推奨は前項を参照されたい．

I→i（感染の制御）

日本褥瘡学会ガイドライン

褥瘡学会ガイドラインの推奨度がB（行うようすすめられる）の薬剤，カデックス軟膏，ゲーベン®クリーム，ユーパスタコーワ軟膏を用いる．

また，C1であるイソジン®ゲル，ヨードホルム，硫酸フラジオマイシン・トリプシンを用いてもよい．ユーパスタコーワ軟膏は，含有されるヨウ素の抗菌作用により感染抑制とともに，白糖の吸水作用により創面の浮腫を軽減し，線維芽細胞のコラーゲン産生促進効果がある．

イソジン®ゲルは，ポビドンヨードを10%含有する外用消毒薬である．ヨードホルムは，ガーゼに蒸着されたヨウ素の抗菌作用が感染を抑制する．

日皮会ガイドライン

日皮会ガイドラインはカデックス軟膏，ゲーベン®クリーム，ユーパスタコーワ軟膏が

B. イソジン®ゲル，ヨードホルム，ヨードコート®軟膏がC1とされる．さらに抗生物質（抗菌薬含有軟膏の記載があり，C2［十分な根拠がないので（現時点では）推奨できない］と評価されている．

なお，ヨードコート®軟膏は基剤の高い吸収性が特徴である．

E→e（滲出液の制御）

日本褥瘡学会ガイドライン

褥瘡学会ガイドラインの推奨度がB（行うようすすめられる）の薬剤，カデックス軟膏，ユーパスタコーワ軟膏を用いる．

また，C1であるデブリサンを用いてもよい．デブリサンは，形態がビーズ状であり，滲出液の吸収とともに細菌および分解産物なども除去される．マクロゴールと混合した製剤も存在する．

日皮会ガイドライン

日皮会ガイドラインでは，2つのCQがあり，「黒色期から黄色期褥瘡で滲出液が過剰なときの局所処置にはどのような外用薬を用いればよいのか？」については，カデックス軟膏，デブリサン，ユーパスタコーワ軟膏の使用がBとして推奨され，ヨードコート®軟膏がC1とされている．

「黒色期から黄色期褥瘡で滲出液が少ない時の局所処置にはどのような外用薬を用いればよいのか？」については，ゲーベン®クリームの使用がBとして推奨され，白色ワセリン，亜鉛華軟膏，油脂性軟膏，およびアズノール®軟膏がC1とされている．

P→(-)（ポケットの解消）

日本褥瘡学会ガイドライン

褥瘡学会ガイドラインでは，ポケット内に壊死組織が残存する場合は，まず創面の清浄化を図ったうえで，滲出液が多ければユーパスタコーワ軟膏，少なければフィブラスト®スプレー，オルセノン®軟膏がC1となっている．

さらに，改善しなければ，外科的治療や物理療法の検討がすすめられている．

日皮会ガイドライン

日皮会ガイドラインでは，ポケット内の滲出液が多い創面は，ユーパスタコーワ軟膏，少なければフィブラスト®スプレー，オルセノン®軟膏がC1とされている．

改善しなければ，外科的治療や物理療法の検討がすすめられており，日本褥瘡学会ガイドラインとほぼ同じ内容である．

オススメしたい！この製品 オルセノン®軟膏

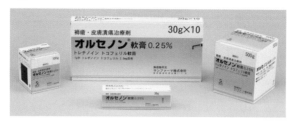

写真提供：サンファーマ株式会社

　トレチノイントコフェリルを成分とした肉芽形成期に用いる軟膏．肉芽形成能は高く，有用性が高い．注意すべきは，基剤が親水クリーム基剤であることである．

　このため，滲出液が少ない赤色期の褥瘡に有用性が高い．創面を診るスキルの高い看護師が使いこなしたい薬剤である．

33. 感染とクリコロ

3 bare essentials

1 感染は大きな創傷治癒阻害因子であると同時に，滲出液も増加させる．

2 創面における細菌数の存在は連続的に捉える．無菌にする必要はない．

3 臨界的定着（critical colonization）は創傷治癒を大きく阻害するため要注意である．

細菌感染が創傷治癒を阻害する機序を知ろう！

　細菌感染が創傷治癒を阻害する事実は経験的にも明らかであるが，その機序は複雑である．最近では，創部の微生物学的環境を，これまでの無菌あるいは有菌という捉え方から，両者を連続的に捉えるのが主流である．

　すなわち，創部の有菌状態を「汚染（contamination）」「定着（colonization）」「感染（infection）」と連続的に捉え，その菌の創部への負担と生体側の抵抗力のバランスにより感染が生じるとする考え方である（図1，2）．

　このうち，「感染」とは潰瘍創面に分裂増殖する細菌が著しく増加し，宿主の免疫力に対して細菌の増殖力が勝る状態である．

　最近「定着」と「感染」の間に位置する「臨界的定着（critical colonization）」が注目を集めている．その理由は，例え宿主の免疫力が細菌を制御しうる範囲でも，さまざまな理由により創傷治癒が阻害されることが明らかとなったためである．

　なお，critical colonizationを"クリコロ"と略す場合も多く，注意が必要である．現に，筆者も初めてこの用語を聞いたとき「コンビニの新しい揚げ物の名称か？」と思ったものである．ただし，クリームコロッケを"クリコロ"と略すのは，あまりに短絡的という気もしたが……．

　細菌を構成する蛋白自体は，真皮の結合組織代謝において，細胞と細胞外基質との結合を阻害するほか，局所炎症反応に影響を及ぼす．

　また，「バイオフィルム（菌膜）」は，細菌が細胞外に多糖類・フィブロネクチン・ビトロ

図1　皮膚創傷の感染機序

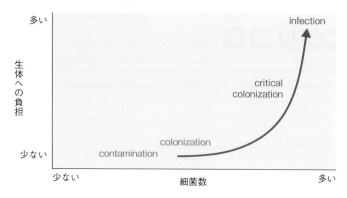

創部の有菌状態を「汚染 contamination」「定着 colonization」「感染 infection」と連続的に捉え、その菌の創部への負担と生体側の抵抗力のバランスにより感染が生じる.

図2　汚染から感染までの流れ

①汚染（wound contamination）	
創に細菌が存在するが，増殖しない状態である	
②定着（wound colonization）	
細菌（増殖能あり）が創に付着しているが，創には害を与えない状態である	
③臨界的定着（critical colonization）	
細菌数が②より多くなり，感染創に移行する可能性がある状態．または炎症防御反応により創治癒が遅滞した状態である．消毒薬を使用する	
④感染（wound infection）	
細菌が増殖し，組織内部に侵入して，創が深部感染している状態である．消毒薬を使用する	

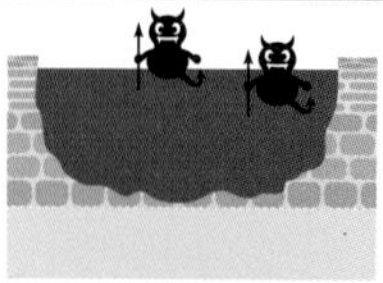

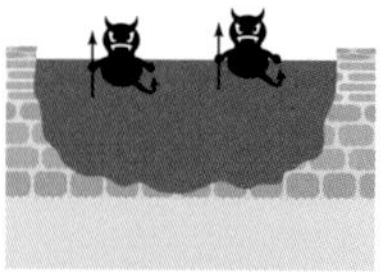

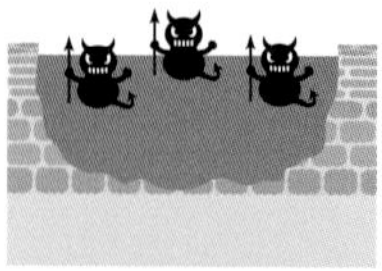

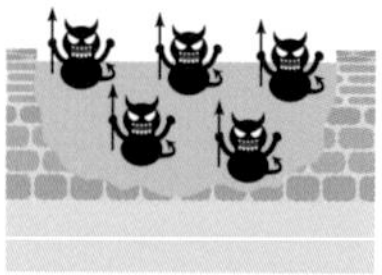

ネクチンなどからなる膜を作成することで，周囲の環境変化や化学物質から細菌自らを守ると同時に，周囲の生理活性物質へ影響を与える.

　一方，皮下ポケットの存在は，さまざまな機序により創傷治癒を遷延化させる．ポケットは，外力が繰り返し加わることにより生ずるものであるため，まず除圧などのケア方法を見直すことが求められる.

　ポケット内部は，物理的にも十分な洗浄が行われにくいため細菌感染の温床となり，前述した炎症の遷延化や過剰な滲出液の残留，さらには壊死物質の長期残存による創傷治癒阻害が生ずる.

　まずは原則，ポケットは外科的に開放することが肝要である．**図3**は手術室で，電気

図3　ポケットの外科的開放

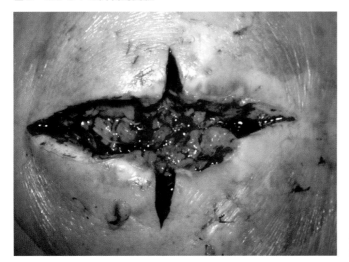

手術室で，電気メスを用いポケットを開放した様子.

メスを用いポケットを開放したところである.

　陰圧閉鎖療法（p.216「36. 褥瘡とmoist wound healing」参照）は，過剰な滲出液などを持続的に除去することから，極めて理に適った治療である.

　さらに，ポケット内部は目視での観察が不可能である点も，適切な治療選択を困難化させる.

　また，比較的適切に管理されたポケットにおいても，表皮細胞がポケット内部に向かい遊走し，表皮化することがある. この場合，表皮化した部分に肉芽形成が起こることはなく，放置しておいても治癒は期待できない. 創辺の十分な観察とともに，外科的デブリードマンが必要となる.

34. 壊死組織をどうする？

3 bare essentials

1 壊死物質はあくまで生体にとって異物である！

2 壊死物質は感染を誘発する原因にもなる.

3 壊死物質は取り除くのが原則である. 外科的デブリードマンが最も確実である.

皮膚潰瘍における壊死組織とは

壊死とは, 物理化学的損傷や血流不全などが原因となり, 生体において一部組織が死に至ったまま存在する状態であり, 生体に機能的な障害を残す.

細胞レベルにおいては, 細胞が周囲環境の悪化による受動的な死に至る過程をネクローシス(necrosis)とよび, それらからなる集塊が壊死組織(**図1**)である.

また, 壊死に至らずとも, 細胞の性質が変化し正常な生理機能を持たない細胞からなる組織は不活性化組織とよばれ, その体内動態は壊死に準ずる.

皮膚潰瘍における壊死組織は, 褥瘡における物理的圧迫に伴う局所虚血や化学熱傷などの化学的損傷, 膿皮症などの感染などが原因となる.

これらは必ずしも体表に近い表皮を主体とするとは限らず, 例えば糖尿病における類脂肪壊死は真皮から皮下脂肪組織にかけて起こる.

壊死物質は通常, 主に生体の免疫機能により取り除かれる. 皮内もしくは皮下に生じた壊死は生体の防御反応から自然と表皮を通じて生体外に除去される(経表皮排泄機能).

しかし, 褥瘡などの皮膚潰瘍では, 広範囲に及ぶ壊死がこれらの機能だけでは修復できない場合も多い. 創傷における壊死物質および不活性化組織の存在は, 創傷治癒過程において, 肉芽形成や上皮化, および創収縮が起こるべき物理的空間を占有することとなり, 創傷治癒を阻害する.

さらに, 壊死物質の変成した蛋白は生体にとって異物であり, それを除去するための過剰な免疫反応を惹起するほか, 細菌感染の温床になることで, 創傷治癒を阻害することとなる.

壊死物質は, 極力外科的デブリードマンで取り除くべきである.

図1　壊死組織

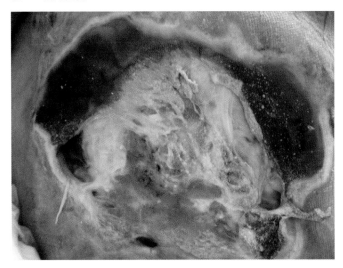

臨床的に壊死組織は，硬い黒色組織もしくは軟らかい黄色組織を呈する．前者をエスカー，後者をスラフとよぶ．図は黒色のエスカーと黄色のスラフが同居した壊死組織である．

オススメしたい！
この製品

ブロメライン軟膏

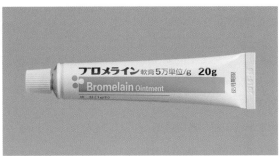

写真提供：マルホ株式会社

　化学的デブリードマンを行う際に重宝する薬剤である．ブロメラインは蛋白分解酵素であり，壊死物質を保存的に分解する．パイナップルを食べると口腔内がひりひりする経験をお持ちの方も多いと思われるが，それこそ蛋白分解酵素の力である！

35. 体圧分散の方法は？

3 bare essentials

1 体位変換は2時間に1度が原則であるが，絶対ではない．

2 体圧分散寝具は患者の日常自立度に応じて選択する．

3 最近では，自動で体位変換を行う体圧分散寝具も市販されており，マンパワーの問題がある場合，利用する価値がある．

体位変換と体圧分散寝具を活用しよう！

褥瘡予防のため，体位変換を2時間ごとに行うことが推奨されている（**図1**）．

科学的根拠に乏しいとする見解もあるが，多くの医療機関でベッド上に2時間ごとのスケジュールが貼られているところをみると，経験的にはある程度その有用性が知られているのであろう．もっとも，当然患者ごとに必要な頻度は異なり，1時間で体位変換すべき患者もいれば，3時間あけてもよい患者も存在する．また，**誤った体位変換はそれ自体がずれの要因となり，褥瘡を悪化させてしまうことに十分注意する**．

一方，体動制限がある患者で，とくに痩せている患者においては骨突出（**図2**）が著明となるため，体位変換を行うだけでは褥瘡を予防できない場合が多い．

このような場合，適切な体圧分散寝具の使用が求められる．健常者は無意識に寝返りなどで体圧が特定部位に持続集中するのを防いでおり，自ら体圧分散が可能である．

図1 2時間ごとの体位変換

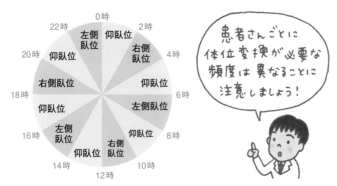

患者さんごとに体位変換が必要な頻度は異なることに注意しましょう！

図2　骨突出部位

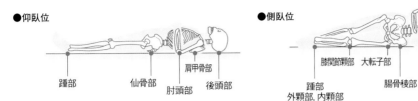

●仰臥位

踵部　　仙骨部　　肘頭部　　肩甲骨部　　後頭部

●側臥位

膝関節顆部　大転子部　　骨部　　耳介部
踵部　　　　　　　腸骨稜部　肩峰突起部
外顆部, 内顆部

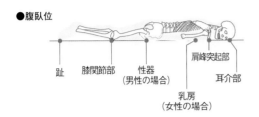

●腹臥位

趾　膝関節部　性器　　肩峰突起部　耳介部
　　　　　　（男性の場合）
　　　　　　　乳房
　　　　　　（女性の場合）

　体圧分散とは，文字通り体圧を分散させることであり，つまり体重を軽くするか，接触面積を広くすることによりなされる．

　しかし，褥瘡患者にダイエットなどは机上の空論であり，しかも褥瘡は痩せている人に多い事実から，体重を軽くする場面に出くわすことは少なく，褥瘡治療においては後者が重要となる．

　体圧分散寝具は，適切な圧力により，マットが体表の凹凸により沈み順応することで，接触面積を拡大することで体圧分散を図るための寝具である．

　また，それ以外にも接触部位を変えることでより接触圧を軽減することも可能である．つまり体圧分散寝具の使用に際しては，使用者の骨突出や拘縮，浮腫の有無，その他，個々の身体的特徴を評価（アセスメント）する必要がある．

　体圧分散寝具には，静止型と圧切換型が存在する．

　静止型とは，使用者の身体がマットに沈みこむことで，体表面積をより広くマットに接触させることで圧分散を図ることができるタイプである．

　圧切換型は，身体とマットとの接触部位を自動的に変更する機能を有しており，同一部位にかかる圧を減少させることができるタイプである．

　当然，圧切換型がより適応範囲が広いが，価格の問題もあり，とくに在宅における褥瘡診療においては，使用者の自立度に応じた選択が必要となる．

静止型マット

ウレタンフォーム

　主に自力体位変換が可能な患者に用いる．ベッドアップが必要な患者であれば，可能な限り厚い（10cm）タイプを用いる．マットによって反発力が異なるため，組み合わせて使用することで，個々に応じた安定感を得ることが可能である．

図3 マット内圧

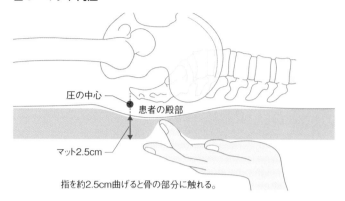

圧の中心

患者の殿部

マット2.5cm

指を約2.5cm曲げると骨の部分に触れる。

マット内圧は，中指をマットレスの下に差し込み，仙骨部において2.5cm曲げたときに骨突出部にようやく触れる程度に調整するとよい．

ゲル・ゴム

　主に自力体位変換が可能な患者に用いる．ズレ力の吸収に優れているほか，耐久性が高いという利点がある．しかし，ある程度厚みがあるとベッド自体が重くなってしまうという欠点もみられる．

ウォーター

　主に自力体位変換が不可能で，ベッドアップを45°以上とする患者に用いる．水の量に応じて耐圧調整が可能であるが，水温の管理や，マット自体の重量が重いなどの欠点がある．

圧切換型マット

　主に自力体位変換が不可能で，ベッドアップを45°以上とする患者に用いる．空気の量により，使用者ごとに応じた体圧調整が可能である．

　また，多層セル構造のマットであれば低圧保持も可能である．ただし，自力体位変換ができる患者では安定感が得られにくく，不快に感ずることもある．

体圧分散寝具の使用上の注意点

　体圧分散寝具を用いても，正しい使い方をしなければ，褥瘡の発生リスクは高まるのは当然である．体圧分散寝具が正しく作動しているかを定期的にチェックする必要があり，少なくとも朝夕，就寝前に確認すべきである．

　とくにマット内圧に関しては，中指をマットレスの下に差し込み，仙骨部において2.5cm曲げることで骨突出部位にやっと触れる程度に調整するとよい（図3）．もちろん，マットレス使用による転落事故などにも十分注意すべきである．

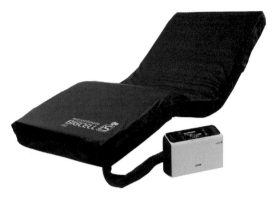

オススメしたい！この製品 ビッグセル アイズ

写真提供：株式会社ケープ

　最近，褥瘡予防には優れたマットレスが多数開発されている．ビッグセル アイズは，頭側挙上の角度を検知して最適な内圧に調整する自動調整機能，関節拘縮患者にも対応できる機能，安静管理が必要な患者に対する微波動モード，ベッド上でのケアを想定したモードなど，個別リスクに対応する機能がある．

　また，ハイリスクの踵部に対応する「３層式縦長エアセル」を採用しており，さらに重要なことは，停電時でもマット全体の内圧を保持する「停電対策機能」を有することである．震災対応が求められるわが国においては，非常に有用性の高い高機能型マットレスである．

36. 褥瘡とmoist wound healing

3 bare essentials

1. 褥瘡治療はmoist wound healing，つまり創面は湿らせて治す！ がキホンである．

2. ただし，感染創はもちろん，部位によっては行わないほうがよい場合もあり注意すべきである．

3. 陰圧閉鎖療法はmoist wound healingの進化系であるともいえ，適切な時期に導入すると優れた治療効果が得られる．

褥瘡はなぜ湿らせて治す？

　今日の褥瘡診療において，"創面は乾かさず湿らせて治す"というコンセプトは，ほぼコンセンサスが得られたと考えられる．これは，褥瘡診療において種々の優れた創傷被覆材（ドレッシング材）が臨床応用され，日常診療で頻用されている事実に如実に表れており，従来行われていた外用薬すら用いないガーゼのみのドレッシングは，特殊な例を除いて見られなくなった．

　褥瘡診療のみならず，現在では日常で見られる軽い切傷や擦傷に対し，優れた効果を謳う創傷被覆材がドラッグストアでも市販されており，一般市民にも"キズは湿らせて治す"という意識が広まっている．

　ただし，何事にも例外がある．褥瘡を扱う医療従事者は，"創面は乾かさず湿らせて治す"はあくまで鉄則であって，創面によっては当てはまらないことがあることも十分理解すべきである．

皮膚創傷理論の変化 -moist wound healing-

moist wound healingとは？

　最近の医学・医療の進歩は，創傷治療へのアプローチを大きく変化させた．従来，創傷治癒の常識であった創部消毒とガーゼによる乾燥環境下の創傷治癒理論は，基礎的データの蓄積に伴い湿潤環境下の創傷治癒（moist wound healing）にとって代わった．

図1　実験室での細胞の継代培養

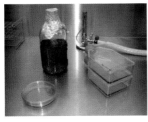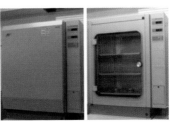

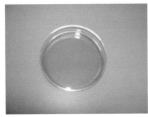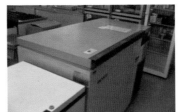

　moist wound healingを端的に述べると，生体が持つ創傷治癒促進因子を最大限に治療に利用するという治療法である．創傷治癒における病態生理学的に極めて理にかなった概念であり，ヒトの皮膚における創傷治癒のメカニズムに基づき，適切な湿潤環境を整えた状態における創傷治癒理論である．

　かつては乾燥環境こそが創傷治癒にはベストと考えられ，実際の臨床現場でも創部に消毒とガーゼ保護を主体とする治療が主流であったが，一転してまったく逆の流れになったのはなぜであろうか？

　これは，実験室での細胞の継代培養を考えると理解しやすい．ヒト皮膚由来の線維芽細胞や角化細胞，それに血管内皮細胞を試験管中で生育させるには，培地とよばれるそれぞれの細胞の生育に適した栄養素などを含む溶液に浸すことで初めて可能となる（図1）．

　そのうえで，酸素濃度と温度を最適に調整した培養器に静置すると，細胞はすみやかに増殖する．しかし，培地がない乾燥環境下では細胞はすぐに死に至り，絶対に生育しない．細胞培養は以前から研究室ではありふれて行われている手技であるが，なぜ臨床現場と研究室での創傷治癒に対する常識の乖離があったのかといえば，感染の問題が大きいと考えられる．

　細胞培養において，常に問題となるのは細菌や真菌が混入する感染状態，いわゆるコンタミネーションであり，これが起こると細胞はただちに死滅してしまう．

　創傷治癒において主役をつとめる線維芽細胞や血管内皮細胞が生育しやすい環境は，細菌や真菌にとっても豊富な栄養が存在する格好の生育環境であることに変わりはない．

　そのため，細胞培養には無菌的操作が必須であり，時に培地に抗生物質を添加する場合もある．

　振り返って臨床現場においては，消毒と乾燥状態は細菌感染に有用であると考えられていたため，長らく創傷治癒の主役であった．しかし，最近では創傷治癒における感染

制御は創面の洗浄により十分可能であることが明らかにされたことにより，ブレークスルーが訪れたのである．

moist wound healingの長所

moist wound healingの長所は以下の通りである．

細胞遊走の促進

創面に遊走する各種細胞は，乾燥環境下で細胞死に陥り，創傷治癒が阻害される．

これに対し，湿潤環境下では実験的細胞培養と同様に，遊走が容易となり創傷治癒が促進される．

滲出液中の増殖因子の保持

生体には創傷治癒を促進させる生理活性物質が多数有しており，それらを逃がさず有効に利用できる．

痂皮形成の阻害

創傷発生直後，血液や滲出液が欠損部に充満し，これらが乾燥して血痂や痂皮となる．

上皮化において，痂皮などの存在は角化細胞の障害物となり，創傷治癒が遷延化する．また時として感染の温床となる．

医療従事者の労力負担軽減

moist wound healingに用いられるドレッシング材の進歩は著しく，その酸素透過性も高くなり，数日間の連続使用が可能なものも多い．この場合，医療従事者(とくに看護師や介護士)の労力軽減が可能である．

正常な創傷治癒過程においては，さまざまな細胞由来の生理活性物質が複雑なネットワークを構成することで創傷は治癒する．創傷治癒に有利とされる各種増殖因子には適切な濃度が存在する．また，生理活性物質の中には，創傷治癒を遷延させるものも多数存在する．

すなわち，蛋白質は濃度が限りなく低い場合には作用しないことは容易に理解できるが，いくつかの増殖因子は高濃度域で細胞増殖などを抑制してしまう可能性があるため注意が必要である．

また，組織分解も創傷治癒においては不可欠な過程であり，決して蛋白分解酵素＝負の因子というわけではない．

moist wound healingにおいて最も重要な点は，創面を適切な湿潤環境下に置くということであり，決して単に湿らせればよいというものではない．つまり，滲出液の制御，とくに排出にも注意すべきであり，創面の性質により適切な外用薬やドレッシング材を

選択する必要がある.

　創面の滲出液を吸収するためには，むしろ吸水軟膏などを基剤とする外用薬のほうが，効果の高い場合もある．さらに，創周囲の皮膚までもが湿潤する環境は逆効果であり，moist wound healingは滲出液の適切なコントロールを重視した概念と理解すべきである.

moist wound healingの短所

　前述の通り，moist wound healingの最大の問題は「感染」である．乾燥環境下に比較し，湿潤環境下での感染はしばしば重症化し，放置すると患者の生命をも脅かすこともある．最近では創部の観察が可能な透明なドレッシング材も登場しており，感染防止の面からは有用である.

　感染防止のための消毒の是非についての議論も多いが，日本褥瘡学会による褥瘡予防・管理ガイドライン（第4版）には，「褥瘡部消毒はどのようにしたらよいか」とのクリニカルクエスチョンがあり，「洗浄のみで十分であり通常は必要ないが，明らかな創部の感染を認め滲出液や膿苔が多いときには洗浄前に消毒を行ってもよい」とされている.

　このことからも，moist wound healingにおいては，十分な洗浄が感染防止に重要であり，すでに感染している部位については消毒で対応してもよいこととなる.

　また，moist wound healingで過剰な滲出液が出た場合に，周囲皮膚の浸軟が大きな問題となる.

moist wound healingの禁忌

　moist wound healing自体が問題となるのが，踵骨部の褥瘡である．踵骨部では，硬い壊死組織自体が創保護（natural protective cover）になると考えられている．そのため，踵においては安易にmoist wound healingを行ってはならない.

　踵骨部では硬い乾燥壊死組織が存在する場合，周囲に炎症所見がない限り，デブリードマンをしないほうがよい.

　ケア方法としては，下腿部に座布団やクッションを当て，踵骨部を浮かせて除圧することが重要であり（図2），旧来用いられてきた円座などを直接踵骨部に用いるのは，もってのほかである‼　そもそも円座を用いることで，接触する皮膚に引張力と圧迫が加わり，局所は虚血に陥ってしまい，褥瘡は増悪する.

　最近では，ポリウレタン製のブーツタイプの圧分散装具も市販されている．とくに糖尿病患者など末梢動脈疾患（peripheral arterial disease：PAD）がある患者では用いてもよい.

進化する陰圧閉鎖療法

　創面を陰圧にして，創傷治癒促進を図る治療法を局所陰圧閉鎖療法（図3）とよぶ．わ

図2　踵骨部の褥瘡予防

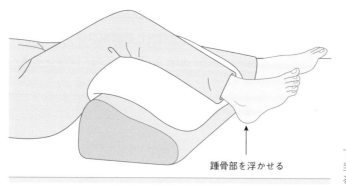

踵骨部を浮かせる

下腿部に座布団やクッションを当て，踵骨部を浮かせて除圧する．

図3　陰圧閉鎖療法

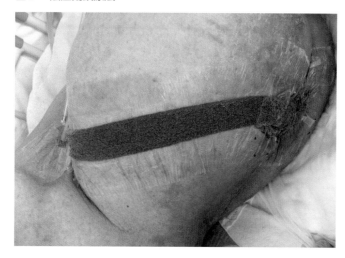

専用フォームを適当な大きさにカットし，創面に充填させ，そのうえをドレープで固定する．

が国においては，最初にKCI社によるVAC ATS治療システム（以下VAC）が使用可能となり，症例により優れた効果が得られるようになった．その後，数社から同様の機器が医療現場に導入され，外来通院で使用可能なものまで登場した．

　しかし，わが国では，本治療法が認可される前からドレッシング材やチューブ，あるいはパウチを用いた自家製器具による陰圧閉鎖療法が広く行われており，VACの保険適用期間も限られる．このことから，今なお医療現場では自家製器具による陰圧閉鎖療法も選択肢の1つになっていると考えられる．

陰圧閉鎖療法の適応

　陰圧閉鎖療法の適応は，「既存治療に奏効しない，あるいは奏効しないと考えられる難治性創傷」とされ，具体的には，①外傷性裂開創，②外科的手術後離開創，③四肢切断端開放創，④デブリードマン後の皮膚欠損創である．

　④により褥瘡の治療にも用いられるが，感染の有無など，適応の有無を慎重に見極め

図4　PICO◇7創傷治療システム（スミス・アンド・ネフュー社）

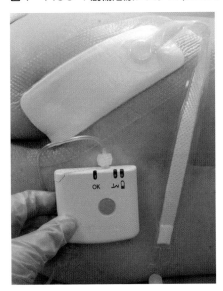

滲出液は被覆材が直接吸収する.

なければならない．筆者は，感染創はもちろん，壊死組織が大部分を占める創面には用いないようにしている．

陰圧閉鎖療法がよい適応になる褥瘡は，下記のような創である．

滲出液が多い褥瘡

DESIGN-R®2020において滲出液が多い創と判断する根拠は，1日のドレッシング材交換回数が2回以上である．しかし，実際問題として頻回の交換はむずかしい．このため24時間持続的に滲出液を吸引できる本療法は極めてよい適応となる．

ポケットを有する褥瘡

通常，外科的切開を行い，創面を開放する場合が多い．しかし症例によっては，外科的処置を加えなくても，本療法による陰圧負荷によりポケットを縮小することが可能である．

近年は機器が小型化され，外来診療でも陰圧閉鎖療法を導入することが可能である．スミス・アンド・ネフュー社のPICOは，小型の陰圧閉鎖療法専用機器であり，滲出液は創面に接触するドレッシング材により吸収される（**図4**）．外来通院患者においても，日常生活レベルを落とすことなく治療が可能である．原則週2回の交換が必要であるため，クリニックにそのつど来院を指示し，必ず創面を観察しながら交換する．

陰圧閉鎖療法の具体的手順

陰圧閉鎖療法の具体的な手順をVACを例に以下に示す．

①創面を十分に洗浄した後，出血がないことを確認する．

②専用フォームを適当な大きさにカットし，創面に充填させ，その上を専用ドレープで固定する．

③部位によってはフォームを創面から固定が容易な他部位へ伸ばし，パットを貼りそれから伸びる連結チューブを本体に接続する（図3）．

④フォームの交換は，通常48〜72時間ごと，または週3回程度行うが，感染徴候がみられた場合にはこの限りではない．原則保険適用は3週間である．

⑤陰圧は50〜200mmHgの間で25mmHgごとに設定でき，通常125mmHgが基本となる．しかし，疼痛が激しい場合や出血の危険がある場合，または周囲皮膚が脆弱な場合には75mmHg程度に下げる．

なお，陰圧は連続してかけることが可能であるほかに，間欠的にかけることも可能である．

自家製器具による局所陰圧閉鎖療法

医療現場では，コストや保険適用期間の問題から，依然として自家製器具により治療される患者が存在することが予想される．両者とも創面を陰圧にして加療することで，滲出液を排除し，細菌を減少させ，さらに潰瘍部の空間を陰圧で引き寄せることから効果を呈する．

基本原則は同じであり，自家製器具による陰圧閉鎖療法も一定の治療効果が期待できるが，感染の問題もあることから経験を有する医師が適切に使用すべきである．

自家製器具を用いた局所陰圧閉鎖療法は，各施設で工夫して行っているのが実情であるが，時に市販の未滅菌スポンジなどを用いている場合もあり，自家製器具の是非の議論が分かれるところである．

VAC導入以前，著者は次のような手順で局所陰圧閉鎖療法を行っていた．

まず，電気メス等を用い，ポケットを開放することが前提である（**図5**）．その後，以下の①〜③の手順で行う．

①ガーゼを創面に充填し，ポリウレタンフォーム材で覆う．

②吸引チューブを創面ほぼ中央に留置し，十分な広さのフィルムで密閉する（図6）．その際，吸引チューブ出口は義歯安定剤によりエアリークを防止する．

③チューブを吸引機器に接続し，エアリークの有無を確認し，治療を開始する．

図5　ポケットの開放

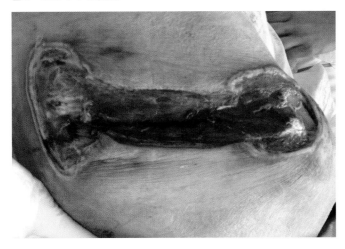

まずは電気メス等を用い,
ポケットの開放をする.

図6　創の密封

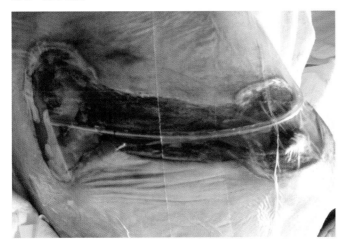

吸引チューブを創面ほぼ中央
に留置し,十分な広さのフィ
ルムで密閉する.写真は吸引
チューブを見やすくするた
め,あえてガーゼを充填して
いない.

　なお,チューブを固定する際,折り返しを作成することで義歯安定剤を用いることな
くエアリークを防止する方法もあり,これらは看護師などスタッフの慣れや好選性によ
り決定すればよい.

　重要なことは治療にあたるスタッフが,局所陰圧閉鎖療法の理論に精通し,手技に十
分慣れることであろう.

栄養状態のアセスメント

褥瘡予防・治療には，低栄養の回避・改善が基本であることは本文中で述べた通りである(p.161「25. 褥瘡の好発部位」参照)．

本コラムでは，簡便に栄養状態のスクリーニングが可能な評価ツール，SGA(subjective global assessment：主観的包括栄養評価)を紹介する(表1)．

このSGAは，簡便なため多くの施設でも使用されており，患者や家族への問診と身体計測により評価ができる．1項目でも該当すれば「低栄養の可能性あり」と判断する．

表1　主観的包括的栄養評価(SGA)

A　病歴
1. 体重の変化 過去6カ月間の体重減少：＿＿＿＿＿＿Kg　減少率：＿＿＿＿＿％ 過去2週間の変化：増加 □　　変化なし □　　減少 □
2.食物摂取の変化（平常時と比較） 変化なし □ 変化あり：期間＿＿＿＿＿週＿＿＿＿＿日間 食事内容：固形食 □　　経腸栄養 □　　経静脈栄養 □　　その他 □
3.消化器症状（2週間以上継続しているもの） なし □　　嘔気 □　　嘔吐 □　　下痢 □　　食欲不振 □
4.身体機能 機能不全なし □ 機能不全あり：期間＿＿＿＿＿週＿＿＿＿＿日間 タイプ：労働に制限あり □　　歩行可能 □　　寝たきり □
5.疾患, 疾患と栄養必要量の関係 診断名：＿＿＿＿＿＿＿＿ 代謝要求/ストレス：なし □　　軽度 □　　中等度 □　　高度 □

B. 身体計測
（スコア：0＝正常，1+＝軽度，2+＝中等度，3+＝高度） 皮下脂肪の減少（三頭筋，胸部）：＿＿＿＿＿＿＿＿＿＿ 筋肉量の減少（大腿四頭筋，三角筋）：＿＿＿＿＿＿＿＿＿＿ 踝部の浮腫：＿＿＿＿＿　仙骨部の浮腫：＿＿＿＿＿　腹水：＿＿＿＿＿

C. 主観的包括的アセスメント
栄養状態良好 A □　　中等度の栄養不良（または栄養不良の疑い）B □ 高度の栄養不良 C □

37. ドレッシング材の使い方

3 bare essentials

1. ドレッシング材の選択も，外用薬の基剤同様，滲出液をアセスメントしたうえで選択する．

2. ドレッシング材は，手軽に創面を覆うことが可能で，ズレ力の軽減にもつながる．

3. 銀含有製剤などは感染に対しても有用性が高く，使いこなしたい治療手段である．

褥瘡治療においては，外用薬と並んでドレッシング材も有力な治療手段となる．それぞれの製材に特徴があり，十分理解したうえで用いる．感染の問題から考えても，比較的浅い創に用いると有用性が高い．また，アルギン酸塩などは深い創においても優れた効果を発揮する．

ただし，理解しておくべきは，ドレッシング材は外用薬に置き換えるとあくまで「基剤」と理解されるものであり，創傷治癒を促進する増殖因子などを積極的に含むものではないことを念頭におく必要がある．反面，創面を被覆することで，ズレ力を軽減する作用を有することは大きな利点である．

ドレッシング材の種類と効果

ハイドロコロイド

ハイドロコロイドは創部に固着することなく湿潤環境を維持する．創部の乾燥によって生じる痂皮の形成を防ぎ，創部の湿潤環境によって表皮細胞の遊走を促進し，治癒を促す．

また，ハイドロコロイドは創部を閉鎖し，露出した神経末端が空気に曝されることを防ぐ．これによって，浅い創傷に特有のヒリヒリする疼痛を軽減することができる．

ハイドロジェル

ハイドロジェル(グラニュゲル®など)は，湿潤環境を維持して肉芽や上皮の形成を促

進するとともに，すみやかな冷却効果により炎症を軽減して疼痛を軽減する.

また，透明なので創面の観察が可能である.

ポリウレタンフォーム

ポリウレタンフォーム（ハイドロサイトなど）は，自重の約10倍の滲出液を吸収し，適切な湿潤環境を維持して肉芽や上皮の形成を促進する．ドレッシング材の溶解や剥落による創部の残渣がない.

また，創部接触面は非固着性ポリウレタンネットのため，創面からずれても形成された上皮の剥離を起こしにくい.

アルギン酸ドレッシング

アルギン酸ドレッシング（ソーブサンなど）において，アルギン酸塩は自重の10～20倍の吸収力がある．多量の滲出液を吸収しゲル化し，創面に湿潤環境を維持することにより治癒を促進する.

また，創部との接触面でアルギン酸塩中のカルシウムイオンと血液・体液中のナトリウムイオンの交換が起こり，カルシウムイオンは濃度勾配により毛細血管内に拡散する．これにより止血作用が得られる.

ハイドロファイバー

ハイドロファイバーは，自重の約30倍の吸収力がある．アルギン酸塩の約2倍の水分保持力を持ち，治癒に最適な湿潤環境を長期間維持して肉芽形成を促進する．吸収した滲出液の横方向への広がりを抑え，創周囲の健常皮膚の浸軟を防止する.

また，銀含有ハイドロファイバーは細菌などを含む滲出液を内部に閉じ込め，創部への逆戻りを抑える．この状態で銀イオンが放出されるので，滲出液に含まれた細菌を迅速かつ効率的に抗菌することができる.

ハイドロポリマー

ハイドロポリマー（ティエールなど）は，親水性のポリマーとそれを覆う粘着性のカバー素材の2層でできており，吸水性に優れる.

滲出液を吸収すると，ポリマーが膨張することで，創面の形状に合わせて接着する.

使いこなしたい衛生材料

褥瘡治療に使用する薬剤，材料に関しては，保険の範囲内で処方できる薬剤やドレッシング材以外にも，市販の衛生材料として多くの製品がある．これらをうまく使用することで，患者や家族の負担を軽減することが可能である．種類が多く，すべてを紹介することはできないが，ここでは筆者が実際に使用して有用であった製品を**表1**に示す.

表1　衛生材料の例
■ガーゼ・パッド類

商品名	メーカー	特徴
メロリン	スミス・アンド・ネフュー	非固着性の高吸収性ガーゼ．表面に撥水加工が施されている．
モイスキンパッド	白十字	創面接着部は孔あきポリエステルフィルムであり，滲出液を適度に吸収する外科用パッド．1枚ずつ滅菌パックされており便利である．
モイスキンシート	白十字	創傷あるいは外科切開部を処置するために用いる不織布．熱傷部位滲出液を吸収するために用いる幅広で層状のガーゼパッド．
リリーフ	花王	本来は尿取りパットとして販売されている製品．銀イオンが含有されていることで細菌の繁殖を抑制できる．褥瘡では滲出液の管理に応用が可能である．安価であるのも好評．
母乳パッド	各社	リリーフと同様，滲出液の管理に使用することができる．乳房を包む形に作られており，とくに関節部の褥瘡に応用が可能．

■洗浄剤

商品名	メーカー	特徴
コラージュフルフル泡石鹸	持田ヘルスケア	抗真菌成分と抗菌成分が配合されている洗浄剤．皮膚科医が直接アクセスできない在宅現場での使用も多い．
リモイスクレンズ	アルケア	水を使用せず天然オイルで洗浄することができる製品．断水時などにも重宝する．
ビオレU	花王	弱酸性の洗浄剤．表皮の保湿成分を過度に落とすことなく洗浄することができる．
サニーナ	花王	スクワランオイルですみやかに汚れを除去する．失禁患者などの排便処理に便利．とくに在宅での使用に利便性が高い．
ソフティ薬用洗浄料	花王	洗浄剤であるが，セラミド成分が含有されているため，高齢者のドライスキンなどに有用性が高い．
セキューラCL	スミス・アンド・ネフュー	スプレー式の泡立て不要な洗浄剤．弱酸性であり，短時間での洗浄が可能．
スキナ	持田ヘルスケア	グルコン酸クロルヘキシジンを主成分とした洗浄剤．清拭に用いられる．
サニーナ	花王	スクワランオイルと消炎剤を含む洗浄剤．清拭に用いられる．

■被膜剤

商品名	メーカー	特徴
ノンアルコールスキンプレップ	スミス・アンド・ネフュー	撥水効果により尿や便などの刺激から皮膚を保護する．本製品はアルコールを含んでいないにもかかわらず，速乾性，防水性，通気性に優れている．
セキューラPO	スミス・アンド・ネフュー	ワセリン含有成分が皮膚表面に撥水性の膜を形成する．
ソフティ保護オイル	花王	洗浄後の皮膚に使用することで，皮膚を保護する．撥水効果あり．スプレータイプでふき取り不要であるため，陰股部などに使用しやすい．
リモイスコート	アルケア	撥水剤．透湿性と撥水性を両立する微粒子構造が採用され，ノンアルコール性で皮膚への刺激を軽減する．速乾性でベタつかず，上からテープなどの貼付も可能．
リモイスバリア	アルケア	皮膚表面に保護膜を作成し撥水性を発揮．pH緩衝能を持ち，排泄物などによる皮膚トラブルを軽減．

■皮膚保護剤

商品名	メーカー	特徴
バリケアパウダー	コンバテック	ハイドロコロイドドレッシング材をパウダー状にした製品. ストーマケア製品として誕生した. 粉末であるため, 小型のびらん面などにも容易に使用できる.
バリケアウエハー	コンバテック	ストーマケア製品として誕生したハイドロコロイドドレッシング材.
エスアイエイド	アルケア	シリコーンゲルメッシュと不織布の吸収層が一体となったドレッシング材. 皮膚表面への粘着性がよく, 剥離刺激も少ない.
カラヤヘシップ	アルケア	カラヤガムを主体としたハイドロコロイドドレッシング材.
リモイスパット	アルケア	非常に薄いハイドロコロイドドレッシング材. 表面には特殊なナイロンユニットを使用しており摩擦係数が非常に低い. その薄さから, 褥瘡予防目的で関節や骨突出部位において用いることが可能.
ビジダーム	コンバテック	薄型ハイドロコロイドドレッシング材. デュオアクティブをさらに薄くしたタイプ. 1枚ずつ滅菌されており在宅での使用にも便利.

■固定テープ

商品名	メーカー	特徴
シルキーテックス	アルケア	屈曲部位にフィットする伸縮性と安定した粘着性を有する. 関節部などに有用.
シルキーポア	アルケア	伸縮性を有するガーゼ包帯.
スキナゲート	ニチバン	皮膚への適度な粘着力と, 高い透湿性がムレを防ぎ, 皮膚刺激を抑える.
3Mやさしくはがせるシリコンテープ	スリーエムジャパン	シリコーン製医療材料にも粘着する. 外部からの水を通さず, 皮膚からの水蒸気は透過させる.

■剥離剤

商品名	メーカー	特徴
3Mキャビロン皮膚用リムーバー	スリーエムジャパン	シリコーン系の剥離剤. 皮膚と粘着製品の隙間に広がり, 粘着製品を浮かせてはがす.
プロケアーリムーバー	アルケア	ストーマ用装具の除去用剥離剤として開発された. D-リモネン(オレンジの抽出液より水分等を除いたオイル)が, 皮膚保護剤や粘着剤をはがす際の痛みを軽減.
リムーブ	スミス・アンド・ネフュー	ハイドロコロイドやアクリル系等の粘着剤の剥離剤で, 皮膚に残った粘着剤のべとつきも除去.

バイオヘッシブ®Ag

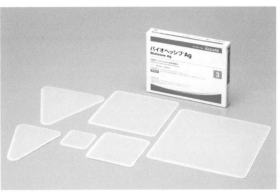

写真提供：アルケア株式会社

　ハイドロコロイドが創面の滲出液を吸収・保持し湿潤環境を維持するとともに，ハイドロコロイドに含まれているスルファジアジン銀が抗菌効果を発揮し，創面の環境を良好に保持する．

38. 滲出液の評価とコントロール

3 bare essentials

1 滲出液のコントロールこそが，褥瘡治療における成功の鍵を握る.

2 滲出液の評価は，DESIGN-R®2020において，ドレッシング材の交換回数で評価を行う.

3 さらにそれに加え，創面と周囲皮膚の比較，ドレッシング材の汚染面積が評価の参考となる.

滲出液の評価とコントロールを知ろう！

moist wound healing（湿潤環境下の創傷治癒）の概念の普及により，創傷治癒には適切な湿潤環境が重要であることは，もはや常識となった. つまり褥瘡治療を成功させるか否かにおいて，滲出液の評価とコントロールは極めて重要な意味を持つ.

滲出液とは，血管内から血管外へと漏出した液体であり，細胞や各種の生理活性物質を含有する. 正常な創傷治癒過程においては，さまざまな細胞由来の生理活性物質が複雑なネットワークを構成することで創傷は治癒する.

しかし，この生理活性物質には至適濃度が存在する. ある種の増殖因子は，低濃度域はもちろんのこと高濃度域でも細胞増殖を抑制する.

また，滲出液が多量に存在すると，創面における生理活性物質の不均衡が生ずることから，創傷治癒を阻害することなる.

以上のことから，滲出液の不均衡が創傷治癒過程に大きく影響を与えることが理解できる.

局所的には，過剰な滲出液は創周囲を浸軟させ，バリア機能を傷害することで創傷治癒に影響を及ぼす. さらに，慢性創傷では急性創傷と比較し，増殖因子の濃度が異なることが知られている.

ところで，滲出液の評価について，DESIGN-R®2020（p.186参照）では，ドレッシング交換の回数で判定している. ドレッシング材料の種類は詳しく限定せず，1日1回以下の交換の場合を「e」，1日2回以上の交換の場合を「E」とするとしている.

当たり前であるが，これはあくまで目安であり，例えば滲出液が多いのにドレッシン

グ材の交換が面倒で2日で1回交換したため「e」とする，などということは許されない．

滲出液の評価については，初心者にはわかりにくいという意見も多く，ドレッシング材の交換回数に加え，以下の指標を考え合わせると評価がより確実となる．

創面の滲出液と周囲皮膚の浸軟

創面の滲出液と周囲皮膚の浸軟は，極めてわかりやすい指標である．**図1**に示す通り判断する．

図1 創面の滲出液と周囲皮膚の浸軟の指標

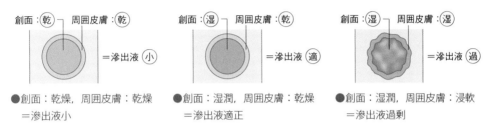

●創面：乾燥，周囲皮膚：乾燥
　＝滲出液小

●創面：湿潤，周囲皮膚：乾燥
　＝滲出液適正

●創面：湿潤，周囲皮膚：浸軟
　＝滲出液過剰

ドレッシング材の汚れている面積

ドレッシング材やガーゼを剥がした際に，その接触した面（滲出液で汚れている面積の大きさ）を観察することで，滲出液の量を評価する（**図2**）．

それぞれ，滲出液の量を評価し，水分を付与する外用薬，もしくは吸水性の外用薬を用いる．

図2 ドレッシング材の汚れている面積の指標

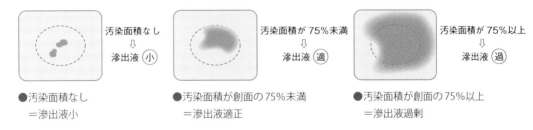

●汚染面積なし
　＝滲出液小

●汚染面積が創面の75％未満
　＝滲出液適正

●汚染面積が創面の75％以上
　＝滲出液過剰

潰瘍面の性状から類推する滲出液の程度

滲出液の程度は，潰瘍面の性状からも類推できる．

粗大顆粒状肉芽

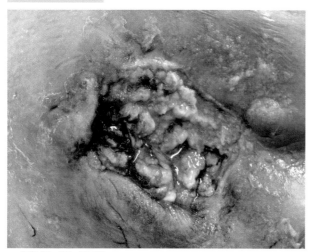

粗大顆粒状肉芽(そだいかりゅうじょうにくげ)と称され，比較的水分を多く含む大きな肉芽塊がみられる場合には，滲出液が過剰と判断する．

細顆粒状肉芽

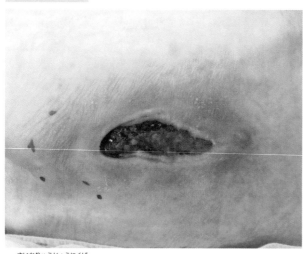

細顆粒状肉芽(さいかりゅうじょうにくげ)と称され，小型の肉芽塊がみられる場合には，滲出液が適正と判断する．

扁平な創面の肉芽

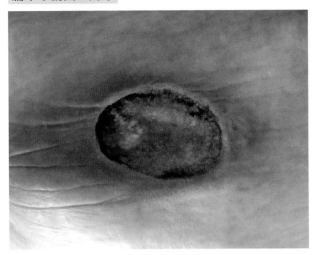

創面が扁平で，乾固する場合には滲出液が過小と判断する.

舌状・茸状の肉芽

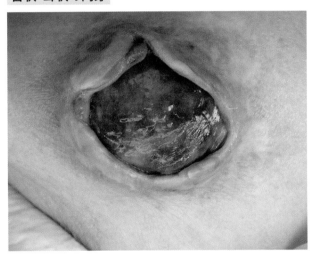

時に，舌状・茸状と表現される肉芽がみられるが，この場合は圧不均衡により生ずるものであり，外用薬やドレッシング材を変更する程度では治癒に至らない.

＊メモ＊

第4章

皮膚疾患

39. 皮膚炎・湿疹

3 bare essentials

1 「湿疹」はあくまで病名である！ "皮膚にみられる発疹"を意味する用語ではない.

2 湿疹皮膚炎群には，皮膚症状や発症機序を反映するさまざまな病名が存在し，それぞれに特徴的な所見がある.

3 治療の基本は副腎皮質ステロイド外用薬であるが，皮膚症状により保湿薬や抗ヒスタミン薬などを適時併用する.

接触皮膚炎・湿疹皮膚炎

接触皮膚炎・湿疹皮膚炎は，ありふれた皮膚疾患である. いわゆる"かぶれ"である接触皮膚炎は，放置するとその後"湿疹"となることが多い. 看護師自身が仕事柄，手洗いなどが多いため，手湿疹などを罹患している場合も多いと考えられる. 正しい疾患知識と対処法を理解したい.

- 湿疹とは，①瘙痒，②点状状態，③多様性，の三要素を満たすものである.
- 接触皮膚炎には「一次刺激性」と「アレルギー性」が存在する.
- 治療は副腎皮質ステロイド外用であるが，同時に手湿疹であればハンドクリームのこまめな使用をすすめるべきである.

どんな疾患？

接触皮膚炎は，皮膚に接触した物質により惹起される皮膚炎であり，一次刺激性とアレルギー性に分類される.

湿疹とはあくまで診断名であり，「湿疹三角形」とよばれる三要素を満たしていることで診断する（**図1**）. すなわち，①瘙痒，②点状状態，③多様性であり，漿液性丘疹や充実性丘疹といった多彩な小型の皮疹が同時に存在し，瘙痒を伴う臨床像が重要である（**図2**）.

図1　湿疹三角形

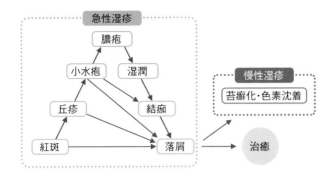

湿疹は経時的に多彩な皮疹を
呈する.

図2　接触皮膚炎の臨床像

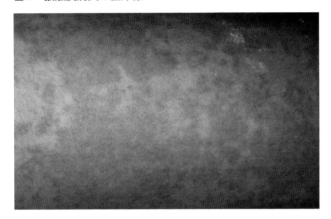

境界明瞭な淡紅色調を呈する紅斑
上に漿液性丘疹と鱗屑を伴う.

図3　手湿疹

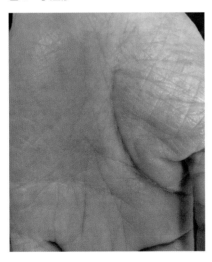

手掌全体の淡紅色調を呈する
紅斑の上に, 多数の漿液性丘
疹が播種する.

　難治性の手湿疹について, その原因として金属アレルギーが関与する場合がある. すなわち, 金属による全身性接触皮膚炎において, 手掌および足底は角層が厚いという解剖組織学的特性から, 汗管に金属が滞留し, 湿疹変化が起こることが推定されている(**図3**).

図4 化粧品によるアレルギー性接触皮膚炎

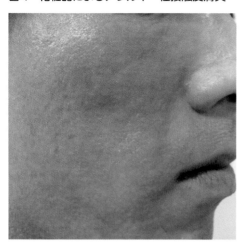

原因となっていた化粧品の使用中止により，すみやかに改善した．

実際に金属が手掌に接触して生ずるわけではないことに注意すべきである．

分類は？

　接触皮膚炎においては「一次刺激性」「アレルギー性」の分類がある．

　一次刺激性接触皮膚炎は，アレルギー機序を介さない皮膚炎であり，原因物質の非常に強い刺激により起こる皮膚炎である．例えば，"からし"はほとんどのヒトが皮膚や粘膜でヒリヒリ感を有し，紅斑の出現がみられることがあるが，これは"からし"の刺激によるものであり，非アレルギー性である．刺激により生ずることから，初回から誰にでも生ずる皮膚炎である．

　アレルギー性接触皮膚炎は，Ⅳ型アレルギーによるもので，初回の接触では皮膚炎は生じない．免疫学的に感作が起こり，以降同物質の接触により皮膚炎が惹起される．

　提示した例(**図4**)は，化粧品によるアレルギー性接触皮膚炎であり，原因となっていた化粧品の使用中止により，すみやかに改善した．

　他方，湿疹も「急性湿疹」と「慢性湿疹」の分類がある．

　急性湿疹は概ね発症直後で，紅斑，丘疹，漿液性丘疹，びらんなどで構成され，皮膚表面は概ね湿潤している．

　一方，慢性湿疹は，皮膚表面は乾燥傾向であり，苔癬化などを生ずる長期化した局面(2種以上の原発疹，もしくは続発疹が混在している斑)である．

鑑別すべき皮膚疾患

アトピー性皮膚炎(p.245 参照)

　アトピー性皮膚炎においても湿疹が生ずるため，厳密な意味で鑑別疾患ではない．

　ただし，アトピー性皮膚炎は，ドライスキンに起因する表皮のバリア障害とともに，アレルギー機序が共存する状態を総称する用語である．

蕁麻疹（p.261 参照）

膨疹を主体とする疾患である．膨疹は原則24時間以内に出没を繰り返すため，皮疹がみられない時間帯に患者が受診した場合，鑑別に苦慮する．問診のほか，皮膚描記症をチェックする．

疥癬（p.284 参照）

初期の場合診断に苦慮する．ダーモスコピーなどを用い，指間部や陰部における疥癬トンネルなどの特徴的な皮疹を丹念にチェックすることが肝要である．

患者・家族への説明のポイント

接触皮膚炎の場合，原因が同定できる場合があることを理解させ，原因の検索を行うように指導する．

湿疹の場合，適切な強さの副腎皮質ステロイド外用薬が必要であり，さらに場合によっては抗アレルギー薬内服が必要であることを理解させる．

接触皮膚炎で原因が同定できた場合は，その除去を依頼する．時に職場における職種変更や，歯科金属除去，家庭内での仕事の分担などが必要となるのでその意義を十分理解させる．

治療とケアは？

原因が想定される場合にはパッチテストで原因究明を行う．原因が同定された場合，その品は今後使用禁止とする．

金属アレルギーの場合，歯科金属などが原因となる場合があるので必要に応じて，歯科と連携し金属除去などを行う．

治療は副腎皮質ステロイド外用薬を使用するが，この場合，過度に強力なレベルの外用薬を使用してはならない．

また，瘙痒制御のため，抗アレルギー薬の内服を行う．

処方例

外用療法

●酪酸プロピオン酸ヒドロコルチゾン（パンデル®）軟膏0.1%　1日1～2回　塗布
●ヒドロコルチゾン酪酸エステル（ロコイド®）軟膏0.1%　1日1～2回　塗布

効果がみられない場合には以下に変更する．
●ベタメタゾン酪酸エステルプロピオン酸エステル（アンテベート®）軟膏0.05%
　1日1～2回　塗布

●クロベタゾールプロピオン酸エステル（デルモベート）軟膏0.05%　1日1～2回　塗布

内服療法

以下のいずれかを用いる.
- ●ベポタスチンベシル酸塩（タリオン®）錠（10mg）　1回1錠　1日2回　朝，夕食後
- ●フェキソフェナジン塩酸塩（アレグラ®）錠（60mg）　1回1錠　1日2回　朝，夕食後
- ●オロパタジン塩酸塩（アレロック®）錠（5mg）　1回1錠　1日2回　朝，就寝前
- ●ビラスチン（ビラノア®）錠（20mg）　1回1錠　1日1回　就寝前
- ●ルパタジンフマル酸塩（ルパフィン®）錠（10g）　1回1錠　1日1回　就寝前

※高齢者には鎮静作用の少ない上記に示す第2世代の抗ヒスタミン薬を使用する.

コラム

副腎皮質ステロイド軟膏拒否患者への外用薬

接触皮膚炎の治療第一選択薬は副腎皮質ステロイド外用薬である. しかし, 時に本治療を拒否する患者に遭遇する. なんでも, ステロイドは「副作用が多く, 危険な薬である」との認識である. 以前ニュース番組でステロイドが危険な薬剤であるかのような印象を与える報道があり, それが尾を引いているのかもしれない.

しかし, 意外にも「ステロイドはアナタの身体の中で作られているホルモンであり, それを外から補うのである！」などというとすんなり受け入れる患者も少なくない. 要はあいまいな知識で惑わされているのである.

接触皮膚炎の場合には早期に炎症を抑えてあげる必要があるので, 顔面以外であればベリーストロングクラスを用いたいものである. この際重要なのが, ステロイドではなく基剤の選択である.

例えば, アンテベート®（ベタメタゾン酪酸エステルプロピオン酸エステル）軟膏（図5）は基剤がサンホワイトとよばれる白色ワセリンをより精製したものであり, 使用感も良好である.

これがジェネリック医薬品となると, 同じステロイドでも基剤が異なり, 結果として使用感が異なるため, 十分な注意が必要である.

図5　アンテベート®

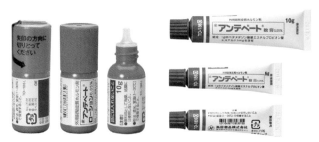

アンテベート®ローション0.05%　　アンテベート®軟膏0.05%

写真提供：鳥居薬品株式会社

皮脂欠乏性湿疹

　皮脂欠乏性湿疹は高齢者に多いが，近年，気密性の高い都市型住居などの影響で幅広い年齢に生ずる，ありふれた皮膚疾患である．

　保湿のスキンケアが重要であり，患者教育が重要な疾患である．

- 高齢者は，ドライスキンとなりやすい（p.255 皮膚瘙痒症参照）．
- 例え瘙痒がなくとも，高齢者は日頃からの保湿剤塗布を励行すべきである．
- ヘパリン類似物質含有軟膏などが有用である．

どんな疾患？

　通常，全身に小型の鱗屑が多数付着する（図6）．この状態は，皮膚表面の皮脂膜が欠如し，角質水分量も減少していることを意味する．

　なかでも高齢者は，表皮の菲薄化と表皮突起の平坦化，真皮乳頭層の毛細血管係蹄の消失が観察される．この変化は老人では軽微な外力により，容易に表皮剥離が起こる事実からも推察できる．

　また，皮脂分泌の減少，セラミドや天然保湿因子の減少が起こり，いわゆるドライスキンの状態に陥り，バリア機能が低下する（図7）．

図6　皮脂欠乏性湿疹

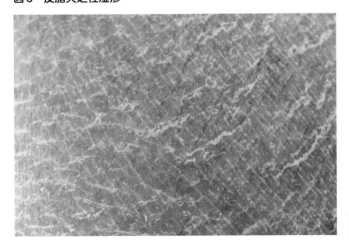

全身に小型の鱗屑が
多数付着する．

図7　バリア機能の低下

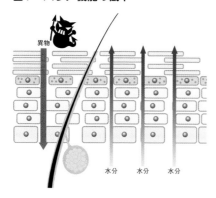

皮脂分泌の減少，セラミドや
天然保湿因子の減少が起こ
り，バリア機能が低下する．

分類は？

　皮脂欠乏性湿疹の分類はとくにないが，本症は「乾燥性湿疹」や「乾皮症」「ドライスキン」などさまざまな呼称がある．

鑑別すべき皮膚疾患

皮膚瘙痒症（p.255 参照）

　明らかな皮疹がみられないものの，強い瘙痒を生ずる疾患である．しかし，目視できない程度のドライスキンで発症すると考えられている．

蕁麻疹（p.261 参照）

　膨疹を主体とする疾患である．膨疹は原則24時間以内に出没を繰り返すため，皮疹がみられない時間帯に患者が受診した場合，鑑別に苦慮する．問診のほか，皮膚描記症をチェックする．

慢性湿疹（p.238 参照）

　必ず鑑別を行う．湿疹であるので，紅斑とともに，苔癬化など多彩な皮疹がみられ瘙痒を有する．

患者・家族への説明のポイント

　高齢者では，生理的にいわゆるドライスキンとなりやすいことを理解させ，保湿のスキンケア方法を指導する．
　また，居住空間の湿度や入浴温度，時間など生活環境の整備の重要性を理解させる．
　瘙痒は他人がわからない不快な感覚であることを家族に理解させ，患者支援を促す．

治療とケアは？

　適切な保湿薬を外用する．具体的には保険診療で使用が可能であるヘパリン類似物質含有軟膏(ヒルドイド®ソフト軟膏)や尿素軟膏，白色ワセリンなどを用いる．

　また，湿疹化して瘙痒を有する場合には，副腎皮質ステロイド外用薬を併用する．外用アドヒアランスが悪い場合には，両者を混合処方するものよい．

　加えて居住環境についても指導したい．最近は気密性の高い住居が多いので，可能な限り湿度を60%程度に保つように指導する．

処方例

外用療法

保湿目的で以下のいずれかを用いる．
- ●ヘパリン類似物質0.3%含有軟膏(ヒルドイド®ソフト軟膏)1日1～2回　塗布
- ●ヘパリン類似物質0.3%含有ローション(ヒルドイド®ローション)　1日1～2回　塗布
- ●尿素10%含有クリーム(パスタロン®ソフト軟膏)　1日2～3回　塗布

※パスタロン®ソフト軟膏の添付文書によると，使用方法は「1日2～3回，患部を清浄にしたのち塗布し，よくすり込む．なお，症状により適宜増減する」と記載されている．確かにすり込む("塗擦"という)と外用薬の吸収はよくなるが，乾癬など皮膚疾患によっては過度に物理的刺激を与えないほうがよい場合もある．通常，保湿目的で使用する場合には，塗り伸ばすという意味での"塗布"で十分であると考える．

湿疹病変の治療には以下を用いる．
- ●酪酸プロピオン酸ヒドロコルチゾン(パンデル®)軟膏0.1%　1日1～2回　塗布

効果がみられない場合には，以下に変更する．
- ●ベタメタゾン酪酸エステルプロピオン酸エステル(アンテベート®)軟膏0.05%　1日1～2回　塗布
- ●ヒドロコルチゾン酪酸エステル(ロコイド®)軟膏0.1%　1日1～2回　塗布

内服療法

以下のいずれかを用いる．
- ●ベポタスチンベシル酸塩(タリオン®)錠(10mg)　1回1錠　1日2回　朝，夕食後
- ●フェキソフェナジン塩酸塩(アレグラ®)錠(60mg)　1回1錠　1日2回　朝，夕食後
- ●オロパタジン塩酸塩(アレロック®)錠(5mg)　1回1錠　1日2回　朝，就寝前
- ●レボセチリジン塩酸塩(ザイザル®)錠(5mg)　1回1錠　1日1回　就寝前

※高齢者には鎮静作用の少ない第2世代の抗ヒスタミン薬を使用する

高齢者の経皮吸収型製剤の使用

　近年，多種の経皮吸収型製剤が使用されるようになった（表1）．本剤は，持続的な薬物血中濃度が得られることや内服薬のような飲み忘れが少なくなることから，高齢者に用いられる機会が増えた．

　しかし，皮脂欠乏症を有する患者に使用した場合，本剤貼付部に接触皮膚炎などの皮膚障害が高頻度に惹起される．皮膚障害の原因の大半は，一次刺激性接触皮膚炎であり，皮膚の乾燥によるバリア機能が低下していることに起因する．

　生理的に皮脂欠乏状態が想定される高齢者に，経皮吸収型製剤を使用する場合，あらかじめヒルドイド®ソフト軟膏やヒルドイド®ローション（図8）などの保湿剤で皮脂欠乏症を治療しておくことが重要である．

表1　主な全身性貼付薬における皮膚障害の頻度

一般名	商品名	薬効分類	発売年	皮膚障害（頻度）
リバスチグミン	イクセロン®パッチ，リバスタッチ®パッチ	アルツハイマー型認知症治療薬	2011	紅斑（43.1%），瘙痒感（40.2%），接触皮膚炎（29.0%），適用部位浮腫（13.9%），皮膚剝脱（6.1%）
ブプレノルフィン	ノルスパン®テープ	持続性疼痛治療薬	2011	瘙痒感（28.6%），紅斑（15.3%）
ロチゴチン	ニュープロ®パッチ	パーキンソン病治療薬	2013	適用部位反応（57.0%）
オキシブチニン塩酸塩	ネオキシ®テープ	過活動膀胱治療薬	2013	皮膚炎（46.6%），紅斑（4.5%），瘙痒感（2.5%）
ビソプロロール	ビソノ®テープ	降圧薬	2013	瘙痒感（7.1%），皮膚炎（3.7%），紅斑（2.2%）

図8　ヒルドイド®

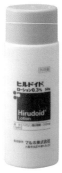
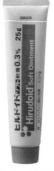
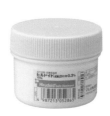
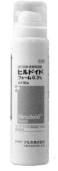

ヒルドイド®ローション
50gボトル　　　　ヒルドイド®ソフト軟膏
25gチューブ　　　　ヒルドイド®ソフト軟膏　　　　ヒルドイド®フォーム

写真提供：マルホ株式会社

アトピー性皮膚炎

　アトピー性皮膚炎は，皮膚疾患の代表ともいえ，一般市民にもよく知られている疾患である．単なる湿疹と理解してはならない．

　看護師は患者のみならず，知人からも質問を受けることも多い疾患であるようだ．

・発症には「アレルギー機序」と「ドライスキン」の2つの側面が必須．

・副腎皮質ステロイド外用薬は，適切なレベルの薬剤を選択する．

・保湿指導が極めて重要な疾患である．

どんな疾患？

　アトピー性皮膚炎は，IgE抗体産生能亢進や皮膚バリア機能低下などの遺伝的素因に加え，アレルギー機序・環境要因・ドライスキンなどが複雑に絡み合い発症する．

　疾患病態のイメージとして，発症に「アレルギー機序」と「ドライスキン」の2つの側面が必須と考えると理解しやすい．また，ほかのアレルギー性疾患（気管支喘息やアレルギー性鼻炎）を合併することが多い．

　アトピー性皮膚炎の診断は，日本皮膚科学会が定めた『アトピー性皮膚炎の定義・診断基準』に従う（**表2**）．①瘙痒，②特徴的皮疹と分布，③慢性・反復性経過の3つの基本項目すべてが必須であり，診断には特徴的皮疹の理解が重要である(p.246参照)．

　診断基準を踏まえて，アトピー性皮膚炎に高頻度でみられる典型的臨床像を，年代別特徴とともに提示する．

表2 アトピー性皮膚炎の定義・診断基準（日本皮膚科学会）

アトピー性皮膚炎の定義（概念）

アトピー性皮膚炎は，増悪・寛解を繰り返す，瘙痒のある湿疹を主病変とする疾患であり，患者の多くはアトピー素因を持つ．

アトピー素因：①家族歴・既往歴（気管支喘息，アレルギー性鼻炎・結膜炎，アトピー性皮膚炎のうちいずれか，あるいは複数の疾患），または②IgE抗体を産生し易い素因．

アトピー性皮膚炎の診断基準

1. 瘙痒
2. 特徴的皮疹と分布
   ①皮疹は湿疹病変
   ・急性病変：紅斑，湿潤性紅斑，丘疹，漿液性丘疹，鱗屑，痂皮
   ・慢性病変：浸潤性紅斑・苔癬化病変，痒疹，鱗屑，痂皮
   ②分布
   ・左右対側性
   　　好発部位：前額，眼囲，口囲・口唇，耳介周囲，頸部，四肢関節部，体幹
   ・参考となる年齢による特徴
   　　乳児期：頭，顔にはじまりしばしば体幹，四肢に下降．
   　　幼小児期：頸部，四肢関節部の病変．
   　　思春期・成人期：上半身（頭，頸，胸，背）に皮疹が強い傾向．
3. 慢性・反復性経過（しばしば新旧の皮疹が混在する）
   　　：乳児では2か月以上，その他では6か月以上を慢性とする．
   上記1，2，および3の項目を満たすものを，症状の軽重を問わずアトピー性皮膚炎と診断する．そのほかは急性あるいは慢性の湿疹とし，年齢や経過を参考にして診断する．

除外すべき診断（合併することはある）

- ・接触皮膚炎
- ・脂漏性皮膚炎
- ・単純性痒疹
- ・疥癬
- ・汗疹
- ・魚鱗癬
- ・皮脂欠乏性湿疹
- ・手湿疹（アトピー性皮膚炎以外の手湿疹を除外するため）
- ・皮膚リンパ腫
- ・乾癬
- ・免疫不全による疾患
- ・膠原病（SLE，皮膚筋炎）
- ・ネザートン症候群

診断の参考項目

- ・家族歴（気管支喘息，アレルギー性鼻炎・結膜炎，アトピー性皮膚炎）
- ・合併症（気管支喘息，アレルギー性鼻炎・結膜炎）
- ・毛孔一致性の丘疹による鳥肌様皮膚
- ・血清IgE値の上昇

臨床型（幼小児期以降）

- ・四肢屈側型
- ・四肢伸側型
- ・小児乾燥型
- ・頭・頸・上胸・背型
- ・痒疹型
- ・全身型
- ・これらが混在する症例も多い

重要な合併症

- ・眼症状（白内障，網膜剝離など）：
  とくに顔面の重症例
- ・カポジ水痘様発疹症
- ・伝染性軟属腫
- ・伝染性膿痂疹

日本皮膚科学会アトピー性皮膚炎診療ガイドライン作成委員会：日本皮膚科学会アトピー性皮膚炎診療ガイドライン2016年版．日皮会誌，126（2）：123，2016．
©日本皮膚科学会

図9　乳幼児期

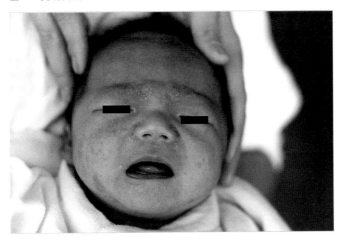

湿潤傾向を有し，痂皮を伴う紅斑が顔面および頭部を中心に出現する．

図10　小児〜学童期

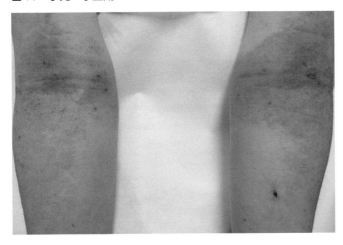

頸部や肘窩，膝窩などに湿疹病変が出現し，その後，紅褐色調の苔癬化局面と痒疹様丘疹が出現する．

乳幼児期

　湿潤傾向を有し，痂皮を伴う紅斑が顔面および頭部を中心に出現する（**図9**）．

小児〜学童期

　頸部や肘窩，膝窩などに湿疹病変が出現する．その後，次第に紅褐色調の苔癬化局面と痒疹様丘疹が出現する（**図10**）．この頃から，白色皮膚描記症が陽性となり，診断に有用である．

図11 思春期・成人期①

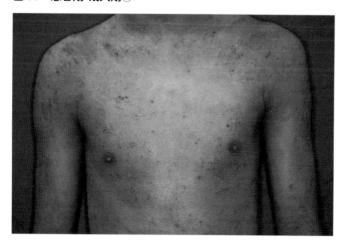

ドライスキンが主体となり
皮疹は全身に拡大する.

図12 思春期・成人期②

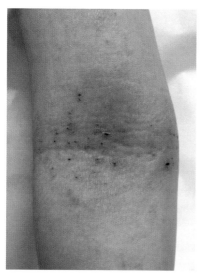

頸部，肘窩，膝窩に紅褐色調
の苔癬化局面がみられる.

思春期・成人期

　ドライスキンが主体となり皮疹は全身に拡大する（**図11**）.

　頸部，肘窩，膝窩に紅褐色調の苔癬化局面がみられる（**図12**）. 色素沈着も著明となり，白色皮膚描記症も陽性となる.

分類は？

　「乳児アトピー性皮膚炎」や「成人アトピー性皮膚炎」と分類する場合があるが，あくまで発症時期による.

　ただし，成人発症例は難治で長期間継続する傾向にあり，注意すべきである.

図13 白色皮膚描記症

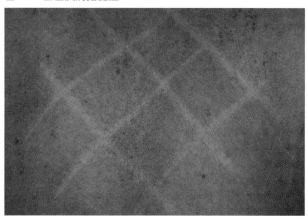

先端が鈍な棒で皮膚表面を軽く擦った際，色調が蒼白になる現象．アトピー性皮膚炎で高率にみられるが，特異的ではないことに注意する．

鑑別すべき皮膚疾患

皮膚瘙痒症（p.255参照）

皮疹がみられず，瘙痒を訴える疾患である．きちんとアレルギー機序の関与を考えながら鑑別しなければならない．

皮脂欠乏性湿疹（p.241参照）

アトピー性皮膚炎でも，ほとんどの場合皮脂欠乏状態が生じるので，鑑別が難しいこともある．患者のアレルギー歴や家族歴などを参考にする．

蕁麻疹（p.261参照）

膨疹を主体とする疾患である．膨疹は原則24時間以内に出没を繰り返すため，皮疹がみられない時間帯に患者が受診した場合，鑑別に苦慮する．

問診のほか，白色皮膚描記症（**図13**）をチェックする．

患者・家族への説明のポイント

アトピー性皮膚炎の治療目標は，健常人と同様の生活レベルを楽しむことができることである．副作用が少なくアドヒアランスのよい治療を選択し，提供することが重要である．

現時点ではアトピー性皮膚炎を完治させうる薬物療法はなく，スキンケアを含む対症療法を行う．

個々の患者の重症度に応じたきめ細かな治療法選択が必要不可欠である．

治療とケアは？

　アトピー性皮膚炎の炎症症状に対する外用療法は，副腎皮質ステロイド外用薬およびタクロリムス軟膏が基本となる．

　非ステロイド系消炎外用薬は抗炎症作用が弱く，接触皮膚炎を生じやすいことから原則使用しない．

　タクロリムス軟膏はとくに顔面の皮疹に対してよい適応となる．ただし，びらん面には使用できない．

　デルゴシチニブは副腎皮質ステロイド外用薬ではなく，免疫担当細胞の細胞内シグナル伝達系に直接作用することで抗炎症効果を発揮する．顔面だけでなく，四肢体幹にも有効性が高い．必ず1日2回外用するように指導する．現在0.5％と0.25％の2剤形があり，小児にも使用可能である．乳児への臨床試験も進んでいる．

　副腎皮質ステロイド外用薬には薬効の強さに応じて5つのランクがあり，皮疹の重症度や使用部位に応じて適切に選択することが重要である．

　他方，アトピー性皮膚炎では乾燥およびバリア機能低下を改善させる目的で，保湿剤などによるスキンケアを行う．定期的に（おもに入浴後など）全身にヘパリン類似物質含有製剤などの保湿薬を外用させる．この場合，保湿薬は副腎皮質ステロイド外用薬よりやや多めに塗布するように指導するとよい．

　また全身療法としては，アトピー性皮膚炎における瘙痒改善および搔破防止のため，第二世代抗ヒスタミン薬（抗アレルギー薬）を第一選択として投与する．最近は小児用製剤も多数登場しており，児童・生徒にも使用しやすい．

　ステロイド内服は重症例に有効であるが,その副作用の懸念から投与は短期間に留める．

　近年，シクロスポリンがアトピー性皮膚炎に対し保険適用を得たが，あくまで短期使用に限られる．

処方例

外用療法

保湿剤として
●ヘパリン類似物質0.3％含有軟膏（ヒルドイド®ソフト軟膏）　1日1〜2回　塗布
●ヘパリン類似物質0.3％含有ローション（ヒルドイド®ローション）　1日1〜2回　塗布
●尿素10％含有軟膏（パスタロン®ソフト軟膏）　1日2〜3回塗布

湿疹病変の治療には以下を用いる．
●ベタメタゾン酪酸エステルプロピオン酸エステル（アンテベート®）軟膏0.05％
　1日1〜2回　塗布
●酪酸プロピオン酸ヒドロコルチゾン（パンデル®）軟膏0.1％　1日1〜2回　塗布
●ヒドロコルチゾン酪酸エステル（ロコイド®）軟膏0.1％　1日1〜2回　塗布

免疫抑制薬
- ●タクロリムス水和物(プロトピック®)軟膏0.1%　1日1〜2回　塗布
- ●デルゴシチニブ(コレクチム®)軟膏0.5%　1日2回　塗布
- ●デルゴシチニブ(コレクチム®)軟膏0.25%　1日2回　塗布

内服療法

以下のいずれかを用いる.
- ●ベポタスチンベシル酸塩(タリオン®)錠(10mg)　1回1錠　1日2回　朝, 夕食後
- ●フェキソフェナジン塩酸塩(アレグラ®)錠(60mg)　1回1錠　1日2回　朝, 夕食後
- ●オロパタジン塩酸塩(アレロック®)錠(5mg)　1回1錠　1日2回　朝, 就寝前
- ●ビラスチン(ビラノア®)錠(20mg)　1回1錠　1日1回　就寝前

重症例に対しては以下を用いる.
- ●シクロスポリン(ネオーラル®)カプセル(50mg)
　1回2〜3錠　1日1回　朝食前(ただし, 本剤の投与は短期間にとどめる)
- ●バリシチニブ(オルミエント®)錠(4mg)　1回1錠　1日1回朝食前
　ただし, 本剤投与にあたっては, あらかじめ感染症などに関する臨床検査が必要である.
- ●デュピルマブ(デュピクセント®)シリンジ(300mg)　皮下注射　開始時600mg
　2回目以降2週間間隔で300mg
　いずれも生物学的製剤である. 原則として, アトピー性皮膚炎の病変部位の状態に応じて, ステロイド外用薬やタクロリムス外用薬などの抗炎症外用薬を併用するとともに, 保湿外用薬を継続使用する.

アトピー性皮膚炎の子どもの親

アトピー性皮膚炎をもつ子どもの親への対応には，時として苦慮する場合も多い．もちろん，子どもを心配してついてくるのであろうから，その心情は十分理解できるのであるが，患児に「かゆいですか？」と聞くと，見ている傍から「この子は全くかゆくありません！」などと母親が答える．

ならば，全身のおびただしい掻破痕はなんぞや？　と聞きたくなるがぐっと堪える．副腎皮質ステロイド外用薬を処方しようとするとこれまた困難をきわめ，「ステロイドは使いたくない！」などと言う．

「いいですか，お母さん！　苦しんでいるのは子どもさんなのです！　アナタではない！」などと武田鉄矢のごとき説教をしても，のれんに腕押しである．

かような際にはプロトピック®（タクロリムス水和物）軟膏の出番である（図14）．免疫抑制薬の軟膏であるが，ステロイドではないため，母親は狂喜乱舞して使用を高らかに宣言するのである．

図14　プロトピック®軟膏0.1%

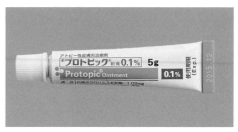

写真提供：マルホ株式会社

痒疹

痒疹（ようしん）は，いわゆる"虫刺され"が代表格であるが，それ以外にも原因を有する難治性の痒みを伴う皮膚疾患であり，アトピー性皮膚炎にもみられる．

極めてありふれた皮膚疾患であり，看護師であれば一般市民から相談を受けることも多い．

ただし，皮疹の診方に熟達しないと思わぬ過ちを犯すこととなる．皮疹の把握が重要である．

- 充実性丘疹や水疱として始まり，掻破により比較的大型の皮疹となることがある．
- 比較的強いレベルの副腎皮質ステロイド外用薬を用いる．
- 掻破しないための工夫や，冷却など生活指導も重要である．

どんな疾患？

急性痒疹の原因は虫刺，いわゆる"虫刺され"であることが多い．

これ以外にも亜急性痒疹，多形慢性痒疹などの分類がある．

図15　急性痒疹

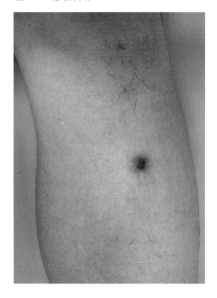

皮疹が丘疹であり，1個か
ら多数生ずる場合がある.

　いずれもあくまで皮疹が丘疹であり，1個から多数生ずる場合がある(**図15**)．形が揃った丘疹が無秩序に多発し(播種状と称する)，毛包の位置などと無関係であるのが特徴である.

　また，必ず痒みを伴う.

分類は？

　痒疹には，①急性痒疹，②亜急性痒疹，③多形慢性痒疹，といった分類がある.

急性痒疹

　"虫刺され"が多く，年少者に多い．このため，「ストロフルス」という病名も存在する.
個々の皮疹は似たような形を呈し，比較的単調である.

　無論，本人や保護者が虫体を目視している場合には，診断が比較的容易である.

亜急性痒疹

　主に成人に生ずる. 四肢伸側にみられることが多く，蕁麻疹に似た丘疹が出没し，通常，
掻破により色素沈着をきたす.

多形慢性痒疹

　高齢者に好発する痒疹であり，激しい痒みを伴う．文字通り皮疹は紅斑，丘疹，苔癬
化局面と多彩である(**図16**)．治療抵抗性である場合が多く，時に紫外線療法などを選
択する場合がある.

図16　多形慢性痒疹

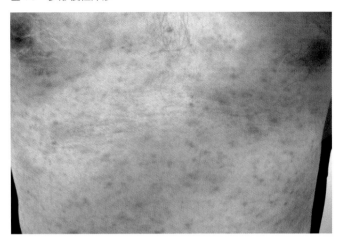

高齢者に好発する．激しい痒み
を伴い，紅斑，丘疹，苔癬化局
面と多彩である．

鑑別すべき皮膚疾患

アトピー性皮膚炎（p.245参照）

　アトピー性皮膚炎においても痒疹が生ずることもあり，厳密な意味で鑑別疾患ではない．ただし，アトピー性皮膚炎は，ドライスキンに起因する表皮のバリア障害とともに，アレルギー機序を伴うものである．

接触皮膚炎（p.236参照）

　いわゆるかぶれである．原因物質に接触した皮膚において，その部位のみ漿液性丘疹を伴う紅斑がみられる．

急性湿疹（p.238参照）

　皮疹は多彩である．丘疹だけではなく，紅斑，鱗屑，苔癬化などさまざまな皮疹がみられる．ただし，多形慢性痒疹などには合併することがある．

治療とケアは？

　比較的強力な副腎皮質ステロイド外用薬を用いる．急性痒疹の場合，外的要因が多数を占めるため，強めのレベルの外用薬をあえて選択し，短期間で治療を終えるのがコツである．亜鉛華軟膏との重層療法も有用である．

　また，瘙痒を制御するために抗ヒスタミン薬投与を行う．

　慢性痒疹となった場合には，副腎皮質ステロイドのテープ剤なども有用である．

　他者に感染することはないことを理解させる．また，掻破することにより悪化するため，就寝時の手袋着用など，生活指導も重要である．

　時に誤った知識から消毒を繰り返す患者がみられるが，二次感染防止のためには，むしろこまめな洗浄を指導すべきである．瘙痒が強い場合には，局所の冷却も有用である．

　診断が困難である場合には皮膚科専門医受診をすすめる．治療において，どのレベルの副腎皮質ステロイド外用薬を使用するかの判断はなかなか難しく，ある程度の経験を要す！

処方例

外用療法

● 酪酸プロピオン酸ヒドロコルチゾン(パンデル®)軟膏0.1%　1日1～2回　塗布

効果がみられない場合には以下に変更する．
● ベタメタゾン酪酸エステルプロピオン酸エステル(アンテベート®)軟膏0.05%
　1日1～2回　塗布
● ヒドロコルチゾン酪酸エステル(ロコイド®)軟膏0.1%　1日1～2回　塗布

内服療法

以下のいずれかを用いる．
● ベポタスチンベシル酸塩(タリオン®)錠(10mg)　1回1錠　1日2回　朝，夕食後
● フェキソフェナジン塩酸塩(アレグラ®)錠(60mg)　1回1錠　1日2回　朝，夕食後
● オロパタジン塩酸塩(アレロック®)錠(5mg)　1回1錠　1日2回　朝，就寝前
● ビラスチン(ビラノア®)錠(20mg)　1回1錠　1日1回　就寝前
● ルパタジンフマル酸塩(ルパフィン®)錠(10mg)　1回1錠　1日1回　就寝前

皮膚瘙痒症

　「痒み(瘙痒)」はありふれた主訴である．多くの場合，皮膚症状が存在し，それをアセスメントし，正しい診断を下したうえで治療を行う．

　しかし，皮膚瘙痒症は皮疹がない皮膚疾患である．皮膚に症状が何ない患者が「かゆい！」と訴えても，時に患者の精神的問題，あるいは単なるワガママ！　と捉えられる場合もある．だが，本症はミクロのレベルでの皮脂欠乏状態であり，保湿のケアが何より重要な疾患である．

看護師が皮膚瘙痒症患者に適切に対処できるか否かにより，患者の運命は大きく変わるのである！

- 皮膚瘙痒症とは，「痒み」の訴えがあるにもかかわらず，皮疹がみられない疾患である.
- 高齢者に好発するが，皮疹がみられないため，重要視されない場合も多い.
- 保湿ケアが重要であり，症状に応じた治療選択が重要である.

どんな疾患？

皮膚疾患は皮膚表面に現れる皮疹をアセスメントし，時に皮膚生検で病理組織学的所見を根拠として診断する.

しかし，全く皮疹がないにもかかわらず「痒み」を訴える患者が存在する．とくにこのような症状は高齢者にみられるため，「あの爺さん『かゆい！　かゆい！』とうるさいけど，何にも皮膚症状がないじゃない．困ったものだわ…」などと陰口を叩かれることとなる.

実際に皮膚の症状がないにもかかわらず，痒みを訴える患者は多い．皮疹がないため，アセスメントが困難であることから，看護師がどうケアを行えばいいのか迷うことが多いのが実情であろう.

「痒み」は，皮膚科受診患者の主訴の中でも非常にありふれたものである．しかし，湿疹・皮膚炎群以外の疾患でも少なからず生ずることから，診療を進めていくうえで極めて重要な臨床所見であるといえる.

痒みの原因はさまざまであり，皮膚科医は患者からの病歴聴取とともに，皮疹を分析して診断治療にあたる.

しかし本症は，瘙痒の訴えを有するが，いかなる皮膚症状もみられないという疾患（**図17**）であり，あくまで患者の訴えが診断の根拠の大部分を占める疾患である.

重要な点は，湿疹・皮膚炎群や蕁麻疹などでみられる皮疹を十分に理解したうえで，それらの皮疹がないことを見極めるスキルであり，逆説的ではあるが，高いスキルをもつ"皮膚科スペシャリティーナース"でなければ，適切に対処できない難しい疾患であるといってよい.

そのうえで，皮膚瘙痒症においては掻破痕など，二次的に皮疹が生ずることがあることを理解し，治療にあたることが重要である.

分類は？

本症は，皮膚に痒みをきたすような一次的皮膚症状がみられないにもかかわらず，瘙痒を訴える疾患であるが，2つの分類がある.

図17 皮膚瘙痒症

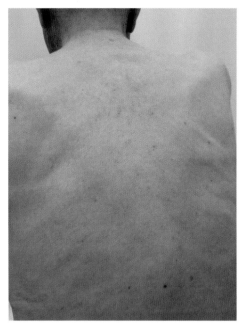

瘙痒の訴えを有するが，いかなる
皮膚症状もみられない.

　全身に瘙痒が生ずる「汎発性皮膚瘙痒症」と，外陰部や肛門周囲など一部に限局して瘙痒が生ずる「限局性皮膚瘙痒症」が存在する．瘙痒は治療抵抗性であることが多い.

　汎発性皮膚瘙痒症の原因としては，皮膚症状として目視できない程度の軽微な皮脂欠乏症（症状が明らかであれば皮脂欠乏性湿疹と診断する）をはじめ，腎疾患（透析患者を含む），肝疾患（胆汁うっ滞性肝疾患など），悪性腫瘍（悪性リンパ腫など），神経疾患（脳血管障害など），代謝疾患（とくに糖尿病），薬剤性（モルヒネなど）や妊娠，心因性などがあげられる.

　他方，限局性皮膚瘙痒症の原因は，前立腺肥大症や尿道狭窄，卵巣機能低下，便秘，下痢，痔核，蟯虫などである.

　本症が，いかに奥深いかが理解できるであろう.

鑑別すべき皮膚疾患

皮脂欠乏性湿疹（p.241 参照）

　「皮脂欠乏性湿疹」で解説したとおり，本症の軽症例が皮膚瘙痒症である可能性があり，発症要因としては共通要因が存在すると考えられる．しかし，実際の診断はあくまで皮膚症状により行い，鱗屑を主体とする紅斑，紫斑などを混ずる皮疹を呈する.

蕁麻疹（p.261 参照）

　膨疹を主体とする疾患である．膨疹は原則24時間以内に出没を繰り返すため，皮疹がみられない時間帯に患者が受診した場合，鑑別に苦慮する．問診のほか，皮膚描記症

をチェックする.

疥癬 (p.284参照)

初期の場合，診断に苦慮する．ダーモスコピーなどを用い，指間部や陰部における疥癬トンネル (p.285参照) などの特徴的な皮疹を丹念にチェックすることが肝要である.

治療とケアは？

本症の治療目標は，瘙痒消失である．基礎疾患がある場合，そのコントロールが重要となり，基礎疾患の有無により治療方針を考える.

軽微な皮脂欠乏症は肝・腎・代謝性疾患患者に広くみられることから，保湿は必須である．具体的には保険診療で使用が可能であるヘパリン類似物質含有軟膏(ヒルドイド®ソフト軟膏)や尿素軟膏，白色ワセリンなどを用いる.

最近はセラミドが含有された保湿剤や，保湿目的の入浴剤なども多数市販されており，保険適用がなくコストがかかるものの患者の志向に合わせて用いてもよい．無論，使用方法などを含むスキンケア指導を十分行う.

抗ヒスタミン薬内服は，汎発性皮膚瘙痒症においては外用アドヒアランスもよくないこともあり，実際に幅広く用いられている．最近は鎮静作用の少ない第2世代の抗ヒスタミン薬も多数存在し，本症が好発する高齢者にも比較的安全に使用可能である．ただし，治療抵抗性であることも多く，適時薬剤変更などを考慮する.

掻破行動などにより二次的に生じた湿疹には，副腎皮質ステロイド外用薬を用いる．病変に応じた適切な薬剤を選択することが肝要であり，全身の瘙痒の訴えのみで過度に強力な外用薬を選択すべきではない．この場合にも，極力保湿剤と併用する.

紫外線療法は，難治性の場合であれば試みてもよい．発癌性の少ないナローバンドUVB療法が近年主流となり，UVA療法とともに高い有効性が期待できる.

当然，瘙痒を悪化させる刺激性のある食物やアルコール，入浴方法などの生活指導も繰り返し行うことが重要である.

生命予後はよいが，慢性に経過し難治である．難治性の瘙痒は患者の生活の質を大きく低下させてしまうことを十分理解する.

患者・家族への説明のポイント

保湿のスキンケアの重要性を理解させ，正しく実践する方法を伝授する.
居住空間の湿度や入浴温度，時間など生活環境の整備の重要性を理解させる.
難治な疾患であるが，治療の選択肢を幅広く提示し，アドヒアランス向上を図る.
瘙痒は他人がわからない不快な感覚であることを家族に理解させ，患者支援を促す.

処方例

外用療法

　保湿目的で以下のいずれかを用いる.
- ●ヘパリン類似物質0.3%含有軟膏(ヒルドイド®ソフト軟膏)　1日1～2回　塗布
- ●ヘパリン類似物質0.3%含有ローション(ヒルドイド®ローション)　1日1～2回　塗布
- ●尿素10%含有クリーム(パスタロン®ソフト軟膏)　1日2～3回　塗布

湿疹病変の治療には以下を用いる.
- ●酪酸プロピオン酸ヒドロコルチゾン(パンデル®)軟膏0.1%　1日1～2回　塗布

効果がみられない場合には以下に変更する.
- ●ベタメタゾン酪酸エステルプロピオン酸エステル(アンテベート®)軟膏0.05%
　　1日1～2回　塗布
- ●ヒドロコルチゾン酪酸エステル(ロコイド®)軟膏0.1%　1日1～2回　塗布

内服療法

　以下のいずれかを用いる.
- ●ベポタスチンベシル酸塩(タリオン®)錠(10mg)　1回1錠　1日2回　朝, 夕食後
- ●フェキソフェナジン塩酸塩(アレグラ®)錠(60mg)　1回1錠　1日2回　朝, 夕食後
- ●オロパタジン塩酸塩(アレロック®)錠(5mg)　1回1錠　1日2回　朝, 就寝前
- ●ビラスチン(ビラノア®)錠(20mg)　1回1錠　1日1回　就寝前
※高齢者には鎮静作用の少ない第2世代の抗ヒスタミン薬を使用する.

血液透析患者の場合

- ●ナルフラフィン塩酸塩(レミッチ®)カプセル(2.5μg)　1回1カプセル　1日1回　夕食後

コラム

血液透析患者の瘙痒への対応

近年，血液透析患者の瘙痒に対し，κオピオイドレセプターアゴニストである，ナルフラフィン塩酸塩（レミッチ®）の有用性が知られている．抗ヒスタミン薬，抗アレルギー薬，保湿剤，副腎皮質ステロイド外用薬などの既存治療抵抗性の痒みの原因として，ヒスタミン以外の化学伝達物質の関与，神経線維の表皮内伸長，内因性オピオイド等が関与する痒み発現メカニズムが知られている．

κ受容体作動薬であるレミッチ®（図18）は，選択的にκ受容体を活性化し，瘙痒を抑制する従来の抗アレルギー薬とは異なるメカニズムを持つ薬剤である．難治性の透析および慢性肝疾患患者の瘙痒に極めて有用性が高い薬剤である．

図18　レミッチ®

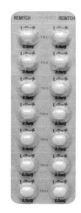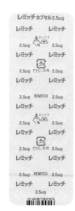

写真提供：鳥居薬品株式会社

40. 蕁麻疹

3 bare essentials

1 蕁麻疹とは，血管透過性亢進による血管漏出であり，皮疹は24時間以内に消退する．

2 Ⅰ型アレルギー疾患と捉えがちであるが，ヒスタミンなどの血管透過性を亢進させる物質があれば，Ⅰ型アレルギーを介さなくても生じうる．

3 発症後，早期に抗アレルギー薬などで治療することが肝要である．

アナフィラキシーショックや高度な蕁麻疹は緊急性が高い疾患であることは周知の事実である．当然，皮膚症状の把握も重要であるため，重要性が高い疾患であるといえる．とくにアナフィラキシーショックの場合には，救命救急処置が必要となる．

最近では携帯型のアドレナリン自己注射薬が使用可能となり，アナフィラキシー症状の進行を一時的に緩和し，ショックを防ぐために有用性が高い．

本項では皮膚症状として重要なものとして，蕁麻疹を取り上げる．

どんな疾患？

蕁麻疹とは，一過性に経過する瘙痒を有し，膨疹を主体とする疾患である（**図1**）．

通常，24時間以内に皮疹が消えるのが特徴のため，患者が受診した際には皮疹が消失している場合も多く，患者の病歴により診断せざるを得ない場合もある．

あまり知られていないが，蕁麻疹には，①急性蕁麻疹と②慢性蕁麻疹が存在する．

①急性蕁麻疹：数日間で治癒するもの（ウイルス感染なども原因となる）

②慢性蕁麻疹：1か月以上継続するもの（早期治療が大切！）蕁麻疹の本態は血管透過性亢進による血管漏出である．発生機序はⅠ型アレルギーが有名であるが，それだけではない！

図1　蕁麻疹

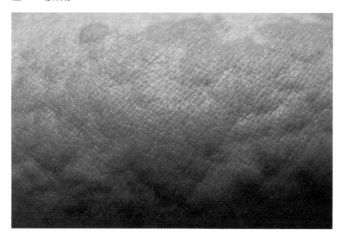

瘙痒を有し，膨疹を主体とする．通常，24時間以内に皮疹が消褪する．

図2　非アレルギー性蕁麻疹の原因

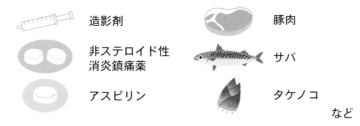

造影剤　　　豚肉

非ステロイド性消炎鎮痛薬　　　サバ

アスピリン　　　タケノコ

など

　ヒスタミン，セロトニン，プロスタグランジンD$_2$などの血管透過性を亢進させる物質があれば，Ⅰ型アレルギーを介さなくても生じうる．丁寧な問診により，原因追及を行いたい．

　なお，非アレルギー性蕁麻疹もあり，その原因には，造影剤，非ステロイド系消炎鎮痛薬，食品添加物，アスピリン，豚肉，サバ，タケノコなどがある（図2）．

分類は？

急性感染性蕁麻疹

　ウイルス感染などによる蕁麻疹である．抗アレルギー薬は無効であることが多い．

自己免疫性蕁麻疹

　抗IgE自己抗体が出現する．難治性である．

機械性蕁麻疹

　圧迫部に一致して膨疹が出現する．刺激後数分で出現し，1〜2時間以内に消失する．

図3 血管浮腫

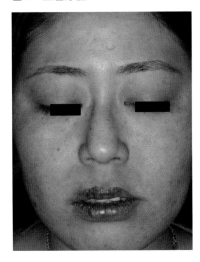

写真ではわかりにくいが，
下口唇の腫脹がみられる.

寒冷蕁麻疹

寒冷による蕁麻疹.

接触蕁麻疹

接触することで膨疹が誘発される.

血管浮腫

深部に生ずる蕁麻疹である！　顔，とくに眼周囲や口唇が腫れたりする(**図3**).

コリン作動性蕁麻疹

膨疹は小型で，手掌足底には出現しない.

鑑別すべき皮膚疾患

アレルギー性接触皮膚炎 (p.238 参照)

いわゆるかぶれである. 皮疹は膨疹ではなく，漿液性丘疹を伴う紅斑として出現する. 24時間以上，皮疹は存在する.

蕁麻疹様血管炎

皮疹は蕁麻疹に類似するが，24時間以上存在することが多い. 瘙痒を伴わないことが多い.

本症は，膠原病の範疇に入る皮膚血管炎である.

薬疹(p.266 参照)

時に薬剤により蕁麻疹を生ずるため，注意すべきである．

> ### 患者・家族への説明のポイント
>
> 　蕁麻疹はありふれた疾患であり，すぐに食物などの原因精査を求める患者も多い．しかし，蕁麻疹において原因が明らかとなるのは1割にも満たない．きちんとした治療を心がけるよう，理解させる．
>
> 　蕁麻疹も発症1か月以内を"急性蕁麻疹"それ以降を"慢性蕁麻疹"と区別する．後者はかなり難治となるため，早めに皮膚科受診をすすめるべきであろう．

治療とケアは？

　アナフィラキシーショックの場合には，気道確保や循環管理，エピネフィリンや副腎皮質ステロイドなど強力な治療を要する．

　通常の蕁麻疹の場合には，抗アレルギー薬もしくは抗ヒスタミン薬内服を行う．

　抗ヒスタミン薬(H1受容体拮抗薬)は中枢神経作用，抗コリン作用，抗嘔吐作用，局所麻酔作用，筋固縮減少作用などを有する．

　高齢者，とくに緑内障・前立腺肥大症を有する患者には注意する．

処方例

内服療法

以下のいずれかを用いる

● ベポタスチンベシル酸塩(タリオン®)錠(10mg)　1回1錠1日2回　朝，夕食後

● フェキソフェナジン塩酸塩(アレグラ®)錠(60mg)　1回1錠　1日2回　朝，夕食後

● オロパタジン塩酸塩(アレロック®)錠(5mg)　1回1錠　1日2回　朝，就寝前

● ビラスチン(ビラノア®)錠(20mg)　1回1錠　1日1回　就寝前

● ルパタジンフマル酸塩(ルパフィン®)錠(10mg)　1回1錠　1日1回　就寝前

※高齢者には鎮静作用の少ない上記に示す第2世代の抗ヒスタミン薬を使用するべきである．

● オマリズマブ(ゾレア®)シリンジ(150mg)　皮下注射　300mg　4週間隔

　本剤は難治性蕁麻疹に用いられる薬剤である．

コラム

Ⅰ型アレルギーとは

即時型アレルギーともよばれ，蕁麻疹やアナフィラキシーショックによる皮膚症状を思い浮かべるとよい.

身体に侵入した異物（抗原）に対し，それに対する抗体（IgE抗体）が産生されることが第一段階である.

一般市民が「アレルギー検査をして欲しい」と要望するが，ほとんどはこの特異的IgE抗体の量を測定してほしいということである. つまり，IgE抗体は抗原ごとに1対1で対応するため，例えばハウスダストに対する血中IgE抗体の値が高値であれば振り返って，ハウスダストに対するアレルギーがあるということになる. ただし，厳密には単に抗体値が高いという事実だけであり，アレルギー反応そのものを測定しているわけではない.

実際のⅠ型アレルギーのメカニズムは以下の通りである.

①抗原侵入

消化管や皮膚などを通じて抗原が体内に侵入する.

②抗体産生

Bリンパ球により特異的IgE抗体が産生される.

③IgE抗体による肥満細胞脱顆粒

IgE抗体が血中の肥満細胞の表面の受容体に接着する. 受容体に接着した2つのIgE抗体において，そこに抗原が結合すると，肥満細胞は脱顆粒し，ヒスタミン，ロイコトリエン，プロスタグランジンなどの化学伝達物質が放出される. これらは化学伝達物質とよばれ，毛細血管を拡張させ，血管から血漿成分が局所皮膚に移動し，浮腫となるため，膨疹を惹起する（図4）.

Ⅰ型アレルギーは抗原が作用してから15分〜12時間くらいの短時間で生ずるのが特徴で，蕁麻疹はその代表格である.

しかし，蕁麻疹すべてがⅠ型アレルギーによるものではないことに注意すべきである.

図4　IgE抗体による肥満細胞脱顆粒

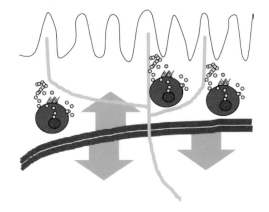

41. 薬疹

3 bare essentials

1 いかなる薬剤もさまざまな皮疹をきたしうる.

2 重症薬疹は患者の生命予後に直結する. 皮疹を早期に把握し, 薬疹を疑うことで回避しうる.

3 治療は被疑薬中止が原則であるが, 分子標的薬の登場で異なる対応をすべき薬疹も明らかとなり, 十分な疾患理解と正しいケアが求められる.

患者を治療するうえで, 薬剤は重要な手段であり, ほとんどの患者が摂取しているといっても過言ではない. しかし, 薬剤は作用もあれば副作用もある. 薬疹は, 皮膚のみではなく内臓諸臓器も侵される場合も少なくない.

常日頃から患者を観察する機会が多い職種では, 絶えず皮膚に現れる薬剤性のSOSサインを見逃さないようにすることが重要である.

とくに重症薬疹では患者の予後にかかわる場合も少なくなく, 早期発見で患者生命を救うことが可能となる.

どんな疾患？

薬疹とは, 薬物を摂取後, 薬物もしくはその体内産物が生体障害を与え, 皮疹が生じたものである. なお, 薬物以外が原因であるものを「中毒疹」とよぶ.

薬疹がみられた場合, 当然, 皮膚のみならず内臓にも同様の変化が生ずる場合もあり, 時に肝障害や腎障害がみられることもある.

薬疹は, 薬剤そのものだけでなく, 内服後の代謝産物によっても生じるため, 後述する血液などを用いた検査では正確に被疑薬を判定できないことも多い. よって, 薬疹はまず皮膚症状を正しく把握し, 薬剤との関連性を疑うことから始まる.

なお, 薬疹の診断において, 内服試験は最も信頼性の高い検査法である. ただし, 粘膜疹を伴う重症薬疹, すなわちスティーブンス・ジョンソン症候群や中毒性表皮壊死症などでは, 検査による危険が患者の利益を上回るため, 本検査法を施行すべきではない.

薬疹の診断

薬疹の被疑薬を疑ううえで，何よりも重要なのは患者からの詳細な問診である．お薬手帳，場合によっては実際に内服している薬剤を持参させ確認する．また，患者は時に医療機関から処方された薬剤のみに注目することがあるため，市販薬（OTC薬）や健康食品なども対象として，薬歴を聴取する．

多剤が投与されている場合には，薬歴や薬剤自体の特性を把握し，ある程度被疑薬を絞り込むことが望ましい．また，過去にも薬疹を生じている患者の場合，過去に遡って薬歴を聴取し，薬疹出現前に同じ薬剤を内服していないか，また同じ成分を有する薬剤を内服していないかを詳細に調査する．

そのうえで，薬疹が出現したときの臨床症状（皮疹・粘膜疹，ショック症状，肝臓など臓器障害の有無）をチェックする．皮疹の形態は，ある程度被疑薬を絞り込むのに役立つ．

なお，リンパ球幼若化試験（drug-induced lymphocyte stimulation test：DLST）は被疑薬絞り込みに有用であり，皮膚科以外でも行われる場合がある．DLSTとは，薬剤アレルギーの*in vitro*の検査法であり，非侵襲的に行うことが可能である．

具体的には，患者由来の末梢血リンパ球を培養し，薬剤添加によりT細胞が抗原特異的に増殖するか否かをDNA合成の増加を指標として検査する．

陽性の場合には，薬剤の関与の可能性が推定できるが，本法は感度が低いため陰性であっても薬疹を否定することはできない．

分類は？

いかなる薬剤も，さまざまな皮疹を誘発する可能性がある．しかし，薬剤により統計学的に出現頻度の高い皮疹が明らかになっており，診断の手がかりとなる．粘膜疹も見落としてはならない．

表1に薬疹の代表的な薬疹の皮疹分類を示す．

薬疹はすべての臨床型が重要であることは言うまでもないが，中でも患者の生命予後に直結する多形紅斑型，スティーブンス・ジョンソン症候群型，中毒性表皮壊死症型は，早期発見することで患者を救命しうる病態である．

播種状紅斑丘疹型

大小さまざまな浮腫性紅斑が全身に多発する．

多形紅斑型

大小さまざまな外形紅斑（滲出性紅斑ともよぶ）が全身に多発する．時に中央部が浮腫性となり，水疱となることもある．

なお，このタイプはスティーブンス・ジョンソン症候群型，中毒性表皮壊死症型に移行する場合があり，この時点で薬疹を疑うことが重要である看護師がゲートキーパーとして患者に貢献できる高度なスキルとなる（**図1**）．

表1　薬疹の皮疹分類

- ●播種状紅斑丘疹型
- ●多形紅斑型
- ●固定薬疹型
- ●紫斑型
- ●スティーブンス・ジョンソン症候群(SJS*¹)型
- ●TEN(中毒性表皮壊死症*²)型
- ●膿疱型

- ●乾癬型
- ●扁平苔癬型
- ●光線過敏型
- ●水疱型
- ●薬剤過敏症症候群(DIHS*³)型
- ●AGEP*⁴(急性汎発性発疹性膿疱症)
- ●HFS*⁵(手足症候群)型

＊1　Stevens-Jonson syndrome
＊2　toxic epidermal necrolysis
＊3　drug-induced hypersensitivity syndrome
＊4　acute generalized exanthematous pustulosis
＊5　hand-foot syndrome, 手足症候群

図1　多形紅斑

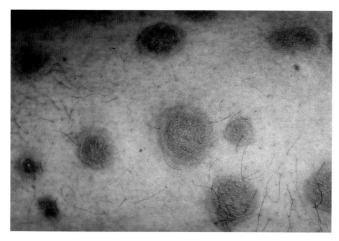

時に中央部が浮腫性となり,
水疱となることもある.

固定薬疹型

　同一薬剤を摂取するごとに同一部位に皮膚症状を繰り返すタイプ. 粘膜皮膚移行部に好発する. 内服後に紅斑となり, その後, 色素沈着となる.

　患者は色素沈着を訴えることが多い. 若い女性などは生理痛などで市販の非ステロイド系消炎鎮痛薬を定期的に内服する場合があり, これによる発症も多く, 問診が重要である(図2).

紫斑型

　全身に紫斑が多発するタイプ.

スティーブンス・ジョンソン症候群(SJS)型

　発熱とともに粘膜皮膚移行部における重症の粘膜疹と皮膚の紅斑・水疱・びらんを生ず

図2　固定薬疹型

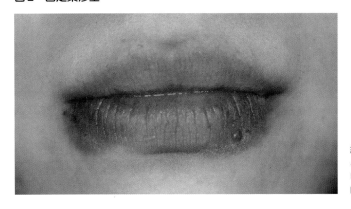

紅斑となり，その後，色素沈着となる．若い女性では，非ステロイド系消炎鎮痛薬の定期的な内服による発症が多い．

る重症薬疹である．次項に記す中毒性表皮壊死症とは，一連のスペクトルの疾患と捉えられている．

　発熱とともに皮膚粘膜移行部の粘膜疹，皮膚に多発する多形紅斑様皮疹を生ずる．

　粘膜疹は眼球結膜充血，口唇・口腔粘膜や外陰部の発赤・びらんがみられる．口腔粘膜症状は必発である．

　皮膚に生ずる紅斑は類円形から不規則形，中央部が暗紫紅色，辺縁が淡紅色調を呈する紅斑で，しばしば中央部に水疱，びらんを有する．

　表皮剥離面積は10%以下で，中毒性表皮壊死症と鑑別する（**図3**）．

中毒性表皮壊死症（TEN）型

　ほぼ全身に及ぶ広範な紅斑，水疱，表皮剥離・びらんをきたす，最重症型薬疹である（**図4**）．突然，有痛性紅斑が出現し，ただちに全身に拡大するとともに，水疱も生ずる．ニコルスキー現象（一見正常な皮膚に刺激を与えることで水疱が誘発される現象，p.279参照）が陽性である．

　中毒性表皮壊死症（TEN）型には，以下のタイプがある．

スティーブンス・ジョンソン症候群（SJS）進展型

　SJSより進展した病変．表皮剥離面積が10～30%の場合をoverlap SJS/TEN，30%を超えた場合を中毒性表皮壊死症（TEN）とする．大多数がこの型であり，眼科的後遺症（失明！）が問題になる．

多発性固定薬疹進展型

　無数の固定薬疹が，全身に汎発性に多発した結果起こる病型である．

膿疱型

　全身に膿疱が汎発するタイプ．

図3　スティーブンス・ジョンソン症候群（SJS）型

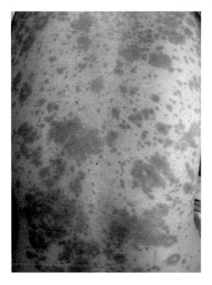

発熱とともに皮膚粘膜移行部の粘膜疹，皮膚に多発する多形紅斑様皮疹を生じる．

図4　中毒性表皮壊死症（TEN）型

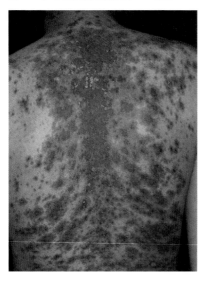

ほぼ全身広範に及ぶびまん性紅斑，水疱，表皮剥離・びらんをきたす．

乾癬型

　全身に「乾癬」とよばれる特異な皮疹が多発するタイプ（図5）．

扁平苔癬型

　病理組織学的に苔癬型組織反応で特徴づけられるタイプ．通常は瘙痒を有する．皮疹は，前腕，手背，下腿に好発し，爪甲大までの紫紅色，多角形の軽度扁平に隆起する紅斑で，表面に細かい灰白色線条が網目状にみられる（Wickham線条とよばれる）（図6）．時に融合して巨大な局面を形成する．

図5　乾癬型

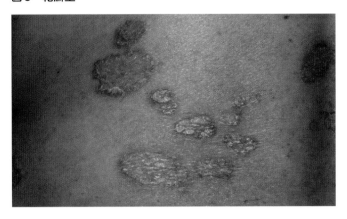

全身に乾癬とよばれる皮疹が
多発する.

図6　扁平苔癬型

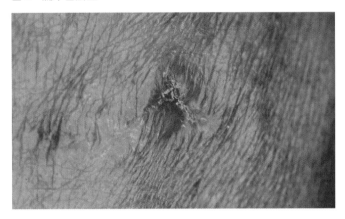

多角形の軽度扁平に隆起する
紅斑で，表面に細かい灰白色
線条が網目状にみられる
（Wickham線条）．

　約1割に爪病変を伴い，爪甲の菲薄化（ひはく），縦溝（じゅうこう），剥離，爪下角質増殖がみられる.
　原因薬剤は，サイアザイド系利尿薬，β遮断薬，ACE阻害薬，金製剤，塩酸ピリチオキシン，シンナリジン，抗生物質，抗マラリア薬，クロレラなどが有名である.

光線過敏型

　摂取された薬剤に加え，紫外線が作用することで発症するタイプ. 当然，非露光部に皮疹はみられない. 全身に皮疹が出ないため，患者が薬疹を疑わないことが多い.
　ピロキシカムやスパルフロキサシンなどが原因薬として有名である.

水疱型

　全身に水疱が現れるタイプ. D-ペニシラミンなどで生ずる.

薬剤性過敏症症候群（DIHS）型

　薬剤内服後，2〜6週後に発症する重症薬疹. 薬剤とともにウイルスの再活性化が関

図7　薬剤性過敏症症候群（DIHS）型

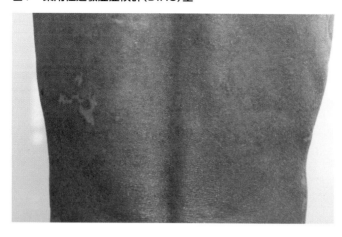

皮膚は紅皮症となることが多い．薬剤摂取後すぐには発症しない．

表2　分子標的薬による代表的な皮膚症状

痤瘡様皮疹	頭部，顔面，前胸部，下腹部，大腿などの毛孔に一致した紅色の丘疹，黄色調の膿疱が出現．通常，細菌感染はない（無菌性膿疱）
脂漏性皮膚炎	顔面（とくに鼻翼の外側から頬部や眉毛部や前額部），耳介および耳周囲，頭皮，前胸部，背部などの脂漏部位に光沢を有する紅斑と鱗屑が出現
皮膚乾燥（乾皮症）	鱗屑が付着し，全身が乾燥皮膚となる．前腕や下腿では鱗屑が，体幹では白い細かい粃糠様鱗屑が付着する．進行すると点状，さざ波様の亀裂を伴い，魚鱗癬様（サメ肌様）になる
爪囲炎	指の爪甲周囲に紅斑や炎症を伴う色素沈着がみられ，陥入爪様にみえる．進行すると腫脹や肉芽を形成する
瘙痒症	瘙痒のみがみられる

与する．再活性化がみられるウイルスは，ヒトヘルペスウイルス（HHV）-6が多い．発熱，肝機能障害，リンパ節腫脹をきたす．皮膚は紅皮症となることが多い．

　薬剤摂取後，すぐ発症しないことが重要である（**図7**）．

分子標的薬による皮膚障害

　EGFRチロシンキナーゼ阻害薬（イレッサ®，タルセバ®），抗EGFRモノクローナル抗体などの各種分子標的薬による治療で，従来の薬疹とは対応方法の異なる皮膚障害が増加している．痤瘡様皮疹や脂漏性皮膚炎，皮膚乾燥などが生ずる．

　本薬疹で重要なことは，原因薬剤は中止せず，対症療法を行うことである．看護師のスキンケアのスキルが，遺憾なく生かされる分野である（**表2**）．

鑑別すべき皮膚疾患

　ウイルス性発疹症などの「中毒疹」は，薬疹と同様の機序で発症するため，臨床試験からは鑑別が難しい．

薬疹については，詳細な問診とともに，再投与試験などにより被疑薬を同定すべきである．

　また，薬疹のそれぞれの亜型については，同様の皮膚症状を呈する疾患を十分理解する必要がある．

患者・家族への説明のポイント

　薬疹の基本は被疑薬を同定し，中止させることに尽きる．ただし，分子標的薬などの薬疹の場合にはその限りではなく，対症療法を行う．

中毒性表皮壊死症，スティーブンス・ジョンソン症候群(SJS)型

　これらは，重症の薬疹である．粘膜症状が出ている場合にはとくに注意する．

　SJS型を放置していれば，中毒性表皮壊死症に至る場合もあるので，入院加療も考慮すべきであることを理解させる．

薬剤性過敏症症候群

　被疑薬投与後，一定期間を経て発症するため，薬疹の自覚がないことも多い．疾患概念を説明し，被疑薬の同定と中止を進めていく必要がある．

　放置していれば，中毒性表皮壊死症に至る場合もあるので，入院加療も考慮すべきであることを理解させる．

固定薬疹

　患者本人が，薬疹の自覚がないことが多いので，疾患概念を説明し，被疑薬の同定と中止を進めていく必要がある．放置していれば，色素沈着が進み，整容的に問題が生ずることもぜひ伝えておきたい．

　いずれにしても，薬疹患者は，治療として投与された薬剤による副作用と捉えがちのため，精神的支援も重要となる．愛護的に支援する姿勢が望まれる．

治療とケアは？

　薬疹の治療では，被疑薬は同定した後に中止する．なお，重症薬疹では皮膚のみならず，全身症状も高度となるため，副腎皮質ステロイド薬の全身投与が必要となる例が多い．

　また，分子標的薬による皮疹は，皮膚症状に応じた対症療法を行う．

　通常の薬疹では，症状に応じた対応を行う．皮疹が軽度の場合には，経過観察もしくは抗アレルギー薬投与のみでよい．

　しかし，重症の場合には，補液とともに抗ヒスタミン薬や副腎皮質ステロイド薬を投与する．

　また，アナフィラキシー症状やショック症状がみられた際には，副腎皮質ステロイド薬やエピネフリンを使用する．

42. 水疱性類天疱瘡

3 bare essentials

1 高齢者の四肢を中心として生じる，瘙痒を伴う水疱症.

2 時に他の自己免疫疾患を伴うことがある.

3 治療は副腎皮質ステロイドの全身投与が第一選択. しかし，高齢者にはテトラサイクリンとニコチン酸アミド併用療法が有効な場合がある.

　水疱性類天疱瘡は皮膚科特有の疾患であり，極めて珍しいような印象があるが，高齢者で罹患する患者は実際少なくない. この場合，本疾患を知らなければ，水疱のケアと管理を誤り，皮疹が急速に増悪する場合がある.

　当然，病態としては全身熱傷と同様になってしまうため，患者の生命予後にかかわってしまう.

　高齢者を多くみる機会が多い看護師，とくに在宅現場で活躍する看護師にはぜひ知っておいていただきたい疾患である.

　もちろん，深い理解は必要なく，皮膚科医にバトンを渡せる程度でも十分である！

どんな疾患？

　水疱性類天疱瘡は，高齢者に好発する自己免疫疾患である.

　本症は高齢者の上腕や大腿，腋窩，鼠径部，胸背部に瘙痒を有する紅斑および緊満性水疱，血疱が多発する.

　水疱は紅斑上に生ずることが多く，粘膜侵襲の頻度は低いのが特徴である(**図1**).

図1 水疱性類天疱瘡

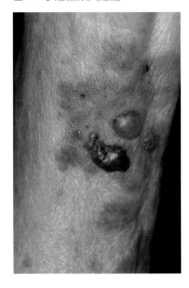

高齢者の上腕や大腿，腋窩，鼠径部，胸背部に瘙痒を有する紅斑および緊満性水疱，血疱が多発する．水疱は紅斑上に生ずることが多く，粘膜侵襲の頻度は低い．

治療とケアは？

　治療は副腎皮質ステロイド薬の全身投与が第一選択である．通常はプレドニゾロン0.5〜1.0mg/kgで開始し，症状が改善した後に漸減する．

　投与中は感染症，消化管出血，糖尿病，高血圧などの副作用出現に対し細心の注意を払い，可能な限り副腎皮質ステロイド薬の早期の離脱を図る．

　また，テトラサイクリンとニコチン酸アミド併用療法，ジアフェニルスルホン（レクチゾール®）が有効な症例があり，高齢者では試みてもよい．

　これら治療に反応しない症例では，ステロイドパルス療法や免疫抑制薬投与，血漿交換療法などを行う．治療中は，皮膚症状だけでなく，栄養状態や脱水出現に注意する．

水疱に対するケア

　まず，患者の病勢を把握することが重要である．水疱新生の有無とともに，浮腫性紅斑の出現の有無を観察することが重要である．紅斑が存在する間は，疾患がまだ十分にコントロールされていないと考える．

　新生した水疱は，消毒後注射針などを用いて内容液を除去し，吸水性軟膏や抗生物質含有軟膏をガーゼに塗布し，皮疹を十分覆うように貼付する．

　本症ではニコルスキー現象^{（p.279 参照）}（p.279 参照）は陰性であるが，テープの刺激により皮膚のびらんを生ずる可能性がある．テープを皮膚に直接貼らず，包帯や胸帯，腹帯などを用いて固定するべきである．本症では瘙痒を伴う．

　症状が制御されない間は，瘙痒を悪化させる食品，具体的には新鮮でない魚介類やタケノコ，里芋などは控えるほうがよい．

　また，入浴に関しては，水疱が多発している間は摩擦刺激により新たに水疱を誘導し

てしまうので，避けたほうが無難である．治療により水疱が軽快した後の入浴は問題ない．ただし，高温の湯での入浴は瘙痒を悪化させるため，避けるべきである．

　本症は自己免疫疾患であり，他人には感染しないことを十分に理解する．本症は，高齢者に好発するが，小児や若年者にも生ずることがある．

分類は？

　自己免疫性水疱症には，「水疱性類天疱瘡」以外に「尋常性天疱瘡」が存在するので間違えてはならない．しかし，患者数は圧倒的に「水疱性類天疱瘡」のほうが多いので，とにかく多発する水疱を発見した場合は医師に報告し，皮膚科受診をすすめることが肝要である．

　尋常性天疱瘡の患者にみられる自己抗体は，表皮細胞の接着に重要な役割をもつデスモグレイン1か，デスモグレイン3である．つまり，水疱性類天疱瘡が基底膜レベルの疾患であるのに対し，尋常性天疱瘡は表皮レベルの疾患である．

　デスモグレイン1は主に皮膚に存在し，他方，デスモグレイン3は，主に粘膜（口腔，食道など）に存在する．このため，尋常性天疱瘡には，落葉状天疱瘡など，いくつかのサブタイプが存在する．尋常性天疱瘡患者は，一般に水疱性類天疱瘡患者に比べ若く，皮疹には瘙痒を伴わないことが多い．

　また，妊娠中にみられる「妊娠性疱疹」は水疱性類天疱瘡と同じ自己免疫性水疱症に分類されている．ただし，妊娠性疱疹は水疱性類天疱瘡に比較し，水疱が小型などの特徴がある．

鑑別すべき皮膚疾患

尋常性天疱瘡

　上述した水疱の形態とともに，臨床症状で鑑別する．粘膜疹の有無や瘙痒の有無は大きな手掛かりになるほか，どちらかといえば，皮疹が体幹中央部に出現する傾向がある．

虫刺症（p.253参照）

　通常は単発することが多いが，多数出現している際には鑑別が困難な場合がある．血液検査などが参考になる．

熱傷

　熱傷でも水疱ができるものの，弛緩性であることが多い．患者の病歴でほぼ鑑別可能であると考えがちであるが，高齢者でコミュニケーションが取れない患者の場合，低温熱傷と誤って診断されることもあり，注意したい．

患者・家族への説明のポイント

　安易な絆創膏貼付など，不適切な治療は水疱を悪化させる可能性や感染を誘発することも多い．放置していると，全身の水疱により全身状態が悪化することがあるため，すみやかに治療を開始する．時に，褥瘡と同様に治療されている患者を見かけるが厳に慎むべきである．

　高齢者に好発するため，在宅現場でみることも多いが，可能な限り皮膚科専門医に診断を確定してもらうよう，家族にも説得したい．

処方例

内服療法

- プレドニゾロン（プレドニン®）錠（5mg）　0.5～1.0mg/kgで開始し，症状が改善した後漸減
- ニコチン酸アミド　600～1,500mg　1日3回　毎食後
- ミノサイクリン（ミノマイシン®）錠750～1,500mg　　1日3回　毎食後
- レボセチリジン塩酸塩（ザイザル®）錠（5mg）　1回1錠　1日1回　就寝前

外用療法

- 酪酸プロピオン酸ヒドロコルチゾン（パンデル®）軟膏0.1%　1日1～2回　塗布

効果がみられない場合には，以下に変更する．

- ベタメタゾン酪酸エステルプロピオン酸エステル（アンテベート®）軟膏0.05%　1日1～2回　塗布
- ヒドロコルチゾン酪酸エステル（ロコイド®）軟膏0.1%　1日1～2回　塗布
- 白色ワセリン（プロペト®）　1日1～2回　塗布

水疱に何を貼るか？

　水疱が生じた場合，よくあるのが「何を貼るか」という議論である．あのドレッシング材がいいとか，ガーゼはダメであるという話を聞くが，基本的に水疱は内容の液体を除去し，滲出液が多い間は吸水軟膏（マクロゴール）を塗布したガーゼでよい．

　その後，滲出液が減少してきたときが厄介である．周囲の皮膚も脆弱化していることが多いので，皮膚に組織損傷を与えないことは重要である．

　とくに在宅現場では，家族が処置をする場合も多いので，その不安を拭う必要がある．このような場合，創傷用シリコーンゲルドレッシング（エスアイエイド®）やメッシュ創傷用シリコーンゲルメッシュドレッシング（エスアイエイド®・メッシュ）を用いるとよい．

　交換時にも皮膚に組織損傷を与えないように設計されたドレッシング材であり，取り扱いも容易である（図2）．

図2　エスアイエイド®

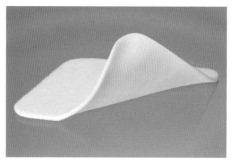

写真提供：アルケア株式会社

ニコルスキー現象

　ニコルスキー現象とは，健常部を擦ると水疱が生ずる現象である．中年以降に好発する尋常性天疱瘡では，水疱が弛緩性で粘膜侵襲頻度も高く，「ニコルスキー現象」が陽性となる．これに対し，水疱性類天疱瘡は陰性である．

　水疱性類天疱瘡は，表皮と真皮を結合するいわゆる「糊」の役割をする基底膜の蛋白に対する抗体が産生されて起こる自己免疫疾患である．すなわち，表皮基底膜部のヘミデスモソーム構成蛋白のうち，BPAG1（XVII型コラーゲン：BP180）およびBPAG2（BP230）に対する抗体が産生され，基底膜の機能が破綻するために表皮下水疱が形成される．

　病理組織学的所見では，好酸球浸潤を伴う表皮下水疱がみられる．凍結生標本を用いた蛍光抗体直接法では，病変部基底膜部にIgGとC3の線状沈着がみられる（図3）．

　蛍光抗体間接法では，患者血清中に抗基底膜抗体が検出される．以前は，本症の確定診断に上述した皮膚病理組織学的所見が必須であったが，近年抗BP180抗体（血清中抗BP180NC16a抗体）の測定が可能となり保険適用を有するため，血液検査で把握できるようになった．とくにBP180の主要なエピトープであるNC16aの抗体価は病勢に平行して変動するため，診断だけでなく，経過観察にも有用である．

　本疾患では，時に他の自己免疫疾患を伴うことがあり，可能な限り入院のうえ，精査すべきである．

図3　蛍光抗体直接法での所見

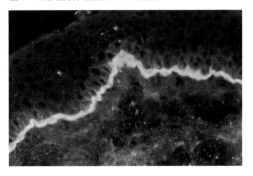

43. 丹毒

3 bare essentials

1 顔面と下腿に好発する，熱感を伴う浮腫性紅斑である．

2 不適切な治療で，習慣性となることがある．

3 ペニシリンもしくはセフェム系抗生剤を比較的長期に投与する．腎炎発症の有無をチェックする．

皮膚感染症において，丹毒や蜂窩織炎はよくみられる疾患である．とくに丹毒は習慣性となり，同一部位に生ずることがある．熱感と腫脹がみられたら，本症を疑い，治療を早急に始める必要がある．

どんな疾患？

丹毒の好発部位は顔面と下腿であり，時に再発性となる．とくに誘因はなく，熱感が出現し，局所皮膚が発赤腫脹する（図1，2）．

局所の循環不全などを伴う場合があり，手術歴などは必ず聴取する．また，糖尿病や副腎皮質ステロイド投与患者などの免疫不全状態で起こることが多く，その点も確認しておく．

図1　丹毒（下腿）

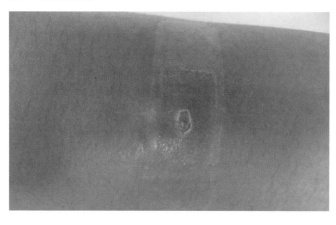

熱感が出現し，局所皮膚が発赤腫脹する．

図2　丹毒（顔面）

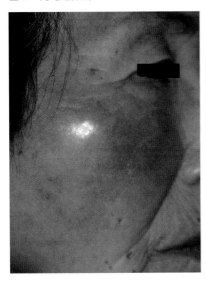

顔面は好発部位であり，
とくに注意したい.

　急性の炎症兆候がみられ，血算やCRP，トランスアミナーゼなどの肝機能，およびクレアチニンなどの腎機能をチェックする．また，尿検査も行う．

分類は？

　丹毒の分類というのはとくにないが，蜂窩織炎との関係を理解しておきたい．

　蜂窩織炎と丹毒はともに皮膚を病変の首座とする細菌感染症であり，区別が困難な場合も多い．以前は起炎菌により分けられていた．すなわち，丹毒が溶連菌，蜂窩織炎がブドウ球菌とする考え方である．

　しかし，臨床現場において，初診時に起炎菌を推定するのは不可能であり，伝染性膿痂疹のごとく皮疹が比較的クリアカットに分かれるものでもない．

　近年の考え方は，病変の首座の組織学的部位であり，丹毒は真皮，蜂窩織炎は皮下脂肪組織とする考え方が一般的である（**図3**）.

鑑別すべき皮膚疾患

接触皮膚炎（p.236 参照）

　いわゆるかぶれである．原因物質に接触した皮膚において，その部位のみ漿液性丘疹を伴う紅斑がみられる．片側のみに偏ることは少ない．

蕁麻疹（p.261 参照）

　膨疹を主体とする疾患である．

　膨疹は原則24時間以内に出没を繰り返すため，皮疹がみられない時間帯に患者が受診した場合，鑑別に苦慮する．問診のほか，皮膚描記症をチェックする．

図3　蜂窩織炎

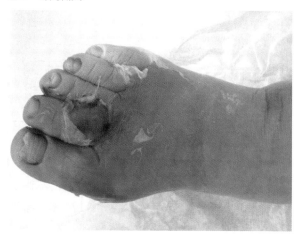

患者・家族への説明のポイント

　適切に治療しなければ，全身症状をきたす．また上述したように，腎炎を併発することがあり，注意を要する．
　不適切な治療では習慣性丹毒となるリスクがあり，きちんと加療することを指導し，経過観察の重要性を理解させる．

治療とケアは？

　溶血性連鎖球菌のβ溶血型A群が原因であることが多く，ペニシリンもしくはセフェム系抗生剤を選択し，比較的長期に投与する．時に黄色ブドウ球菌が起炎菌となる．
　腎炎が併発することがあり，注意を要する．

処方例

外用療法

● オゼノキサシン（ゼビアックス®）油性クリーム2%　1日1回　塗布
● ナジフロキサシン（アクアチム®）軟膏1%　1日2回　塗布

内服療法

　以下のいずれかを用いる．
● アモキシシリン（サワシリン®）錠（250mg）　1回1錠　1日3〜4回　毎食後
● セフカペン ピボキシル塩酸塩（フロモックス®）錠（100mg）
　1回1錠　1日3回　毎食後
● ファロペネムナトリウム（ファロム®）錠（200mg）　1回1錠　1日3回毎食後

糖尿病と皮膚感染症

　わが国では糖尿病患者は増加傾向にあり，医療者であれば誰しも経験する疾患であろう．

　糖尿病患者は，神経障害を有する場合も多く，丹毒などの皮膚感染症においても"疼痛"という重要な自覚症状を欠く場合があり，注意しなければならない．重症になってから初めて訴える場合もあり，看護師には日頃から注意深い皮膚の観察が求められる．

　以下に糖尿病にみられた皮膚感染症の症例（図4〜6）を供覧する．

図4　足白癬続発例

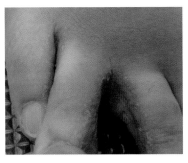

足白癬を放置していた糖尿病患者に発症した丹毒．

図5　自覚症状を欠いた丹毒

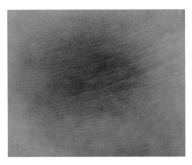

疼痛を欠くため，本人が全く自覚していなかった例．内科定期受診の際看護師が指摘した．

図6　病識欠如のため放置していた蜂窩織炎

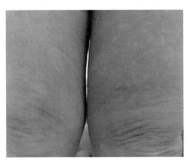

病識欠如のため患者本人が長期間放置していた結果，大腿の左右差が顕著になった例．

44. 疥癬

3 bare essentials

1 疥癬はとくに集団生活を行う高齢者に好発する.

2 湿疹・皮膚炎に対する通常の治療に反応しない場合や周囲に同症の患者が存在する場合,疑うべきである.

3 近年では,優れた内服薬が存在するので治療は格段に楽になった.しかし,医療従事者を含めた感染拡大防止に努めるべきである.

疥癬(かいせん)の重要性は,看護師であれば誰しも異を唱えないであろう.入浴が困難な高齢者に集団発生するが,正しい知識を持たねばアナタにもうつるのである!!

時に看護師の家族に発症し,家族ぐるみで皮膚科を受診される場合がある.当然,感染源と考えられるヒトは肩身が狭いのである!

どんな疾患?

本症は,ヒトを固有宿主とするヒトヒゼンダニによる感染症である.角層に寄生し,トンネルを作りメスは産卵する.

指間や外陰部など,皮膚の柔らかい部分に粟粒大の紅色丘疹や漿液性丘疹(そくりゅうだい)が多発し,次第に小水疱や小膿疱が多発する(図1).

図1　疥癬

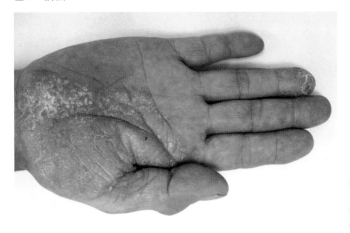

指間や外陰部など，皮膚の柔らかい部分に粟粒大の紅色丘疹や漿液性丘疹が多発し，次第に小水疱や小膿疱が多発する．

図2　疥癬トンネルや水尾徴候

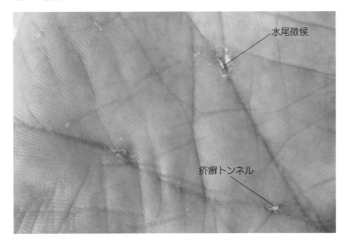

水尾徴候

疥癬トンネル

尖端に虫体が存在する．

　高齢者では時に紫斑や痂皮を生じ，さらに湿疹化することが多い．

　疥癬トンネルや水尾徴候などの特徴的所見を呈する（**図2**）．水尾徴候は主に手掌にみられ，鱗屑（皮膚の皮）の裾野が広がるようにみえる現象である．疥癬トンネルと並んで診断的価値の高い皮膚症状である．

　これらの臨床症状を確認した後，同部の膿疱や鱗屑を試料としたKOH法（p.130 参照）による直接検鏡を行い，虫体や虫卵を確認する（**図3**）．

図3　KOH法による直接検鏡

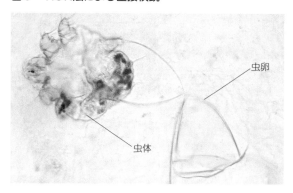

虫卵

虫体

図4　角化型疥癬（ノルウェー疥癬）

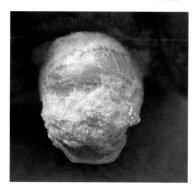

免疫が低下している患者に多く，
爪に多数寄生する.

分類は？

　通常の疥癬に加え，「角化型疥癬」が存在する．別名「ノルウェー疥癬」ともよばれるが，免疫低下患者に多く，爪にも多数寄生するため，極めて難治である（**図4**）.

鑑別すべき皮膚疾患

慢性湿疹（p.238参照）

　漫然と患者の皮疹を観察している場合，誤診することがある．指間部などの疥癬トンネルの有無などを丁寧に観察しなければならない.

多形慢性痒疹（p.253参照）

　極めて類似した臨床像を呈することがある．やはり指間部などの疥癬トンネルの有無などを丁寧に観察しなければならない．夜間に強い瘙痒の訴えや，外陰部における丘疹の存在は強く疥癬を示唆する.

患者・家族への説明のポイント

　集団発生など，感染が問題となる．患者同士はもちろんであるが，医療従事者や家族にも注意を促すべきである．理論的には疥癬虫は角層に生息することから，角層を除去する方向で治療するとよい．物理的に角層を除去するアカスリは有効であるが，施術者が感染しないように注意したい．

　衣服などは高熱処理で疥癬虫が死滅するので適切な処理を行う．確定診断のため，皮膚科専門医受診を促す．

治療とケアは？

　治療は近年，イベルメクチン（ストロメクトール®）内服の有用性が明らかとなり，治療効果が高い．しかし，内服薬は爪に寄生した疥癬には無効であるため，角化型疥癬を含め，爪病変がある場合には，物理的に肥厚した爪を除去するべきである．

　このほか，外用薬としてはクロタミトン（オイラックス®）軟膏が用いられる．なお，オイラックス®H軟膏には副腎皮質ステロイドが含有されており，局所免疫を押える可能性が残るため，使用しないほうがよいと考える．

処方例

外用療法

●クロタミトン（オイラックス®）クリーム10％　1日2回　塗布
●フェノトリン（スミスリン®）ローション5％　通常，1週間隔で1回30gを頸部以下（頸部から足底まで）の皮膚に塗布．その後12時間以上経過した後に入浴，シャワー等で洗浄，除去

内服療法

●イベルメクチン（ストロメクトール®）錠（3mg）
　1回2～5錠（体重による）　1日1回　食後　一定間隔で2回以上繰り返す

痒みに対しては以下を用いる．
●ベポタスチンベシル酸塩（タリオン®）錠（10mg）　1回1錠1日2回　朝，夕食後

45. 白癬・カンジダ症

3 bare essentials

1 表在性皮膚真菌症は真菌検鏡で真菌要素を確認することで確定診断がつく.

2 確定診断なしに不用意な投薬は厳に慎むべきである.

3 白癬の皮疹の多くは環状に拡大し，中心治癒傾向がみられる.

白癬は，極めてありふれた疾患であり，高齢者に好発する．正しく治療しなければ他者に感染するため，適切な対策が求められる.

一方，失禁している患者などにおいては，オムツ部を中心として容易にカンジダ症をきたすので，適切な診断と対処が必要である.

どんな疾患？

白癬は，いわゆる「水虫」であり，真菌の一種である皮膚糸状菌による感染症である．なかでも爪白癬は，真菌の貯蔵庫となり，周囲への感染源となるため，確実な治療を行う必要がある(**図1**).

本症は，手指に比較し足趾に多くみられ，とくに第1趾に好発する．周囲の炎症症状を伴うことは少なく，爪の肥厚，白濁，脆弱化がみられ，爪が脆く剥がれやすくなる．無論，足白癬を合併することも多く，周囲皮膚の観察も重要である.

他方，カンジダは白癬とは異なり，仮性菌糸を呈する真菌であり，ヒトの腸管では常在菌である．失禁患者のオムツ部などは，皮膚が浸軟し，カンジダ症が好発する.

図1 爪白癬

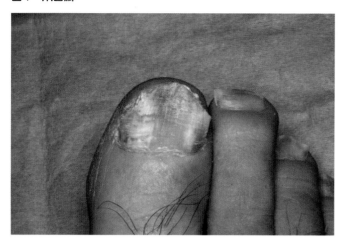

爪白癬は，真菌の貯蔵庫となり，
周囲への感染源となる.

図2 *M. canis*感染症

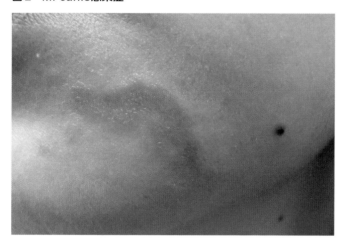

紅斑の色調が強く，見慣れなけ
れば湿疹などと誤診しやすい.

分類は？

「白癬」は部位により「頭部白癬」「体部白癬」「手白癬」「股部白癬」「足白癬」「爪白癬」と分
類されるが，あくまで部位の違いである. 原因となる菌糸は数種類あるが，重要ではな
いため割愛する.

「カンジダ」も部位による分類が多いが，口腔内など，粘膜にも好発する点を注意すべ
きである.

特殊な真菌として，*M. canis*感染症が挙げられる. 本症の皮疹は紅斑の色調が強く，
見慣れなければ湿疹などと誤診し，かえって悪化する（**図2**）.

*M. canis*感染症は，ペルシャ猫飼育者（提示例［**図2**の症例］では帰省先でペルシャ猫
を飼育していた）や柔道・レスリングなど皮膚接触が多いスポーツ愛好者の露出部に，比
較的小型の環状紅斑が多発するのが特徴である.

いずれにしても表在性皮膚真菌症の臨床診断において重要な点は，皮疹が環状を呈し，

図3　表在性皮膚真菌症

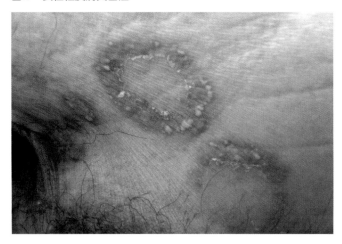

皮疹が環状を呈し，中心治癒傾向がみられる点が臨床診断において重要である.

中心治癒傾向がみられることである（**図3**）.

　環状紅斑はさまざまな皮膚疾患でみられるが，表在性皮膚真菌感染症においても，重要な所見である．すなわち真菌が感染すると，角層を外側に移行するため皮疹は環状に拡大し，中心治癒傾向が生ずることを示している.

鑑別すべき皮膚疾患

遠心性環状紅斑

　若い女性の四肢を中心として環状紅斑が多発する疾患で，感染アレルギーや，薬剤による.

　真菌検査ではもちろん陰性である.

丘疹性環状紅斑

　足白癬に罹患した患者において，他の部位にそのアレルギー性の反応として出現する環状紅斑である.

　皮疹部の真菌検査はもちろん陰性である.

異汗性湿疹

　手掌足底に好発する鱗屑に富む病変である．瘙痒はある場合とない場合がある．通常は両側性である.

　真菌検査ではもちろん陰性である.

　当然であるが，家族を含めた他人に感染する疾患であることを理解させる．入浴中よりも，足ふきマット，タオルの共用，じゅうたんなどで感染する．

　診断には真菌検鏡が必要であるため，安易に市販の抗真菌薬などを投与することは厳に慎むべきである！　無論，副腎皮質ステロイド外用薬などを使用した場合，症状はただちに増悪する．

治療とケアは？

　まず，なにより清潔指導を行う．足の洗浄方法などを指導し実践させる．

　また，タオルや足ふきマットの共用を禁止する．そのうえで，通常は外用療法を行う．

　重要なのは病変部のみではなく，全体に塗布することである．広く用いられるイミダゾール系薬剤は抗菌域が広い．最近のラノコナゾール（アスタット®）やルリコナゾールト（ルリコン®）は白癬菌に対する効果も高い．

　また，白癬菌が確実であれば，チオカルバメート系のリラナフタート（ゼフナート®）などは白癬に対する抗菌活性が強化されており，極めて有効である．

　ほとんどの抗真菌外用薬には剤型として，クリームのみならず液剤もあり，爪白癬にも便利である．さらに，近年の外用薬は1日1回外用と，コンプライアンスも向上している．

　また，爪白癬の完治を目指す場合には内服療法を選択する．わが国にはテルビナフィンとイトラコナゾール，ラブコナゾールの3剤があり，併用薬の有無などを考慮する．

処方例

外用療法

●ルリコナゾール（ルリコン®）1%軟膏，1%クリーム，1%液　1日1回　塗布
●リラナフタート（ゼフナート®）2%軟膏，2%クリーム，2%液　1日1回　塗布

　さらに最近では爪白癬治療に特化した液薬があり，有用性が高い．ただし，これらの薬剤の使用にあたっては，皮膚科医が真菌検査を行い確定診断した後に用いなければならない．

●エフィナコナゾール（クレナフィン®）爪外用液10%　1日1回　塗布
●ルリコナゾール（ルコナック®）爪外用液5%　1日1回　塗布

内服療法

●テルビナフィン塩酸塩（ラミシール®）錠（125mg）　1日1回　食後　半年を目安に内服を続ける

- イトラコナゾール(イトリゾール®)錠　1日400mg　分2食後．1週間続け，3週間休薬する(パルス療法)．これを3回繰り返す
- ホスラブコナゾール(ネイリン®)錠　1回1錠　1回1錠　12週間投与

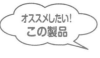 **コラージュフルフル液体石鹸**

　在宅現場では，抗真菌薬の処方自体が難しい．この場合には，抗真菌薬含有の合成洗剤やシャンプー，リンスが市販されており有用性が高い．

　コラージュフルフル液体石鹸はミコナゾール硝酸塩とイソプロピルメチルフェノール含有の石鹸であり，失禁患者のオムツ部などの洗浄に有用である．

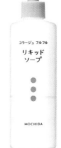

写真提供：持田ヘルスケア株式会社

46. 帯状疱疹

3 bare essentials

1 ウイルス性発疹症の特徴として，水疱に中心臍窩を有することを理解する．

2 帯状疱疹後神経痛を残さないためにも抗ウイルス薬を用い，早期から治療を開始する．

3 全身に水疱が多発している場合，低免疫を念頭に置く．

帯状疱疹はありふれた皮膚疾患であり，極めて特徴的な皮膚症状を呈する．

しかし，治療が遅れた場合，とくに高齢者では長期にわたり帯状疱疹後神経痛を残してしまう．早期から適切な治療を行うことが肝要である．

どんな疾患？

水痘，いわゆる"みずぼうそう"ウイルスが原因であり，水痘既感染者に生ずる．ただし，水痘は時に臨床症状が出ないまま感染している場合もあるので，患者の病歴を鵜呑みにしてはならない．ウイルスは水痘治癒後も体内の神経節に潜伏感染している．

その後，ストレスや過労，感冒などの感染症が誘因となりウイルスに対する免疫力が低下すると，潜伏感染していたウイルスが再活性化し，神経を伝わり皮膚表面に到達し，帯状疱疹として発症する．

臨床症状は，紅暈(皮疹のまわりの赤い部分)を伴う小水疱が多発し，全体として片側に帯状に出現している(**図1**)．この臨床像で容易に本症を疑うことができる．さらに疼痛の存在は大いに合致する所見である．

図1　帯状疱疹の臨床像

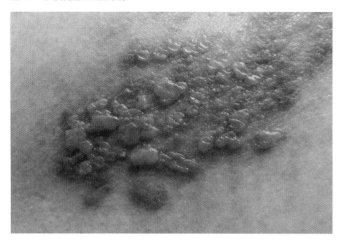

紅暈を伴う小水疱が多発し，全体として片側に帯状に出現する．

図2　中心臍窩

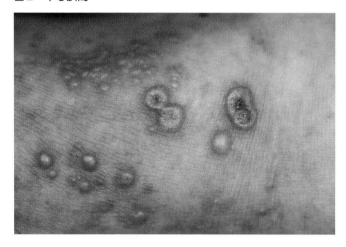

中心部の窪みが，中心臍窩．ウイルス性発疹症に特徴的な所見である．

　小水疱を詳細に観察すると，中心部が窪んでおり，これが「中心臍窩（さいか）」とよばれる所見である（**図2**）．ウイルス性発疹症に特徴的な所見であり，見逃してはならない．

　なお，水疱が全身に汎発（はんぱつ）している場合には，患者の免疫低下が懸念されるため，入院精査が望ましい．

分類は？

　帯状疱疹では，顔面に生じた場合，とくにRamsay Hunt（ラムゼイハント）症候群と称される．

　Ramsay Hunt症候群は，顔面に生じた帯状疱疹により顔面神経麻痺をきたす疾患である．

　小児期に罹患した水痘の口腔粘膜疹からウイルスが顔面神経の膝神経節に到達後潜伏し，後年の再活性化による神経炎が生じ，腫脹した神経が骨性顔面神経管の中で自己絞扼（こうやく）を生じ顔面神経麻痺が発症する．耳痛，難聴，めまいなどを合併する．

鑑別すべき皮膚疾患

接触皮膚炎（p.236 参照）

いわゆるかぶれ．原因物質に接触した皮膚において，その部位のみ漿液性丘疹を伴う紅斑がみられる．片側のみに偏ることは少ない．

単純疱疹

口唇部や外陰部に生ずるウイルス感染症である．初感染の場合，直接接触から7日後以内に，局所の違和感や熱感を自覚．その後，紅斑に続いて小水疱，びらんを生ずる．

水疱周囲の紅暈は，帯状疱疹に比較して軽度であることが多い．自発痛を有し，それを主訴に患者が受診する場合も多い．

一方，再発病変は知覚神経節に潜伏する単純ヘルペスウイルスの再活性化により病変が惹起される．

臨床症状は，やはり局所の違和感や熱感を自覚した後，紅斑に続いて小水疱，びらんを生ずる．再発の場合，自覚症状は初感染に比較して軽度である．

患者・家族への説明のポイント

以前罹患した水痘が原因であることを説明する．水痘という用語が出てくると，終生免疫が得られると誤解する患者も少なくないので，丁寧に説明したい．

当然，水痘に罹患していないヒトにはうつる可能性があることを理解させる．水疱が膿疱化した時点で他への感染の心配はなくなる（図3）．

また，発症早期を除き，局所を温めたほうが疼痛緩和となるため，入浴を推奨するほうがよい．

図3 膿疱化した水疱

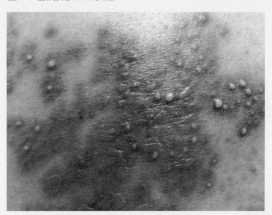

膿疱化した時点で他への感染の危険性はなくなる．

治療とケアは？

　抗ウイルス薬内服を選択する．ファムシクロビル（ファムビル®）やバラシクロビル塩酸塩（バルトレックス）は有効性が高く，可能な限り発症早期から治療を始めることが肝要である．

　治療開始が遅れると，帯状疱疹後の神経痛発症頻度が高くなることが知られている．

　外用薬は，抗ウイルス薬全身投与が行われていれば，とくに抗ウイルス薬を用いる必要はない．抗生物質含有外用薬や亜鉛華軟膏などが選択されるが，筆者は古典的なカチリの使用も有効性が高いと考えている．

処方例

外用療法

● フェノール・亜鉛華リニメント（カチリ）　治療部位に適量を1日1回塗布

内服療法

● ファムシクロビル（ファムビル®）錠（250mg）　1日6錠（1回2錠，1日3回）　毎食後　7日間
● バラシクロビル塩酸塩（バルトレックス）錠（500mg）　1日6錠（1回2錠，1日3回）　毎食後　7日間
● アメナメビル（アメナリーフ®）錠（200mg）　1日2錠（1回2錠，1日1回）　朝食後　7日間

　なお，アメナメビルは腎機能低下患者にも安全に使用可能で，高齢者に有用性が高い．

47. 陥入爪

3 bare essentials

1 不適切な爪切りで生ずることが多い.

2 細菌感染を併発した場合には抗生剤の内服などが必要となる.

3 手軽に治療するのであればコットン法であるが, 難治である場合
も多い.

どんな疾患？

陥入爪は, いわゆる深爪などの不適切な爪切りなどで, 爪甲側縁先端や爪棘（そうきょく）が周囲皮膚を損傷することで生ずる. その結果, 側爪郭の発赤, 腫脹がみられ, さらに放置すると鮮紅色の肉芽が出現し, 表面は容易に出血する(**図1**). 肉芽形成により, さらなる爪の圧迫が進み, 悪循環となる.

通常, 疼痛を伴い, 細菌感染を伴うと局所の滲出に加え, 悪臭を伴う. どの爪にも起こり得るが, 第1足趾に好発する.

本症は臨床症状を十分把握し, 感染制御など適切な治療を選択することが重要である.

図1　陥入爪

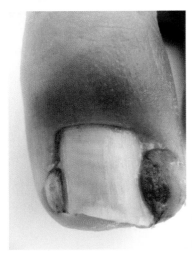

側爪郭の発赤, 腫脹がみられ, さらに放置すると鮮紅色の肉芽が出現し, 表面は容易に出血する.

分類は？

「陥入爪」には時に「細菌性爪周囲炎」が合併する．爪周囲に細菌感染を生ずるものであり，爪の変化はないものの強い疼痛と爪郭部の腫脹をみる．「細菌性爪周囲炎」は，「陥入爪」がなくともみられるありふれた感染症である．

鑑別すべき皮膚疾患

巻き爪

爪甲が彎曲（わんきょく）したものであり，側爪郭に食い込み肉芽形成などはみられない．

爪白癬 (p.290参照)

皮膚糸状菌による爪感染症である．一般に罹患した爪は白濁，肥厚し，脆くなることが多い．真菌検査を行う．

患者・家族への説明のポイント

陥入爪の再発を防止するためには生活指導が重要である．爪は，足趾先端付近を目安に切るといった爪切り指導や，正しい靴の選択に加え，保清指導を行う．
また，爪白癬の有無を鑑別すべきであるので，皮膚科専門医への受診をすすめたい．

治療とケアは？

感染を伴うなど，症状がかなり悪化して初めて受診する患者も多く，その場合には，まず保存的加療を行う．

基本原則は，まず組織損傷の原因となる部分で，爪の皮膚への圧迫・損傷を解除することだが，まずは抗菌薬を内服させ，肉芽組織については吸水軟膏や短期間副腎皮質ステロイド外用薬を用いる．通院が困難な場合には，水道水でよく洗浄し，こまめに外用薬を交換するように指導する．

一方，軽症例においては，入浴後に半米粒大（はんべいりゅうだい）に丸めた綿花を，陥入した爪甲下に詰め込み，次第に綿花を大きくしていくことで爪の形態を矯正する方法（コットンパッキング）や，病変部の側爪郭を強力な伸縮性のテープで下方に引っ張る，いわゆるテーピングで軽快する場合もあり，症例によっては試みる価値がある．

治療として，「ガター法」や「ワイヤー法」が選択される．

ガター法とはプラスチックチューブに縦に切り込みを入れ，病変部の爪先端から爪甲側縁にはめ込み，接着剤などで固定する方法である．

ワイヤー法とは超弾性ワイヤーの反発力を利用して爪甲を矯正する方法である（図2）．爪甲の両端に孔をあけ，そこにワイヤーを通す．

巻き爪には有用な場合も多く，手軽に短時間で治療可能だが，陥入爪ではワイヤー除

図2　ワイヤー法

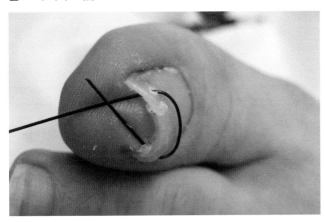

爪甲の両端に孔をあけ，そこに超弾性ワイヤーを通して，その反発力を利用して爪甲を矯正する．

去後に再発がみられることが多いのが欠点である．また，保険適用はないので，注意を要する

　一方，人工爪は，病変部爪甲にアクリル人工爪を付着させることで，爪甲を延長させ元に戻す治療法である．

　具体的には，病変部爪甲下にレントゲンフィルムを挿入し，絆創膏等で固定する．その後，爪甲およびレントゲンフィルム上にアクリル樹脂を塗り，硬化した後，レントゲンフィルムを除去する．最後にヤスリを用いて人工爪を整形する．

処方例

外用療法
● フルオシノニド（トプシム®）クリーム0.05%　1日1〜3回　塗布
● ナジフロキサシン（アクアチム®）軟膏1%　1日2回　塗布

内服療法
● セフポドキシム プロキセチル（バナン®）錠（100mg）　1回1錠　1日2回朝，夕食後
● ファロペネムナトリウム（ファロム®）錠（200mg）　1回1錠　1日3回　毎食後

48. 悪性腫瘍

3 bare essentials

1 皮膚にも悪性腫瘍が生じる．放置すると局所で増大するだけでなく，当然，多臓器に転移し命にかかわる！

2 時に皮膚悪性腫瘍は潰瘍を呈する．褥瘡のような単なる皮膚潰瘍と誤認して治療を進めると，取り返しのつかないことになる．

3 乳房外パジェット病は，一見，陰部の湿疹や真菌感染症に極めて類似する臨床像を呈する．鑑別には細心の注意を払う必要がある．

皮膚潰瘍と鑑別を要する皮膚悪性腫瘍

　皮膚においても，他臓器同様にさまざまな悪性腫瘍が生ずる．当然，放置しておけば他臓器へ転移し，患者の生命予後に大きな影響を及ぼす．

　早期発見はもちろんであるが，皮膚の場合は十分な外科的治療を行うことで，患者の予後は大きく改善する．

　看護師は常日頃から患者の皮膚を観察する機会が多く，皮膚腫瘍のゲートキーパーであり，アナタが患者を幸せにする！

- 基底細胞癌は毛包系腫瘍であり，局所で増殖するものの，遠隔転移は少ない，比較的予後良好な腫瘍である．
- 有棘細胞癌はほとんどの場合，紫外線による日光角化症や熱傷瘢痕などの先行病変がある．カリフラワー様外観が特徴的であり，臨床症状から容易に疑うことができる．
- 基底細胞癌，有棘細胞癌ともに，通常は外科的切除が選択される．

どんな疾患？

　皮膚に生ずる悪性腫瘍は，その由来により多数の疾患が存在する．ここでは，他項で述べる「悪性黒色腫（p.305）」と「乳房外パジェット病（p.303）」以外に，高齢者に比較的好発し，臨床現場で潰瘍を呈することがある「基底細胞癌」と「有棘細胞癌（ゆうきょく）」を詳記する．

図1 基底細胞癌

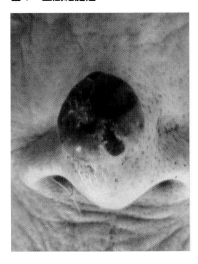

結節の周囲に小さな点状の黒色
斑がみられる.

図2 比較的表面平滑な紅色結節

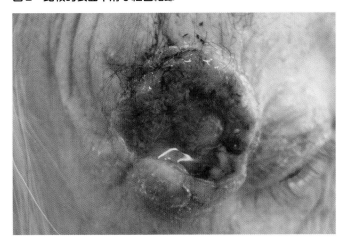

角化傾向が少なく, 比較的
表面が平滑な紅色結節とし
てみられる症例もある.

　基底細胞癌は, まず黒色の小腫瘍から始まるため, 患者はホクロと誤解する場合が多い. 黒色で出血を伴う小腫瘍である. 顔面の中央部が好発部位である(**図1**).

　皮疹の特徴として, 結節の周囲を細かく観察すると, 小さな点状の黒色斑がみられることである.

　他方, 有棘細胞癌は表面が角化傾向を有する乳白色から鮮紅色を呈する硬い結節である. 表面は粗糙（そぞう）で時にカリフラワー様外観を呈する.

　ただし, 症例によっては角化傾向が少なく, 比較的表面平滑な紅色結節としてみられる場合もある(**図2**).

　本症は進行すると, 主に中央部がびらん・潰瘍化し表面が湿潤した黄白色調の壊死物質を付着するようになる. 有棘細胞癌は, 熱傷瘢痕や紫外線による日光角化症など先行病変があることがほとんどであるので, 詳細な問診が重要である.

分類は？

基底細胞癌と有棘細胞癌の両者も，病理組織学的所見による分類が存在する．

基底細胞癌は，結節としてみられる「結節型」のほか，潰瘍を形成する「潰瘍型」，癌細胞が真皮の膠原線維内に方々に侵入する結果，比較的広範囲に存在する「モルフェア型」に分類される．

とくに「モルフェア型」は臨床所見より広範囲に病変が拡大しているのが常であり，十分な範囲を切除する必要がある．

一方，有棘細胞癌に関しては，疣状癌やボーエン癌などの分類があるが，やはり病理組織学的所見からの分類であり，ここでは割愛する．

なお，有棘細胞癌の先行病変として，日光角化症，長期日光照射皮膚，熱傷瘢痕，円板状エリテマトーデスなどの瘢痕，白板症，慢性放射線皮膚炎，色素性乾皮症，疣贅状表皮発育異常症などが挙げられる．

鑑別すべき皮膚疾患

ケラトアカントーマ

病理組織学的に有棘細胞癌に極めて酷似する疾患であるが，良性腫瘍である．本症の臨床所見は，周囲から境界明瞭に隆起した腫瘍であるが，中央部が噴火口状に陥凹しており，極めて特徴的である．

皮膚科医にとっては，この特徴的な臨床像からケラトアカントーマを容易に疑うことが可能であるが，必ず病理組織学的に有棘細胞癌との鑑別診断を行う必要がある．

脂漏性角化症（p.310 参照）

あくまで皮膚良性腫瘍である．皮疹は境界明瞭であり，大きさはさまざまで，概ね黒色調から黒灰白色を呈する．

皮膚潰瘍

皮膚科医以外では最も鑑別すべき疾患であろう．両腫瘍とも，症状進行とともに，潰瘍化をきたす．このため，時に悪性腫瘍ながら皮膚潰瘍として，延々と潰瘍治療を行われている不幸な患者に遭遇する．

皮膚悪性腫瘍は，概ね周囲が隆起していることが多く，鑑別の要点である．しかし，時に扁平な場合も存在するが，その場合にも腫瘍周囲に黒色皮疹や，毛細血管拡張などを伴うことが多く，丁寧な観察が必要となる．

基底細胞癌は悪性腫瘍であるが，局所で増殖するものの遠隔転移は少なく，比較的予後良好な腫瘍である．

高齢を理由に切除を拒否する患者も少なくないが，放置しておくと腫瘍は拡大を続け，中央部が潰瘍化し悪臭などを伴うこともある．その時点で治療は容易ではないため，腫瘍の生活史を十分説明のうえ，早期に手術を受けさせるべきである．

一方，有棘細胞癌は，悪性腫瘍であるので切除を基本とする．放置した場合，生命予後にかかわることを十分理解させる．

現在は両疾患ともダーモスコピーで比較的容易に診断に至るので，皮膚科受診を促したい．

治療とケアは？

必ず生検し，病理組織学的所見を確認したうえで切除する．十分なマージンをとって切除することが重要である．

手術を行うことが多く，患者の精神的サポートも極めて重要となる．

乳房外パジェット病

乳房外パジェット病は高齢者の外陰部の悪性腫瘍であるが，湿疹や真菌症として誤診されている患者が多い．診断できなくてもよいので，本症を絶えず疑う姿勢が重要である！

- 一見，湿疹や白癬などの炎症性皮膚疾患を思わせる臨床症状である．
- 手術は比較的広域に切除すべきであり，精神的支援が重要である．
- 躊躇せず皮膚科受診をすすめるのが，何より重要である！

どんな疾患？

高齢者の外陰部に好発する紅斑であり，鱗屑を付す（**図4**）．

本症は，汗腺細胞由来と考えられている悪性腫瘍であり，皮膚科医にはよく知られた疾患である．しかしその臨床症状から，いまだ他科領域で湿疹やカビと誤診され，病期が進行してしまう症例が存在する．

さらに，外陰部であるがゆえに，羞恥心から患者自身が医療機関へ受診せず，市販薬

図4　乳房外パジェット病

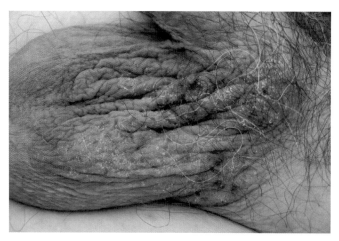

高齢者の外陰部に好発する紅斑
で，鱗屑を付す.

で長期間加療している場合もある.

　外陰部の紅斑を診た場合には，必ず本症を念頭に置き，早急に皮膚科受診を促し，皮膚生検による病理組織診断を行うべきである. なお，時に瘙痒を訴える患者も存在するので，自覚症状の有無は診断根拠となりえない！

分類は？

　病理組織学的分類となるので割愛する.

　なお，乳房パジェット病も当然存在するが，そちらは乳腺外科で扱う.

鑑別すべき皮膚疾患

慢性湿疹（p.238 参照）

　必ず鑑別を行う. 湿疹であるので，紅斑とともに，苔癬化など多彩な皮疹を有するが，必ずしも臨床所見から完全に鑑別できない症例も少なくない. その場合には躊躇せず，皮膚生検を行う.

カンジダ症（p.288 参照）

　とくに失禁患者などに生ずる陰部の表在性真菌感染症である. KOH法（p.130 参照）で菌糸を確認し，診断する.

紅色陰癬

　細菌感染症である. Wood灯検査（p.42 参照）による診断が有用であるが，皮膚科医に鑑別を委ねたほうがよい.

　一見，湿疹や白癬を思わせる臨床症状であるので，患者の病識が低い場合が多い．悪性腫瘍であり，放置していれば死に至るため，早急に適切な治療を受けるようにすすめるべきである．

　臨床症状は，外陰部，とくに陰茎，陰嚢，陰唇，恥丘を主に侵し，肛囲，会陰などにも発生する境界明瞭な湿潤やびらんを伴う紅斑局面である．時に色素斑や白斑を伴う場合もある．

　進行するに従い，皮疹は拡大し隆起性の結節を形成する（パジェット癌）．また所属リンパ節転移をみる．時に紅斑上に白色の鱗屑を付し，患者が瘙痒を訴える場合もあるので湿疹やカンジダ症などとの鑑別に十分注意する．

　しかし，本症でみられる瘙痒は軽度である場合が多く，注意深い病歴聴取が重要である．時に，乳房，腋窩，外陰部に同時に発生する場合がある（triple Paget's disease）．

　とにかく，病理組織学的所見が診断の決め手となるため，すみやかに皮膚科専門医受診をすすめたい．

治療とケアは？

　比較的広範囲な外科的切除を行う．本症においては，病変部外側の健常部に見える部位においても，病理組織学的に腫瘍が存在することが多く，手術に関しては肉眼的病変部より2〜3cm離れた部分を複数生検し（mapping biopsy），腫瘍細胞の有無を確認する．

　本症では，しばしば病変が非連続性に複数の部位に発生する場合があり，注意を要する．

　プライベートパーツの疾患であるため患者の羞恥心に配慮するとともに広範囲切除を要するので，精神的支援を十分に行う．

悪性黒色腫

　悪性黒色腫は，皮膚悪性腫瘍の代表格であり，わが国では足底に好発する．

　早期発見，早期治療が極めて重要であり，足底の黒色斑をみたら，本症を念頭に置くべきである．

・悪性黒色腫は，極めて予後の悪い皮膚悪性腫瘍である．

・臨床所見で診断すべきであり，安易な生検や切除は腫瘍の播種を招く．

・早期診断にはダーモスコピーが極めて有用であり，積極的に皮膚科専門医に紹介する．

図5　悪性黒色腫

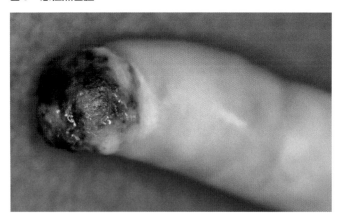

境界不明瞭な色調不均一の黒色
斑が特徴である.

どんな疾患？

　境界不明瞭な色調不均一の黒色斑である（**図5**）. 時に潰瘍化する. 皮膚の表皮基底層に存在するメラニン産生細胞である色素細胞（メラノサイトとよぶ）が癌化したものであると考えられており, 悪性度が高い.

　安易な切除は, 腫瘍を播種することとなり転移を促す. 患者の予後を悪化させるため, 臨床症状の把握が極めて重要な疾患である.

　診断にはダーモスコピー所見が非常に参考になる. とくに発症早期であっても, 悪性黒色腫を十分疑うことができる所見が得られることがあり, 積極的に皮膚科受診をすすめたい.

　早期の切除であれば日帰り手術も可能であり, 術後の化学療法の必要はない. 究極の命拾いとなる.

分類は？

　臨床および病理組織学的所見, 予後から①末端黒子型, ②悪性黒子型, ③表在拡大型, ④結節型, の4型に分類される.

①末端黒子型

　中年から壮年期以降の足底や手足の爪部に生ずる. 当初は不整形の黒色斑で始まり, その後, 結節や腫瘤, 潰瘍が出現する. 外的刺激が誘因となることが多く, わが国で最も多い病型である.

②悪性黒子型

　高齢者の顔面に好発する. ゆっくりと徐々に大きくなり, 腫瘤や潰瘍を生ずる. 紫外線の関与が指摘されている.

③表在拡大型

幅広い年齢の体幹，下腿に生ずる．紫外線の関与が指摘されている．

④結節型

通常，結節や腫瘍として生じ，色素斑はみられない．一般に予後が悪い．

鑑別すべき皮膚疾患

色素細胞母斑

いわゆる"ホクロ"である．境界明瞭で，色調も均一であることが多い．

脂漏性角化症（p.310 参照）

表面に角化傾向を有する．境界明瞭で色調も均一で，多発することが多い．

> **患者・家族への説明のポイント**
>
> 　皮膚悪性腫瘍を代表する疾患であり，診断がついた時点でリンパ節転移などを検索しなければならないので，至急入院手術が可能な施設への確実な受診をすすめる．
> 　場合によっては，手指切断の可能性もあるので，決して簡単に終わる手術ではないことを匂わせておく．
> 　病識が少ない患者も多いので，可能であれば家族を同席させて説明したい．

治療とケアは？

　原則外科的治療である．遠隔転移するため，手術とともに，全身検索が可能な施設へ紹介する．安易に皮膚生検などを行ってはならない．

　悪性黒色腫は予後の悪い疾患であり，精神的サポートも重要である．

49. 前癌病変・良性腫瘍

3 bare essentials

1 加齢により皮膚にはさまざまな変化が現れる．多くは良性であるが，その根拠を理解して初めて良性と判断できる．

2 日光角化症は一見すると湿疹に類似する臨床像を呈する．この時点で介入すれば，外用薬による非侵襲的な治療も可能である．

3 脂漏性角化症は，高齢者であれば誰しもが有する皮膚腫瘍である．整容的問題を除けば放置しておいて差し支えない．

日光角化症

　日光角化症は臨床所見が湿疹・皮膚炎に類似するため，患者は軽症と考えている場合が多い．医師にまで相談せず，看護師などその他の医療従事者に相談する患者も少なくない．とくに顔面に出現するため，容易に家族などに指摘されるものの，市販薬などで対処されることも多い．

　本症では，自覚症状がない点を見逃してはならない．また，表面の鱗屑が極めて厚い点に着目する必要がある．時に鱗屑は皮角となる（**図1**）．湿疹ではこのような臨床像にはならない．

- 露光部の湿疹に類似する病変である．本症を疑う目を養うことが重要である．見逃せば有棘細胞癌に移行する．
- 湿疹のようにみえるが，概ね瘙痒はない．
- 以前は手術療法であったが，外用療法が適応となるので，治療がより簡便にできるようになった．

本症は，あくまで前癌病変であり，アナタのお手柄で，患者は命を救われるのである！

図1　日光角化症

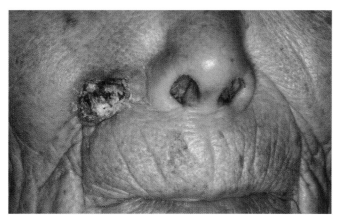

とくに顔面に多く出現し，表面の鱗屑が極めて厚いのが特徴である．本例では皮角となっている．

どんな疾患？

　紫外線照射による，表皮の前癌病変である．表皮基底層付近の細胞に配列の乱れや異型性をみる．

　放置していると，有棘細胞癌に進展する場合がある．

分類は？

　臨床所見により，①紅斑型，②色素沈着型，③疣状型に分類される．

①紅斑型

　紅斑が主体で，表面にわずかな鱗屑を付す．

②色素沈着型

　濃淡さまざまな褐色調の色素沈着からなる局面である．

③疣状型

　周囲から隆起する．

鑑別すべき皮膚疾患

慢性湿疹（p.238 参照）

　必ず鑑別を行う．湿疹では瘙痒を有する．湿疹であるので，紅斑とともに，苔癬化など多彩な皮疹がみられるが，鑑別に迷う場合には，皮膚生検を行う．

脂漏性角化症（p.310 参照）

　あくまで皮膚良性腫瘍である．皮疹は境界明瞭であり，大きさはざまざまである．概ね黒色調から黒灰白色を呈する．

接触皮膚炎(p.236 参照)

いわゆるかぶれである．原因物質に接触した皮膚において，その部位のみ漿液性丘疹を伴う紅斑がみられる．

患者・家族への説明のポイント

ほとんどの患者では，悪性腫瘍と思わず，難治性の湿疹と考えて受診する場合が多い．

そのため，疾患概念を十分に理解させるとともに，まず病理組織学的診断をつけるための皮膚生検の同意をとることが第一である．

治療とケアは？

以前は外科的切除が第一選択であったが，イミキモド外用が日光角化症に保険適用になり有効性が高い．

本症から理解できる通り，紫外線は避けるべきものである．若年者のうちから，サンスクリーンの適切な使用を促すべきである．

処方例

外用療法

●イミキモド(ベセルナ)クリーム5%　治療部位に適量を1日1回，週3回，就寝前に塗布

脂漏性角化症

脂漏性角化症は，皮膚良性腫瘍の代表格である．加齢による変化であるので，高齢者であれば広くみられる疾患である．

しかし，皮膚癌を心配する患者は少なくない．正しい理解が求められる．

・悪性腫瘍かどうか，鑑別を求める患者が多く，臨床所見の把握，とくに角化の有無に注目する．

・加齢による表皮の変化であり，良性腫瘍の代表格である．

・Leser-Trelat症候群は理解しておくべき疾患であり，そのような場合には皮膚科専門医に診察を仰ぐ．

図3　脂漏性角化症

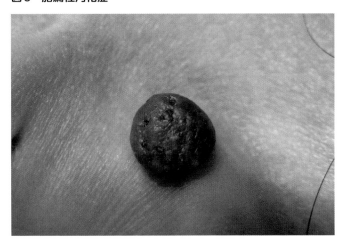

多彩な臨床像を呈し，時に悪性
黒色腫などの悪性腫瘍との鑑別
を要する．

図4　老人性色素斑

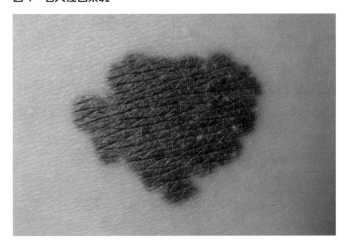

老人性色素斑（シミ）から始まる
場合もある．

どんな疾患？

　加齢による表皮の変化である．多彩な臨床像を呈し，時に悪性黒色腫などの悪性腫瘍との鑑別を要する（**図3**）．

　老人性色素斑，いわゆる"シミ"から始まる場合もある（**図4**）．

分類は？

　臨床症状や病理組織学的に分類される場合もあるが，知っておくべきはLeser-Trelat症候群である．脂漏性角化症が数か月間で新生多発し，さらに瘙痒などの自覚症状を伴う場合，本症を疑う．

　Leser-Trelat症候群は内臓悪性腫瘍のデルマドローム（内臓病変と関連する皮膚の変化）であるので，全身精査を行う．なお，皮膚症状自体は通常の脂漏性角化症と何ら変わりはないので，病理組織学的に悪性所見がみられるわけではない．

鑑別すべき皮膚疾患

母斑細胞性母斑

いわゆるホクロである．黒色であるため，時に鑑別を要するが，角化傾向がみられない．

尋常性疣贅

ヒト乳頭腫ウイルスによる感染症である．時に鑑別が難しい場合がある．通常，尋常性疣贅は小型で多発することが多い．

老人性色素斑

紫外線により誘導される，皮膚の色素斑である．俗に"シミ"とよばれる．本症が次第に隆起して脂漏性角化症になることがある．

患者・家族への説明のポイント

本疾患は，ありふれた皮膚疾患であるが，黒色であるので悪性黒色腫などとの鑑別を求める患者は多い．しかし，あくまで良性腫瘍であること，一種の皮膚の加齢現象でもあるので，新生多発する可能性があることを説明する．

放置を選択してもよいが，その場合は皮疹が拡大する可能性があることを理解させる．

また，短期間に本症が多発し，さらに瘙痒などの自覚症状を伴う場合，内臓悪性腫瘍を示唆するLeser-Trelat 症候群を考える必要があり，専門医への受診も考慮するよう理解させる．

治療とケアは？

診断が確定した場合，良性腫瘍であるので治療は患者の意思に任せてよい．

比較的多発するため，放置でも全く問題ない．

しかし，整容的観点から治療を希望する場合には，外科的切除や炭酸ガスレーザーによる蒸散を行う．また，尋常性疣贅に用いる液体窒素療法を選択してもよい．

50. 皮膚のフレイル，サルコペニア

3 bare essentials

1 近年の皮膚科診療およびケアにおいては，フレイルやサルコペニアの概念についての理解が重要である.

2 フレイルとは，生理予備能が低下する結果，さまざまな外的および内的ストレスに対し脆弱性が亢進することで不健康を引き起こしやすい状態である.

3 サルコペニアとは，加齢に伴って生じる骨格筋量と骨格筋力が低下した状態である.

用語の定義

　近年皮膚科領域，とくに褥瘡診療などにおいて，フレイルやサルコペニアの概念が浸透し，これらは身近な用語となった感がある. しかし，時に混同して用いられることがあるため，まずそれぞれの定義から確認したい. この際，具体的な疾患をイメージすると理解しやすいため，本項では日常診療で遭遇することが多い糖尿病を例に解説する.

フレイルとは

　フレイル（Frailty）とは，主に高齢者などにおいて，生理予備能が低下する結果，さまざまな外的および内的ストレスに対し脆弱性が亢進することで，不健康を引き起こしやすい状態と定義される. さらに，高齢者におけるフレイルは，筋力低下などの身体生理機能の低下だけでなく，高齢化による諸問題，つまり認知機能障害やうつ状態などの精神・心理的問題，さらに経済的観点や1人暮らしなどの社会的問題を包括する概念ととらえられる.

　当然，この現象は過去"老化"や"老衰"と表現されてきた概念であり，これらの言葉は不可逆的概念としてとらえられる. しかし，今日，フレイルの概念が浸透してきた背景には，例えば，糖尿病患者などにおいても，適切な血糖コントロールや運動療法などの介入によってフレイルを改善させる効果が期待されている. 医療者も，フレイルというテクニカルタームを，可逆的変化ととらえている.

高齢者医療においても，フレイルの意義や予防の重要性を広く周知し，在宅医療における適切な管理やリハビリテーションを行うことによって，健康寿命の延伸が期待されている．

サルコペニアとは

サルコペニアとは，加齢に伴って生じる骨格筋量と骨格筋力の低下と定義される．当然，人間は老化により骨格筋量は経時的に低下するため，体力や身体機能も大きく低下する．ただし，サルコペニアにおいては単に老化だけではなく複数の要因が存在する．糖尿病患者のその主要因は，不適切な食生活習慣，運動不足，日常生活の活動性低下，薬物療法などが考えられる．さらに，糖尿病患者においてサルコペニアは，日常生活における活動能力低下，運動障害や転倒，身体障害のリスクにつながる場合があり，注意が必要である．

フレイルとサルコペニアの関係

フレイルとは"加齢や糖尿病のコントロールが十分にできないことにより，身体の予備能力が低下し，健康障害を起こしやすくなった状態"であるのに対し，サルコペニアとは"加齢や糖尿病のコントロールが十分にできないことにより，筋肉量が減少し，筋力や身体機能が低下している状態"と理解することができる．つまり，サルコペニアの存在がフレイルの大きな要因となることが理解できる．

診断基準

現在までのところ，フレイルの診断として統一された基準はない．一般的に理解しやすいのは，Friedらが提唱する，表現型モデル（phenotype model）であろう．このモデルは，加齢に伴うさまざまな生理機能低下に伴う徴候の集積ととらえるものである．身体的フレイルを評価するうえで，①体重減少（shrinking/weight loss），②筋力低下（weakness），③疲労（exhaustion），④歩行速度の低下（slowness），⑤身体活動の低下（low activity）の5つを評価項目とする．そのうち，3つ以上に該当する場合を身体的フレイルと判定する．また，1〜2つ該当する場合を，"プレフレイル"として，健常とフレイルとの中間ととらえる．わが国においては，国立長寿医療研究センターがFriedらの基準を日本人高齢者に向けた指標に修正した基準を発表しており，評価に有用である（**表1**）．

他方，サルコペニアに関しては，2010年にEuropean Working Group on Sarcopenia in Older People（EWGSOP）が加齢によるサルコペニアの実際的な臨床定義と診断基準を発表した．診断基準としては，①筋肉量の低下，②筋力の低下，③身体能力の低下，の3項目が挙げられており，①を必須，②または③のいずれかあるいは双方を伴う場合をサルコペニアと定義している．

表1　2020年改定日本版CHS基準（J-CHS基準）

項　目	評 価 基 準
1. 体重減少	6カ月で2〜3kg以上の体重減少
2. 筋力低下	握力：男性＜26kg，女性＜18kg
3. 疲労感	（この2週間に）わけもなく疲れたような感じがする
4. 歩行速度	通常歩行：＜1.0m/秒
5. 身体活動	①軽い運動・体操などをしていますか？ ②定期的な運動・スポーツをしていますか？ 上記いずれも「週1回もしていない」と回答

なぜ糖尿病でサルコペニアが起こるのか？

　サルコペニアは，老化もしくは糖尿病などの基礎疾患の存在から，身体的な障害や生活の質の低下および死などの有害な転帰のリスクを伴うものであり，進行性および全身性の骨格筋量および骨格筋力の低下を特徴とする．骨格筋はインスリンの働きによって，末梢における約8割のグルコースを取り込み，エネルギー源として利用し，さらに余剰分をグリコーゲンとして貯蔵する．よって，サルコペニアによる骨格筋量の減少は，インスリンによるグルコース処理能の低下をきたし，インスリン抵抗性につながる．

　人体においては，タンパクの合成・分解が絶えず繰り返されることで，筋肉量を定常に維持することができる．つまり，タンパク合成に必要な因子の欠乏や分解亢進により，筋肉量は減少することとなる．生理的老化による筋肉量の減少に加え，糖尿病の存在が，廃用，栄養不良，その他の消耗性疾患とともに，筋萎縮（カヘキシア）を促進することで，サルコペニアを促進する．また，インスリン抵抗性はコルチコステロイド，成長ホルモン，インスリン様成長因子1（IGF-1），甲状腺機能異常など筋肉量維持に必要不可欠なホルモン異常によりサルコペニアを生ずる．さらに糖尿病による炎症性サイトカインの増加は，結果，筋タンパク分解を促進することで，サルコペニア発症に関与する．

　近年，2型糖尿病患者では，とくに肥満がない場合において，血糖コントロール不良であるとサルコペニアである確率が高いことが報告されている．また，サルコペニアの存在は血糖コントロールを悪化させることとなり悪循環をもたらす．また，糖尿病の存在は骨粗鬆症を合併しやすくなるため，筋力低下とも相まって転倒や骨折のリスクが増すほか，糖尿病による高血糖や重症の低血糖は認知症を引き起こすこともある．

フレイルとサルコペニアにどう対処する？

フレイルと栄養

　イタリアにおける横断調査によれば，フレイルと関連した栄養素は，タンパク質摂取不足以外に，抗酸化ビタミン（ビタミン C，E），ビタミンD，葉酸などであったとされる．タンパク質の摂取不足は，フレイルの中核病態であるサルコペニアの発症や増悪とも関

連する．糖尿病患者においては食事療法が必須であり，1日の摂取カロリーは患者の目標体重と換算して決定されるが，栄養士とも相談のうえ，タンパク質に加え，上記栄養素を積極的に摂取する．

フレイルと運動

運動習慣への介入と筋肉機能

生活習慣への介入試験の報告がある．これによると，介入群では，介入開始後2か月間は週3回の運動教室へ参加，その後〜6か月間は週2回の運動教室参加とともに散歩など週3回以上の運動指導，半年以後は家庭での運動を主体とし運動継続，維持を図った．その結果，介入群は非介入群と比較し，1年後の400m歩行速度が有意に改善されたとしている．

運動とアミノ酸摂取による介入と筋肉量，筋肉機能

サルコペニアの高齢女性を対象に，運動とアミノ酸摂取群，運動群，アミノ酸摂取群，コントロール群の4群に無作為割付を行い，3か月間の介入を行った報告がある．その結果，運動とアミノ酸摂取群のみが下肢筋肉量，歩行速度，膝進展筋力すべてで有意に改善した．さらに，筋肉量と筋肉機能の優位な改善が見られたのも，運動とアミノ酸摂取群のみであった．

注意すべき薬物療法

SGLT2阻害薬は腎臓において，血糖を尿中に排泄させることで効果を発揮する．血液中のブドウ糖は，腎臓の糸球体で血液から原尿の中に排出されたのち，尿細管で再吸収されるが，この機序にSGLT2が関与する．SGLT2阻害薬は，SGLT2の作用を抑制することで，尿細管からのブドウ糖再吸収を抑制し尿へ排出させることで血糖降下を促す．このため，本薬には体重減少をきたすリスクがあり，サルコペニア患者には十分な注意が必要である．

皮膚のフレイル

これまでは糖尿病の病態におけるフレイルについて概説した．それでは，皮膚のフレイルと糖尿病の関係はどうであろうか．

血中のグルコースは糖化により，AGEs（終末糖化産物，Advanced Glycation End Products）となり，生体中に蓄積する．糖尿病患者では，長期にわたり血中のグルコース濃度が高い状態が続くため，蓄積するAGEs量も健常者に比較し格段に多くなる．生体内において，狭義の糖化は生体を構成するタンパクと血中のグルコースが非酵素的に反応することで，最終的にAGEsに至る．糖化とは，これら一連の反応過程を意味する．

生体内ではアルコールや脂質の代謝によって生成するアルデヒドやケトンなども

図1 糖尿病患者の創傷

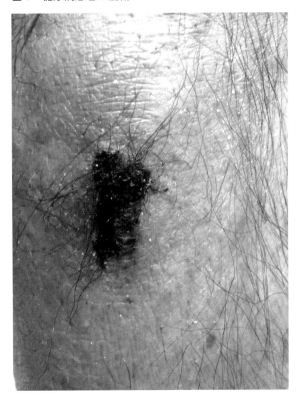

糖尿病患者においては,
創傷治癒が遅延する.

AGEs の生成に関与する.還元糖やアルデヒドによる生体ストレスの一連の反応を,糖化ストレスとよぶ.糖化ストレスはさまざまな組織や細胞に生理的,物理的障害を及ぼす.高血糖状態は糖化ストレスを亢進させる.

　皮膚に存在するAGEs量と糖尿病との関係について,皮膚コラーゲン中のAGEs蓄積量が糖尿病患者では,同年齢の健常者よりも多いとする報告がある.さらに,皮膚におけるAGEs は細胞表面に存在する RAGE(receptor for AGEs)に結合し,TNF-α,IL-1,IL-6 などの炎症性サイトカインの分泌を促進する.また,糖尿病患者においては創傷治癒も遅延することが知られている(**図1**).RAGEを介する細胞内シグナル伝達は線維芽細胞に対しアポトーシスを誘導する.このほか,遺伝子レベルで高血糖状態は創傷治癒遅延に関与することも明らかとなっている.

索 引

＊メモ＊

あとがき

　誰しも将来の夢は変化するものである．小学生の作文に将来の夢は医師と記している．父は形成外科医，二人の叔父は小児科医と眼科医であり，言わば必然であったのかもしれぬ．父が手術をした患者さんが，わざわざ自宅まで御礼に見え「お父さんに助けてもらったんだよ～」の一言に，子ども心に感謝される仕事は魅力的だと思った．ところがその後，あえて詳細は書かぬが，1冊の本との出会いからだしぬけに作家になりたくなった．多くの人に感動を与えられる尊い仕事だと思った．

　しかし，大学進学の際に調べてみると，作家なんぞそれこそ一握りの人間しか大成せず，あまつさえアルコール依存症や無理心中などを企てた人物も少なくない．ともかく国家資格があったほうがよかろうと，医師となった．皮膚科医を生業とすると，時に患者から感謝されることもあり，いい仕事である．「これ，受け取ってくれよ～」と大きな包みを渡され，一応断るものの患者は押しつけるごとく帰っていくので，中の札束で一生遊んで暮らせるものとニヤニヤしながら開封すると"ど〇兵衛きつねうどん"であるのも，この仕事ならではである．

　皮膚科診療では，軟膏処置など看護師の役割が多いが，愛護的な処置に加え，その笑顔は患者に感動を与える尊い仕事である．本書を愛読するすべての看護師の皆様は，多くの患者を確実に幸せにしており，あえて逆説的に言えば患者に幸せを届けるためには本書を持たねばならぬ（…かな？）．

　本書を終えるにあたり，医師という道を与えてくれた父安部正之と高校時代の恩師清水和則先生にこの場をお借りして感謝したい．さらに，医師であるにもかかわらず書籍出版の機会をいただくことで，図らずも筆者のもう1つの夢を実現させていただいた学研メディカル秀潤社の小袋朋子社長，そしていつも筆遅き筆者のせいで毎年お盆を返上する羽目となる増田和也氏，また本書の編集に苦労いただいた中尾史氏に深謝申し上げる次第である．

　実は筆者には幼き頃もう1つの夢があった．電車運転士である．学研はさまざまな書籍を出版しており，子ども向け鉄道書籍なども手掛けているので，鉄道会社に強力なコネを持つに違いない．日本を代表する一流企業学研に不可能なことはない．最後の夢も，おそらく小袋朋子社長が実現してくれることであろう．

2021年盛夏

五反田学研ビルより眼下の山手線を眺めながら
安部正敏

著者紹介
安部正敏（あべ・まさとし）

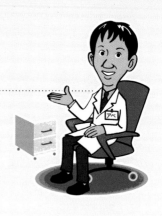

略歴：

1987年3月	島根県立松江南高校卒業（恩師：清水和則先生）
4月	群馬大学医学部入学
1993年3月	群馬大学医学部卒業
4月	群馬大学医学部附属病院皮膚科学研修医（主任：宮地良樹教授）
1994年4月	群馬大学大学院医学研究科博士課程入学
1998年4月	群馬大学大学院医学研究科博士課程修了
	群馬大学医学部皮膚科学教室助手
2001年1月	アメリカ合衆国テキサス大学サウスウエスタンメディカルセンター細胞生物学部門研究員
	（主任：prof. F. Grinnell）
2003年6月	群馬大学大学院医学系研究科皮膚科学講師（主任：石川　治教授）
	群馬大学医学部附属病院感覚器・運動機能系皮膚科外来医長
2013年4月	医療法人社団　廣仁会　札幌皮膚科クリニック　副院長（主任：根本　治院長）
	医療法人社団　廣仁会　褥瘡・創傷治癒研究所（主任：大浦武彦所長）
	東京大学大学院医学系研究科　健康科学・看護学専攻
	老年看護学／創傷看護学分野　非常勤講師（主任：真田弘美教授）
2013年6月	東京慈恵会医科大学皮膚科　非常勤講師（主任：中川秀己教授）
2018年4月	医療法人社団廣仁会　札幌皮膚科クリニック 院長
2020年4月	医療法人社団廣仁会　副理事長

所属学会：日本皮膚科学会
　　　　　日本臨床皮膚科医会（常任理事）
　　　　　日本乾癬学会（理事）
　　　　　日本褥瘡学会（理事）
　　　　　日本創傷・オストミー・失禁管理学会（理事）
　　　　　日本在宅褥瘡ケア推進協議会（理事）
　　　　　日本看護理工学会（評議員）
　　　　　日本小児皮膚科学会（運営委員）

社会活動：独立行政法人 医薬品医療機器総合機構　専門委員
　　　　　学研メディカル秀潤社「Visual Dermatology」編集委員

著書：「たった20項目で学べる」シリーズ（学研メディカル秀潤社）
　　　「皮膚科専門医が見た！　ざんねんなスキンケア47」（学研プラス）
　　　「憧鉄雑感」（金原出版）

連載：月刊ナーシング「ナースのためのザンネンなスキンケア」（学研メディカル秀潤社）
　　　皮膚科の臨床「憧鉄雑感（鉄道と皮膚に関するエッセイ）」（金原出版）

イチから学ぶ！ ナースのための皮膚科看護学入門

2021年 9 月15日　　初　版　第1刷発行

著 者	安部　正敏
発行人	小袋　朋子
編集人	増田　和也
発行所	株式会社 学研メディカル秀潤社 〒141-8414　東京都品川区西五反田2-11-8
発売元	株式会社 学研プラス 〒141-8415　東京都品川区西五反田2-11-8
印刷製本	凸版印刷株式会社

この本に関する各種お問い合わせ先
【電話の場合】
・編集内容についてはTel 03-6431-1237（編集部）
・在庫についてはTel 03-6431-1234（営業部）
・不良品（落丁，乱丁）については
　Tel 0570-000577
　学研業務センター
　〒354-0045 埼玉県入間郡三芳町上富279-1
・上記以外のお問い合わせは
　学研グループ総合案内 0570-056-710（ナビダイヤル）
【文書の場合】
・〒141-8418　東京都品川区西五反田2-11-8
　学研お客様センター
　『イチから学ぶ！ ナースのための皮膚科看護学入門』係

　本書に記載されている内容は，出版時の最新情報に基づくとともに，臨床例をもとに正確かつ普遍化すべく，著者，編者，監修者，編集委員ならびに出版社それぞれが最善の努力をしております．しかし，本書の記載内容によりトラブルや損害，不測の事故等が生じた場合，著者，編者，監修者，編集委員ならびに出版社は，その責を負いかねます．
　また，本書に記載されている医薬品や機器等の使用にあたっては，常に最新の各々の添付文書や取り扱い説明書を参照のうえ，適応や使用方法等をご確認ください．

株式会社 学研メディカル秀潤社